Rudolf Schweitzer
Urologie
Die Heilpraktiker-Akademie

Rudolf Schweitzer

Urologie

mit Andrologie

Die Heilpraktiker-Akademie

2. Auflage

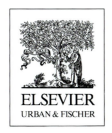

URBAN & FISCHER München

Zuschriften an:
Elsevier GmbH, Urban & Fischer Verlag, Hackerbrücke 6, 80335 München

Wichtiger Hinweis für den Benutzer
Die Erkenntnisse in der Medizin unterliegen laufendem Wandel durch Forschung und klinische Erfahrungen. Der Autor dieses Werkes hat große Sorgfalt darauf verwendet, dass die in diesem Werk gemachten therapeutischen Angaben (insbesondere hinsichtlich Indikation, Dosierung und unerwünschter Wirkungen) dem derzeitigen Wissensstand entsprechen. Das entbindet den Nutzer dieses Werkes aber nicht von der Verpflichtung, anhand weiterer schriftlicher Informationsquellen zu überprüfen, ob die dort gemachten Angaben von denen in diesem Werk abweichen und seine Verordnung in eigener Verantwortung zu treffen.

Für die Vollständigkeit und Auswahl der aufgeführten Medikamente übernimmt der Verlag keine Gewähr.
Geschützte Warennamen (Warenzeichen) werden in der Regel besonders kenntlich gemacht (®). Aus dem Fehlen eines solchen Hinweises kann jedoch nicht automatisch geschlossen werden, dass es sich um einen freien Warennamen handelt.

Bibliografische Information der Deutschen Nationalbibliothek
Die Deutsche Nationalbibliothek verzeichnet diese Publikation in der Deutschen Nationalbibliografie; detaillierte bibliografische Daten sind im Internet über http://www.d-nb.de/ abrufbar.

Alle Rechte vorbehalten
2. Auflage 2014
© Elsevier GmbH, München
Der Urban & Fischer Verlag ist ein Imprint der Elsevier GmbH.

14 15 16 17 18   5 4 3 2 1

Für Copyright in Bezug auf das verwendete Bildmaterial siehe Abbildungsnachweis.

Das Werk einschließlich aller seiner Teile ist urheberrechtlich geschützt. Jede Verwertung außerhalb der engen Grenzen des Urheberrechtsgesetzes ist ohne Zustimmung des Verlages unzulässig und strafbar. Das gilt insbesondere für Vervielfältigungen, Übersetzungen, Mikroverfilmungen und die Einspeicherung und Verarbeitung in elektronischen Systemen.

Um den Textfluss nicht zu stören, wurde bei Patienten und Berufsbezeichnungen die grammatikalisch maskuline Form gewählt. Selbstverständlich sind in diesen Fällen immer Frauen und Männer gemeint.

Planung: Ingrid Puchner, München
Projektmanagement: Dr. rer. nat. Andreas Dubitzky, München
Redaktion: Dr. Nikola Schmidt, Berlin
Herstellung: Gabriele Lange, München; Ute Landwehr-Heldt, Bremen
Satz: abavo GmbH, Buchloe; TnQ, Chennai/Indien
Druck und Bindung: Printer Trento, Trento/Italien
Fotos/Zeichnungen: siehe Abbildungsnachweis
Umschlaggestaltung: SpieszDesign, Büro für Gestaltung, Neu-Ulm
Titelbild: © fotolia

ISBN Print   978-3-437-58071-0
ISBN e-Book 978-3-437-29764-9

Aktuelle Informationen finden Sie im Internet unter www.elsevier.de und www.elsevier.com

Vorwort zur 1. Auflage

Das wichtigste Ziel der vorliegenden Lehrbuchreihe besteht darin, den Heilpraktiker-Studenten auf eine Weise zur Prüfung zu begleiten, dass der Weg dorthin trotz aller Anstrengungen Spaß macht. Die Heilpraktikerprüfung hat sich in den zurückliegenden Jahren verändert. Sie wurde um zahlreiche Krankheitsbilder erweitert und hinsichtlich abgefragten Detailwissens erheblich erschwert. Während zuvor vergleichsweise einfache medizinische Grundkenntnisse zum Bestehen der Prüfung ausreichten, geht es nun darum, Erkrankungen unterschiedlichster Fachbereiche nicht nur hinsichtlich ihrer Symptome zu kennen, sondern sie tatsächlich auch in all ihren Aspekten verstanden zu haben. Überprüft wird zunehmend medizinisches Verständnis. Dies muss man nicht bedauern. Der berufliche Alltag des Heilpraktikers kann nur gewinnen, wenn eher vage medizinische Vorstellungen durch Sachverstand ersetzt werden.

Die Heilpraktikerprüfung setzt sich aus einem schriftlichen und einem mündlichen Teil zusammen, wobei in beiden Teilen nahezu ausschließlich schulmedizinische Inhalte abgefragt werden. Es kann demzufolge in der üblichen zwei- bis dreijährigen Ausbildung nicht darum gehen, Teilbereiche der komplementären oder Ganzheitsmedizin zu erlernen. Vielmehr reicht diese Zeitspanne gerade dazu aus, sich die Prüfungsinhalte anzueignen – als Fundament für angestrebte Spezialisierungen im Anschluss an die Prüfung.

Die Lehrbuchreihe ist aus Skripten hervorgegangen, die unterrichtsbegleitend beständig und über viele Jahre an die sich verändernde Prüfungssituation und damit an die jeweils neu zu optimierende Ausbildung angepasst worden sind. Ihr Zweck besteht darin, dem angehenden Heilpraktiker medizinische Lehrbücher an die Hand zu geben, die es ihm ermöglichen, sich den vollständigen Prüfungsstoff aus einem einzigen Werk zu erarbeiten. Die Lehrbuchreihe erhebt den Anspruch, auf jede Frage, die jemals in den Prüfungen gestellt worden ist, eine vollkommen ausreichende Antwort zur Verfügung zu stellen. Sie geht zusätzlich immer dann über dieses Ziel hinaus, wenn ein vollständiges Verständnis medizinischer Inhalte andernfalls nicht hätte erreicht werden können. Von daher werden Sachverhalte so manches Mal eingehender als unbedingt notwendig erörtert, denn Medizin wird genau dann interessant bzw. geradezu spannend, wenn man die Zusammenhänge ganz versteht. Und sie wird mühsam und unbefriedigend, wenn verlangt wird, endlose Auflistungen von Fakten auswendig zu lernen – ganz abgesehen davon, dass auswendig Gelerntes, Unverstandenes sehr schnell in Vergessenheit gerät. Zusätzlich soll das angestrebte Verständnis Reserven für die Heilpraktikerprüfung wie für den nachfolgenden medizinischen Alltag schaffen.

Die Vollständigkeit der Lerninhalte ermöglicht es dem ausgebildeten Therapeuten gleichzeitig, das Lehrbuch in den Folgejahren zum schnellen Nachschlagen zu benutzen, um verloren gegangenes Wissen wieder aufzufrischen. Diesem Ziel dienen zusätzlich einzelne Kapitel, die sich mit wichtigen medizinischen Themen befassen, die (noch) nicht prüfungsrelevant, jedoch auf besondere Weise praxisorientiert sind. Um den Lernenden im Hinblick auf die Prüfung nicht zu überfordern, sind solche Themenbereiche gesondert gekennzeichnet.

Einzelne medizinische Fächer kann man als Puzzlesteinchen betrachten. Sie müssen, um ein Bild zu ergeben, zusammengesetzt werden. Dies beinhaltet auch, dass die Einzelteile zunächst noch kein vollständiges Verständnis erzeugen können, weil dieses Verständnis im Ganzen liegt und nicht in seinen Teilen. Fächer wie Herz/Kreislauf, Atmung, Endokrinologie oder Hämatologie müssen getrennt voneinander erarbeitet werden, doch greifen sie ineinander, sind abhängig voneinander, können im wachsenden Verständnis nicht isoliert bleiben. Von daher benötigt der Studierende zunächst nicht nur Fleiß, sondern auch sehr viel Geduld. Nicht alles wird auf Anhieb verstanden werden. Erst wenn das Bild beginnt, Gestalt anzunehmen, wenn in nachfolgenden Fächern bereits gelernte Inhalte aus neuer Perspektive betrachtet werden, beginnt der eigentliche medizinische Denk- und Lernprozess. Und so besteht ein weiteres Ziel dieser Lehrbuchreihe darin, den Lernenden bis zum Ende seiner Ausbildung dorthin zu führen, wo er begreift, dass Medizin nicht nur spannend ist, sondern letztendlich auch äußerst logisch und in weiten Teilen fast naiv in dem Sinne, dass alles aufeinander aufbaut, das eine aus dem anderen folgt und der Studierende die Symptome einer Krankheit selbst formulieren kann, sobald er ihr Wesen ganz verstanden hat.

Aus dem Erreichen dieses Ziels resultiert gleichzeitig die Befähigung zu medizinisch verantwortlichem Handeln. Ich wünsche den Studenten auf dem Weg dorthin Fleiß und Ausdauer, aber auch sehr viel Freude beim Betrachten des entstehenden Bildes.

Es ist mir ein Bedürfnis, an dieser Stelle denjenigen Dank zu sagen, die auf besondere Weise zum Gelingen der Lehrbuchreihe beigetragen haben. Treffender formuliert wäre sie ohne die Mitwirkung dieser Personen nicht zustande gekommen. Auf Seiten des Verlags ist dies Frau Ingrid Puchner, die das anspruchsvolle Werk von Anfang an in verantwortlicher Position begleitet und mit großem Sachverstand und menschlicher Kompetenz an allen Hindernissen vorbei zum Ziel geführt hat. In besonderer Dankbarkeit blicke ich auch auf die Redaktionsarbeit, für die in Gestalt der geschätzten Kollegin Dr. Gräfin v. Pfeil eine dem Anspruch der Reihe höchst angemessene, ungewöhnlich kompetente Redakteurin gefunden wurde. Die menschliche und fachliche Kompetenz beider Persönlichkeiten finden sich schließlich auch in meiner geliebten Frau Florentine wieder. Sie hat dieses Werk viele Jahre lang mitgetragen, fachliche und sprachliche Unsauberkeiten aufgedeckt, Unverständliches angeprangert und nicht zuletzt klaglos auf zahllose Stunden gemeinsamer Zeit verzichtet.

Bad Wurzach, im Oktober 2011
Rudolf Schweitzer

Vorwort zur 2. Auflage

Die Heilpraktiker-Akademie hat sich in erstaunlich kurzer Zeit zu einem neuen Standard in der Heilpraktiker-Ausbildung entwickelt. Das neuartige Konzept mit der Aufteilung in handliche Einheiten, den zahlreichen Info-Kästen und Zusammenfassungen wurde neben der hochwertigen Ausstattung besonders lobend herausgestellt. Eine geradezu begeisterte Resonanz erfuhr die Tatsache, dass neben der Vollständigkeit der Lerninhalte nun erstmals ein Lehrwerk zur Verfügung steht, welches das Verständnis der Medizin in den Vordergrund rückt, als Alternative zum eher mühsamen Auswendiglernen.

Der Erfolg der Lehrbuchreihe führte dazu, dass früher als geplant eine Neuauflage notwendig wurde. Diese Gelegenheit wurde dazu genutzt, weitere Verbesserungen vorzunehmen, ohne das Konzept des Werkes zu verändern. Besonderes Augenmerk wurde darauf gelegt, die Verständlichkeit der Erklärungsmodelle und medizinischen Zusammenhänge nochmals besser herauszuarbeiten. Die Berücksichtigung der neu hinzugekommenen Prüfungsfragen machte einzelne zusätzlich eingefügte Kapitel und Themenbereiche notwendig. Daneben wurden kleinere Fehler, die scheinbar unumgänglich zu einer 1. Auflage gehören, berichtigt. Zusätzliche Abbildungen dienen dem Verständnis, einzelne fehlerhafte bzw. schwer durchschaubare Abbildungen wurden ausgetauscht. Ergänzt wird die Lehrbuchreihe nun durch einen Gesamtindex, sodass sich die Themen schneller auffinden lassen.

Mein besonderer Dank gilt auf Seiten des Verlags Frau Ingrid Puchner, die auch die 2. Auflage begleitet hat und für die unverändert vertrauensvolle und fruchtbare Zusammenarbeit zwischen Verlag und Autor verantwortlich zeichnet. Für die redaktionelle Bearbeitung der 2. Auflage konnte Frau Dr. Nikola Schmidt gewonnen werden. Ihre fachliche Kompetenz und menschlich angenehme Art erwiesen sich als Bereicherung und Garant harmonischer Zusammenarbeit.

Bad Wurzach, im Oktober 2013
Rudolf Schweitzer

Optimale Nutzung des Buches

Aufbau des Buches

Das Buch gliedert sich in 2 Abschnitte und jeweils 4 Teile:
- Anatomie: vermittelt Aufbau von den Organen der Harnwege bzw. der männlichen Geschlechtsorgane
- Physiologie: erläutert die Funktionen der Niere, den Salz- und Wasserhaushalt sowie den Säuren-Basen-Haushalt
- Untersuchung: liefert eine Anleitung zu den Untersuchungsmethoden des Organsystems
- Krankheitsbilder: behandelt ausführlich Krankheitsentstehung, Symptomatik, Komplikationen, Diagnostik und Therapie der einzelnen Erkrankungen

Fachbegriffe

Der Einstieg in die medizinische Terminologie ist für den Anfänger schwierig. Dennoch wird von ihm erwartet, dass er sich die Begriffe aneignet. In diesem Buch werden die fachspezifischen Begriffe erklärt und sowohl die deutsche als auch fremdsprachige Bezeichnung angegeben. Im Text wird dann zwischen den Begriffen gewechselt, wenn beide gebräuchlich sind. Aus didaktischen Gründen werden in diesem Buch außerdem unterschiedliche Schreibweisen bzw. Abkürzungen verwendet (z.B. „s" oder „Sek." oder „Sekunden"). Im Unterkapitel Terminologie des ➤ Bandes Basiswissen sind die wichtigsten Bezeichnungen mit Erklärungen erläutert. In diesem Band finden sich
- auf der Innenseite des Rückumschlages: Harn- und Geschlechtsapparat des Mannes und der Frau
- auf S. IX: alle wichtigen Bezeichnungen für Urologie und Andrologie.

Abbildungen und Tabellen

Die Abbildungen und Tabellen sind getrennt voneinander innerhalb jedes Kapitels fortlaufend nummeriert.

Die große Menge an Abbildungen zeichnet dieses Buch aus. Nutzen Sie diese zusätzlichen Informationsquellen – ein Bild sagt häufig mehr als viele Worte, ist einprägsam und macht schwierige Zusammenhänge anschaulicher.

Bei den Abbildungen zusätzlich enthaltene Informationen oder auch Diskrepanzen, die im seltenen Einzelfall gegenüber dem Text entstehen, sollten nicht beachtet werden. Von Bedeutung im Hinblick auf die Heilpraktiker-Prüfung wie auch im Sinn des angestrebten Verständnisses sind allein die Ausführungen des Textes.

Querverweise

Der menschliche Körper ist ein überaus fein abgestimmter Organismus, bei dem unzählige Rädchen ineinander greifen, damit er funktioniert. Verweise finden sich daher auch auf andere Bände dieser Reihe und sind z.B. mit ➤ Fach Dermatologie gekennzeichnet.

Abkürzungen

Die verwendeten Abkürzungen finden sich auf S. VIII.

Kurzlehrbuch

Das Studium der Kästen „Merke" und „Zusammenfassung" ermöglicht stichpunktartig ein rasches Wiederholen des Stoffes kurz vor der Prüfung. Damit können Sie überprüfen, ob Sie die wichtigsten Fakten parat haben.

Kästen

Ein System aus farbigen Kästen erleichtert das Lernen.

Einführung
Hinführung zum Thema

ACHTUNG
Hinweise auf unverzichtbare Notfall- oder Vorsichtsmaßnahmen

PATHOLOGIE
direkter Bezug zu Krankheitsbildern

HINWEIS PRÜFUNG
wichtige Anmerkungen zur Prüfung

MERKE
Informationen zum Einprägen, hilfreiche, interessante Tipps, Hinweise oder Merksätze

Zusammenfassung
fasst die einzelnen Abschnitte kurz zusammen und bildet mit den Merke-Kästen ein optimales stichpunktartiges „Kurzlehrbuch" zur schnellen Wiederholung aller wichtigen Fakten

EXKURS
interessante Informationen, die über das Thema hinausgehen, um Zusammenhänge aufzuzeigen oder herzustellen

HINWEIS DES AUTORS
Erfahrungen des Autors, die über das allgemeine schulmedizinische und prüfungsrelevante Wissen hinausgehen

Abkürzungsverzeichnis

A. (Aa.)	Arteria (Arteriae)	**IfSG**	Infektionsschutzgesetz
ASS	Acetylsalicylsäure	**KHK**	koronare Herzkrankheit
AT III	Antithrombin III	**M. (Mm.)**	Musculus (Musculi)
BKS	Blutkörperchensenkung	**min/Min.**	Minute(n)
BPH	benigne Prostatahyperplasie	**MRT**	Magnetresonanztomographie (Kernspintomographie)
BSG	Blutkörperchensenkungsgeschwindigkeit	**N. (Nn.)**	Nervus (Nervi)
CRP	C-reaktives Protein	**NNM**	Nebennierenmark
CT	Computertomographie/Computertomogramm (geschichtete Röntgenaufnahmen werden im Computer zu einem Bild hoher Auflösung zusammengesetzt)	**NNR**	Nebennierenrinde
		NSAR	nicht-steroidale Antirheumatika
		Proc.	Processus (Fortsatz)
GFR	glomeruläre Filtrationsrate	**R.**	Ramus (Ast, Zweig, z.B. Gefäßast einer Arterie)
GN	Glomerulonephritis	**RAAS**	Renin-Angiotensin-Aldosteron-System
GP	Glomerulopathie	**s/Sek.**	Sekunden
h/Std.	Stunden	**Tbl.**	Tablette(n)
Hb	Hämoglobin	**V. (Vv.)**	Vena (Venae)
HZV (HMV)	Herzzeitvolumen (Herzminutenvolumen) = Blutmenge, die von der linken Herzkammer in 1 Min. durch den Körper getrieben wird (= 5–6 l)	**ZNS**	Zentralnervensystem

Glossar zur Urologie und Andrologie

afferent, efferent	hinführend, wegführend (Arteriolae afferentes und efferentes)
Algurie	Schmerzen beim Wasserlassen (Algos = Schmerz)
Aner, Andros	Mann (Andrologie)
Anurie	Harnausscheidung < 100 ml/24 Std. („an" ist die Verneinung: „kein Urin")
Arcus	Bogen (Arcus aortae = Aortenbogen, Aa. arcuatae = Bogenarterien)
Azotämie	pathologische Vermehrung stickstoffhaltiger Moleküle im Serum – als Aminosäuren bzw. Eiweiß, Harnstoff und/oder Kreatinin
Calix	Kelch (Calices renales = Nierenkelche)
Columna	Säule (Columna renalis = Nierensäule)
Cystitis, Zystitis	Entzündung der Harnblase (Kystis = Blase)
Diurese	Ausscheidung großer Harnmengen
Dysurie	erschwerte, missempfundene, evtl. schmerzhafte Harnentleerung („dys" bezeichnet das Fehlerhafte)
Enuresis nocturna	nächtliches Einnässen (en = hinein)
Epididymis	Nebenhoden (Epididymitis = Nebenhodenentzündung)
Hämaturie	Blut im Urin (Haima = Blut)
Harninkontinenz	unwillkürlicher Harnabgang
Lobus	Lappen (Aa. interlobares = Zwischenlappenarterien)
Lobulus	Läppchen (Aa. interlobulares = Zwischenläppchenarterien)
Macula	Fleck (Macula densa = dichter Fleck)
Mictio, Miktion	Wasserlassen
Nephros (Ren)	Niere (Nephritis = Entzündung des Nierenparenchyms)
Nox, noctis (Nyktos)	Nacht (Nykturie = nächtliches Wasserlassen; noctu = nachts)
Oligurie	Harnausscheidung < 400–500 ml/24 Std. (oligos = wenig)
Orchis (Didymis)	Hoden (Orchitis oder Didymitis = Hodenentzündung)
Pes, Pous	Fuß (Podozyten = Zellen mit fußförmigen Fortsätzen)
Pollakisurie	gehäufte Entleerung kleiner Harnmengen (pollakis = oft, häufig)
Polydipsie	gesteigertes Durstgefühl (Dipsa = Durst; polys = viel)
Polyurie	Harnausscheidung > 3 l/24 Std.
Prostata	Vorsteherdrüse des Mannes (Prostatitis)
Proteinurie	Ausscheidung von Eiweiß mit dem Urin (> 150 mg/24 Std.)
Pyelitis	Entzündung des Nierenbeckens, zumeist gemeinsam mit dem Nierenparenchym als Pyelonephritis (Pyelos = Becken)
Pyelonephritis	Entzündung von Nierenbecken und Nierenparenchym
Rectus	gerade (Vasa recta = gerade verlaufende Gefäße)
Ren (Nephros)	Niere
Retro	hinter, dahinter (retroperitoneal = Lage hinter dem Bauchfell)
Skrotum	Hodensack
Strangurie	schmerzhafter Harndrang (Stranguria)
Urämieterminale	Niereninsuffizienz („Urin im Blut")
Ureter	Harnleiter
Urethra	Harnröhre (Urethritis = Entzündung der Harnröhre)
Urina, Uron	Urin
Vesica	Blase (Vesica urinaria = Harnblase, Vesica fellea = Gallenblase)

Inhaltsverzeichnis

I	Urologie	1
1	**Anatomie**	3
1.1	Niere (Ren, Nephros)	3
1.1.1	Lage	3
1.1.2	Aussehen	4
1.1.3	Nachbarorgane	5
1.1.4	Aufbau	5
1.1.5	Nierengefäße	6
1.1.6	Nephron	8
1.2	Ableitende Harnwege	12
1.2.1	Histologischer Aufbau	12
1.2.2	Harnleiter (Ureter)	13
1.2.3	Harnblase (Vesica urinaria)	14
1.2.4	Harnröhre (Urethra)	15
2	**Physiologie**	19
2.1	Niere	19
2.1.1	Aufgaben	19
2.1.2	Glomeruläre Filtration	19
2.1.3	Tubuläre Transportmechanismen	23
2.1.4	Harnkonzentrierung	30
2.1.5	Juxtaglomerulärer Apparat	36
2.1.6	Harnpflichtige Substanzen	37
2.2	Salz- und Wasserhaushalt	38
2.2.1	Wassergehalt des Körpers	38
2.2.2	Zusammenhang zwischen Ionen und Wassergehalt	39
2.2.3	Regulierung der Wasserausscheidung	43
2.2.4	Kontrolle des Natriumhaushalts durch die Niere	44
2.2.5	Dehydratation und Exsikkose	45
2.2.6	Übersicht über Bedarf und Körpergehalt wichtiger Ionen und Spurenelemente	46
2.3	Säure-Basen-Haushalt	47
2.3.1	Energiegewinnung	47
2.3.2	CO_2 als Säure	48
2.3.3	Säurebildung unter pathologischen Bedingungen	48
2.3.4	Zusätzliche Säuren der Nahrung	49
2.3.5	Puffersysteme	49
2.3.6	pH-Wert des Serums	52
2.3.7	Kaliumstoffwechsel	53
3	**Untersuchung**	57
3.1	Anamnese	57
3.2	Palpation	57
3.3	Urinuntersuchung	58
3.3.1	Geruch und Aussehen des Urins	58
3.3.2	Mittelstrahlurin	58
3.3.3	Zweigläserprobe	59
3.3.4	Dreigläserprobe	59
3.3.5	Katheterisierung	59
3.3.6	Blasenpunktion	59
3.3.7	Teststreifen	59
3.3.8	Sediment	63
3.3.9	Kreatinin-Clearance	63
3.3.10	Diagnostik von Steinen	63
3.4	Apparative Untersuchungen	64
3.4.1	Sonographie	64
3.4.2	Röntgen, CT und MRT	64
3.4.3	Pyelographie	64
3.4.4	Zystoskopie	64
3.4.5	Miktionszystourethrographie	65
3.4.6	Angiographie	66
3.4.7	Nierenbiopsie	66
4	**Krankheitsbilder**	69
4.1	Harnwegsinfekt	69
4.1.1	Infekte der unteren Harnwege (unkomplizierte Infekte)	69
4.1.2	Infekte der oberen Harnwege (komplizierte Infekte)	71
4.2	Enuresis nocturna	73
4.3	Glomerulonephritis	74
4.4	Nephrotisches Syndrom	82
4.5	Niereninsuffizienz	83
4.5.1	Akute Niereninsuffizienz	84
4.5.2	Chronische Niereninsuffizienz	86
4.6	Nephrolithiasis	92
4.7	Nierenzysten	96
4.8	Harninkontinenz	97
4.9	Karzinome des Harnapparats	98
4.9.1	Harnblasenkarzinom	99
4.9.2	Nierenkarzinom	99
4.9.3	Wilms-Tumor	100
II	**Andrologie**	103
5	**Anatomie und Physiologie**	105
5.1	Penis	105
5.1.1	Aufgaben	105
5.1.2	Aufbau	105
5.1.3	Erektion	107
5.2	Urethra	107
5.2.1	Pars prostatica	108
5.2.2	Pars membranacea	108
5.2.3	Pars spongiosa	108
5.3	Bläschendrüsen	108

5.4	Prostata	109	
5.4.1	Lage	109	
5.4.2	Aufbau	109	
5.5	Nervale Versorgung	110	

6	**Untersuchung**	113
6.1	Anamnese	113
6.2	Inspektion und Palpation	113
6.2.1	Penis	113
6.2.2	Hoden	113
6.2.3	Prostata und Samenbläschen	114
6.2.4	Lymphknoten	114
6.3	Apparative Diagnostik	114

7	**Krankheitsbilder**	117
7.1	Prostatahyperplasie	117
7.2	Prostatitis	119
7.3	Prostatakarzinom	120
7.4	Hodentorsion	121
7.5	Hydrocele testis	122
7.6	Varikozele	124
7.7	Orchitis	125
7.8	Epididymitis	126
7.9	Hodentumoren	126
7.10	Balanitis	127
7.11	Peniskarzinom	128

Abbildungsverzeichnis	130
Register	131

I Urologie

1. **Anatomie** 3
2. **Physiologie** 19
3. **Untersuchung** 57
4. **Krankheitsbilder** 69

KAPITEL 1

Anatomie

1.1	Niere (Ren, Nephros)	3	1.2	Ableitende Harnwege	12
1.1.1	Lage	3	1.2.1	Histologischer Aufbau	12
1.1.2	Aussehen	4	1.2.2	Harnleiter (Ureter)	13
1.1.3	Nachbarorgane	5	1.2.3	Harnblase (Vesica urinaria)	14
1.1.4	Aufbau	5	1.2.4	Harnröhre (Urethra)	15
1.1.5	Nierengefäße	6			
1.1.6	Nephron	8			

Einführung

Der Harnapparat dient der **Bildung, Speicherung** und **Ausscheidung des Harns**. Urin wird in der Niere gebildet. Er stellt eine wässrige Lösung dar, deren wesentliche Aufgabe darin besteht, Endprodukte des Stoffwechsels aus dem Blut zu entfernen und auszuscheiden sowie den Flüssigkeits-, Säure-Basen- und Elektrolythaushalt zu regulieren. Daneben bildet die Niere Hormone (Erythropoetin, D-Hormon) und Enzyme wie Renin (manchmal fälschlicherweise ebenfalls als „Hormon" bezeichnet), das in das System des RAAS integriert ist. Das Organ besitzt also exkretorische (exokrine) und inkretorische (endokrine) Aufgaben:

- **exokrine Funktion:**
  - Ausscheidung von Stoffwechselendprodukten und körperfremden Stoffen (z. B. Medikamente)
  - Regulierung der extrazellulären Körperflüssigkeit
  - Regulierung des Elektrolythaushaltes
  - Regulierung des Säure-Basen-Haushaltes
- **endokrine Funktion:**
  - Bildung von Erythropoetin (➤ Fach Hämatologie)
  - Bildung von D-Hormon (➤ Fach Endokrinologie)

Über die ableitenden Harnwege Nierenkelche, Nierenbecken und Harnleiter (Ureter) wird der Harn zur Harnblase geleitet, in der er gespeichert wird, um schließlich über die Harnröhre (Urethra) ausgeschieden zu werden. Die anatomischen Strukturen von Nierenbecken, Ureter, Blase und Urethra sind relativ unkompliziert und gut zu verstehen. Dagegen ist die Nierenstruktur sowohl anatomisch als auch physiologisch sehr komplex, weil dort eine ungeheure Vielzahl an physiologischen und biochemischen Vorgängen an unterschiedlichste anatomische Strukturen gebunden ist. Dies drückt sich u. a. darin aus, dass man in der Niere mehr als 30 unterschiedliche Zelltypen unterscheiden kann – mehr als in jedem anderen Organ.

Zum Beispiel werden aus dem zunächst gebildeten Primärharn sowohl Wasser als auch unterschiedlichste Substanzen rückresorbiert, um später evtl. erneut sezerniert zu werden. Die Niere ist so in der Lage, die Ausscheidungsvorgänge an die jeweiligen Erfordernisse des Organismus anzupassen. Dementsprechend kann der Urin so konzentriert werden, dass pro Tag nicht mehr als **0,5 l** ausgeschieden werden. Dies bezeichnet man als **Antidiurese** bzw. **physiologisch** erreichbare **Oligurie** (oligos = wenig). Bei einem Wasserüberschuss werden dagegen mehrere Liter Urin/Tag produziert **(Diurese)**. Im Durchschnitt entstehen beim Erwachsenen etwa **1,5 l Urin/Tag** (ca. 1 ml/Min.).

Entsprechend den Verhältnissen in Lunge und Leber dient auch die Durchblutung der beiden Nieren nicht zuvorderst deren Versorgung mit Sauerstoff und Nährstoffen. Vielmehr wird das Blut dort im Dienste des Restorganismus aufbereitet, gereinigt und mit Botenstoffen versehen. Diesen Aufgaben dient auch die ungewöhnlich gute Durchblutung: Die beiden Nieren mit einem Gesamtgewicht von gerade mal gut 300 g erhalten nicht weniger als **20 % des Herzzeitvolumens** (1,0–1,2 l Blut/Min.).

1.1 Niere (Ren, Nephros)

1.1.1 Lage

Die Niere liegt **retroperitoneal** an der hinteren Bauchwand im sog. Nierenlager, in einer Entfernung von etwa 7 cm von der paravertebralen Hautoberfläche. Die linke Niere reicht von Th11 bis L2, die rechte befindet sich wegen der Leber etwas tiefer (Th12–L3) (➤ Abb. 1.1). Die Atemverschieblichkeit erreicht nicht ganz das Ausmaß von Leber und Milz, doch sinken die Nieren im Stehen und bei tiefer Inspiration um bis zu 3 cm nach kaudal.

1 Anatomie

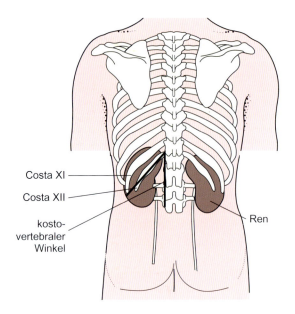

Abb. 1.1 Lage der beiden Nieren (Ansicht von dorsal). [G128]

1.1.2 Aussehen

Das Organ weist ein **bohnenförmiges** Aussehen auf mit einer Länge von 12 cm, einer Breite von 6 cm und einer Dicke von 3 cm (➤ Abb. 1.2, ➤ Abb. 1.5). Das Gewicht liegt bei 160 g. Damit ist die Niere etwas länger als die Milz (4 × 7 × 11 cm = 4.711), gleichzeitig aber auch schlanker und leichter.

Die beiden Enden der Niere werden als oberer und unterer **Nierenpol** bezeichnet. Dem oberen Pol sitzt die **Nebenniere** auf, die als endokrine Drüse im ➤ Fach Endokrinologie besprochen wird.

An der medial gelegenen Konkavseite der Niere befindet sich der **Hilus**, an dem die A. renalis und V. renalis, der Harnleiter (Ureter), Lymphgefäße sowie Nerven ein- bzw. austreten. Die beidseitigen **Aa. renales** entstehen auf Höhe L1/L2 aus der **Aorta**. Die **Vv. renales** münden direkt in die **untere Hohlvene**. Die nervale Versorgung erfolgt aus dem **Plexus coeliacus** (= Plexus solaris) und dessen parasympathischen (N. vagus) sowie sympathischen (N. splanchnicus) Anteilen.

Umschlossen wird die Niere von einer derben, **kollagenfaserreichen Kapsel** (Capsula fibrosa), der nach außen eine weitere **Kapsel aus Fettgewebe** (Capsula adiposa) aufgelagert ist (➤ Abb. 1.3). Dieses Fett ist halbflüssig, sodass die Niere gewissermaßen in dem Fett schwimmt und Stoßbelastungen in gewissem Umfang abfedern kann. Die letzte und äußerste Schicht bildet schließlich ein **Fasziensack** (Fascia renalis), der die Niere in der Umgebung verankert, aber nach medial zu den Gefäßen des Nierenhilus und nach kaudal Lücken besitzt. Wenn in der Folge eines lang dauernden Hungerzustands die Fettkapsel einschmilzt, kann es (selten) passieren, dass die Niere nach kaudal aus ihrer Hülle heraustritt und sich in Richtung des kleinen Beckens bewegt (**Wanderniere**).

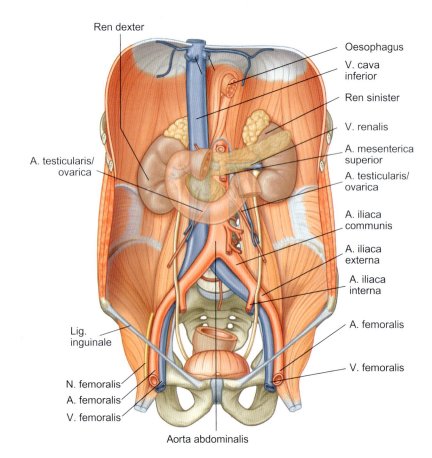

Abb. 1.2 Lage der Nieren mit Nebennieren im Oberbauch (Ansicht von ventral). [E402]

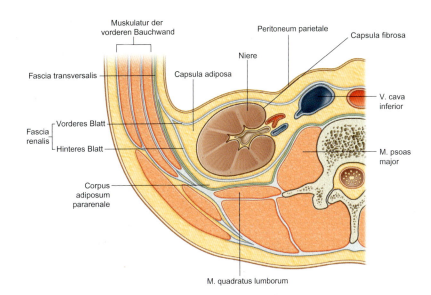

Abb. 1.3 Niere und Nierenhüllen im Querschnitt. [E402]

1.1.3 Nachbarorgane

Direkt anliegende Nachbarorgane bzw. Strukturen sind, abgesehen von den Nebennieren, rechts die **Leber**, die rechte **Kolonflexur**, Teile des **Duodenum** und **Jejunum** (➤ Abb. 1.4, ➤ Abb. 1.2). Links grenzt die Niere an **Magen**, **Milz**, **Pankreasschwanz**, linke **Kolonflexur** und Teile des **Jejunum**. Mit ihrer Rückfläche liegen die beiden Nieren dem **M. psoas major** auf. Dort verlaufen auch Nerven zur Versorgung der Haut von Bauch, Leiste und Genitalien, sodass eine Mitbeteiligung im Rahmen einer Nephritis in diese Bereiche ausstrahlen kann. Zumeist handelt es sich dabei allerdings um Harnleiterkoliken.

1.1.4 Aufbau

Schneidet man die Niere der Länge nach in 2 Hälften, lässt sich ein Parenchymanteil von einem Hohlraumsystem abgrenzen (➤ Abb. 1.5):
- Das **Hohlraumsystem** lässt sich in das **Nierenbecken** (Pelvis renalis) und in die **Nierenkelche** (Calices renales) unterscheiden.
- Am **Nierenparenchym** kann man eine etwa 1 cm breite **Rindenzone** (Cortex renalis) von dem streifenförmigen **Nierenmark** (Medulla renalis) trennen. Es gibt jedoch keine scharfe Grenze, weil die Rinde an verschiedenen Stellen säulenartig (= Columnae renales) bis zum Nierenbecken reicht. Am Nierenmark lässt sich noch ein äußeres von einem inneren Mark abgrenzen.

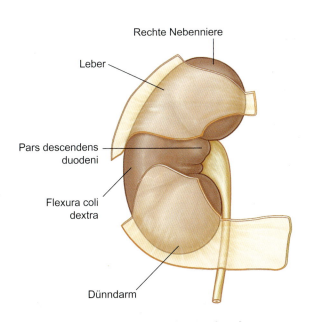
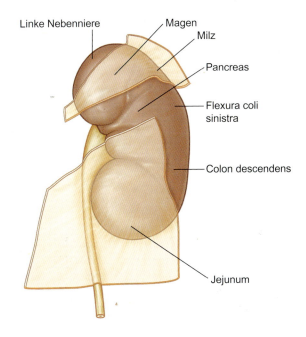

Abb. 1.4 Kontaktflächen der Nachbarorgane der Niere. [E402]

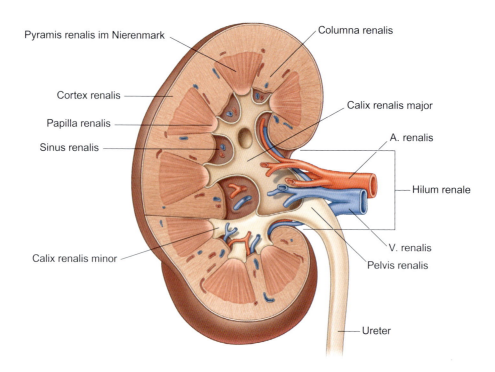

Abb. 1.5 Aufbau der Niere. [E402]

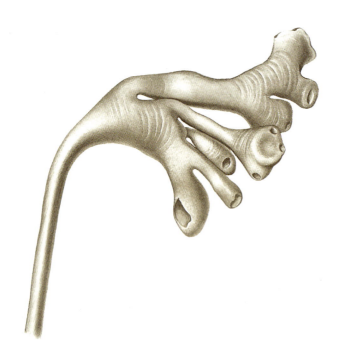

Abb. 1.6 Nierenbecken (Ansicht von ventral). [S007-22]

Das **Mark** wird durch die Rinden- bzw. **Nierensäulen** (Columnae renales) in 10–20 keil- bzw. pyramidenförmige Bereiche, die **Pyramiden** (Pyramides renales) unterteilt. Jeweils eine Pyramide bildet mit dem umgebenden Rindenanteil einen **Nierenlappen**. Die Niere besteht also aus 10–20 Nierenlappen, deren Grenzen bei der Niere eines Neugeborenen noch als Furchen an der Nierenoberfläche zu erkennen sind. Die Markpyramiden ragen warzenartig in die Kelche des Nierenbeckens hinein. Diese Ausstülpungen der Pyramiden werden als **Nierenpapillen** (Papillae renales) bezeichnet. Sie besitzen eine siebartig durchlöcherte Oberfläche (Area cribrosa), an der die **Papillengänge** (Ductus papillares) münden.

Das **Nierenbecken** (➤ Abb. 1.6) liegt in der **Nierenbucht** (Sinus renalis) hinter A. und V. renalis auf Höhe L2. Beim Sinus renalis handelt es sich um einen mit Bindegewebe und Fett gefüllten Raum, der gewissermaßen die Fortsetzung des Nierenhilus bildet und in dem demzufolge auch die Gefäße und Nerven verlaufen. Das Nierenbecken entsteht durch eine Aufweitung und Vereinigung der **Nierenkelche**. Man unterscheidet bei den Nierenkelchen 2–3 große Kelche (Calices renales majores) von etwa 10 deutlich kleineren (Calices renales minores). In diese kleinen bzw. Endkelche ragen napfartig ein oder zwei (selten drei) Nierenpapillen der Markpyramiden hinein. Durch die hier mündenden 10–20 Papillengänge fließt der Harn tröpfchenweise in die Endkelche und weiter über die großen Kelche ins Nierenbecken.

Man kann die Nieren, entsprechend z. B. Lunge und Leber, in **5** einzelne **Segmente** unterteilen, wobei diese Segmente größere Gewebeeinheiten darstellen und mit den Nierenlappen nicht identisch sind. Segmente besitzen **chirurgische Bedeutung**, weil ihre Gefäße und Nerven getrennt von den Nachbarsegmenten verlaufen und deshalb isoliert entfernt werden können.

1.1.5 Nierengefäße

Blutversorgung

Die Niere wird nicht nur besonders gut durchblutet; der Gefäßverlauf ist auch recht kompliziert, bedingt durch die Filtrationsfunktion des Organs (➤ Abb. 1.7).

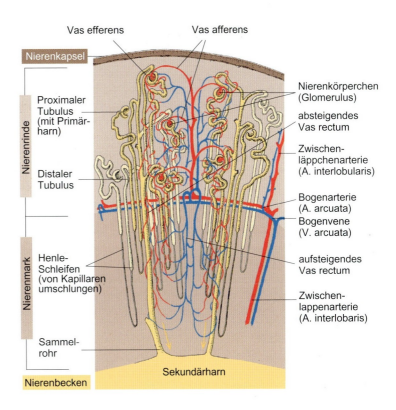

Abb. 1.7 Blutversorgung der Niere. [L190]

- Aus der **A. renalis** (➤ Abb. 1.2) entspringen im Bereich des Hilus **5 Segmentarterien**. Diese stellen **Endarterien** dar, weil sie untereinander keine Anastomosen ausbilden, und versorgen jeweils 2–4 benachbart liegende Nierenlappen.
- Aus den Segmentarterien gehen die **Aa. interlobares** (Zwischenlappenarterien; Lobus = Lappen) hervor. Sie verlaufen zwischen den Markpyramiden in den Columnae renales, um sich dann an der Mark-Rinden-Grenze in bogenförmige **Aa. arcuatae** (Bogenarterien) fortzusetzen.
- Die Aa. arcuatae entlassen zahlreiche **Aa. interlobulares** (Zwischenläppchenarterien; Lobulus = Läppchen) zur Rinde.
- Schließlich entstehen seitlich aus den Aa. interlobulares eine riesige Zahl an **Vasa afferentes** (= afferente Arteriolen) – insgesamt rund 1 Million/Niere – und aus diesen das Kapillarnetz des **Glomerulus**. Die Zwischenläppchenarterien mit dem noch verbliebenen Blut enden direkt unterhalb der Nierenkapsel, wo sie in einen Kapillarplexus übergehen.
- Aus dem Glomerulus gelangt das Blut über die **Vasa efferentes** (= efferente Arteriolen) zu einem sehr geringen Teil direkt ins venöse Gefäßnetz, weit überwiegend jedoch zu **Rindenstrukturen** sowie in die **Vasa recta** (Arteriolae medullares rectae). Dabei ist eine Zweiteilung zu beobachten: Während die efferenten Arteriolen der **oberflächlich** gelegenen **corticalen Nephrone** Kapillarnetze im Rindenbereich ausbilden, steigen die efferenten Arteriolen der tiefen, nahe beim Mark gelegenen sog. **juxtamedullären Nephrone** (Medulla = Mark, juxta = neben) als arterielle **Vasa recta** (Arteriolen) ins Nierenmark hinab, teilweise bis nahe an die Papillenspitze, und bilden in ihrem Verlauf ein Kapillarnetz aus, das mit den Tubuli der Nierenkörperchen und den Sammelrohren kommuniziert. Die aus dem Kapillarnetz hervorgehenden Venolen gelangen schließlich wieder als **venöse Vasa recta** zurück zur Mark-Rinden-Grenze.
- Der größte Teil (90%) des die Niere erreichenden Blutes versorgt die Rindenstrukturen. Dagegen wird das **Nierenmark** ausschließlich aus den **efferenten Arteriolen** (Vasa recta) der **juxtamedullären Nephrone** durchblutet.
- Das **venöse Blut** der Niere sammelt sich aus den aufsteigenden Venolen (Vv. rectae) und sämtlichen weiteren Nierenanteilen überwiegend in **Vv. arcuatae** und nachfolgend **Vv. interlobares** und fließt von dort aus in die großen **Venenäste** (Segmentvenen) am Hilus. Die abschließend entstehende **V. renalis** mündet rechtwinklig in die **untere Hohlvene** (➤ Abb. 1.2).

Wundernetz

Nahezu überall im menschlichen Körper münden Arteriolen in ein Kapillarnetz, aus dem das Blut dann in abführende Venolen und Venen strömt. Die Besonderheit der Nierendurchblutung besteht darin, dass das Kapillarnetz des Glomerulus, das aus dem **Vas afferens** hervorgeht, nicht in Venolen, sondern über eine weitere **Arteriole (Vas efferens)** in ein **zweites Kapillarnetz** mündet. Ein Kapillarnetz, das zwischen 2 arterielle Gefäße eingebettet liegt, nennt man **Wundernetz (Rete mirabile)**. Ein entsprechendes Wundernetz findet man u.a. auch in der Leber, in der das Blut der *Vena portae* über die Kapillaren (Sinusoide) der Leberläppchen in die Zentral*vene* abfließt.

Während das **glomeruläre Kapillarnetz** die eigentliche **Nierenfunktion** erfüllt, indem dort der Primärharn einschließlich der Stoffwechselendprodukte („Schlacken") aus dem Blut abgepresst wird, dient das aus dem **Vas efferens** hervorgehende Kapillarnetz teilweise der **Ernährung der Nierenstruktur**, teilweise aber wiederum der eigentlichen **Nierenfunktion**, indem diese Gefäße in enger Nachbarschaft zu Nephronstrukturen und Sammelrohren liegen und so dem Stoffaustausch zwischen Blut und abfiltrierter Harnflüssigkeit dienen. Erreicht wird dies durch die **Vasa recta**, die v.a. aus efferenten Arteriolen hervorgehen, die tiefer in der Rindenzone an der Grenze zum **Mark** entspringen (juxtamedulläre Nephrone), um dann im Kontakt mit den Harnkänälchen (Tubuli) ins Mark hinabzusteigen. Dagegen verbleiben die zahlenmäßig weit überwiegenden, höher in der Rinde entstehenden Vasa efferentes mit ihren Kapillaren in der Rindenzone.

Lymphe

Die **Nierenrinde** enthält eine große Zahl an **Lymphgefäßen**. Dagegen fehlen dieselben im Mark weitgehend. Dies hängt mit der Konzentrierung des Urins zusammen. Neben A. und V. renalis, Ureter und vegetativen Nerven finden sich am Nierenhilus also auch Lymphgefäße.

1.1.6 Nephron

Die **Funktionseinheit der Niere** ist das Nephron. Pro Niere gibt es annähernd 1 Million Nephrone. Da diese Strukturen während der gesamten Embryogenese und Fetalzeit gebildet werden, ist die Zahl der Nephrone bei einer verkürzten Schwangerschaftsdauer und niedrigem Geburtsgewicht kleiner (bis zu < 500.000 Nephrone). Dies kann dazu führen, dass solche Nieren im fortgeschrittenen Erwachsenenalter vorzeitig von einer Insuffizienz betroffen sind, zumindest jedoch anfälliger auf schädigende Faktoren reagieren.

Das einzelne Nephron besteht aus zwei Anteilen:
- Dies ist zum einen das **Nierenkörperchen** (sog. **Malpighi-Körperchen**) mit Glomerulus, Bowman-Kapsel und Mesangium.
- Zum anderen ist es das **Tubulussystem** – ein Gangsystem, das den im Nierenkörperchen gebildeten Primärharn vielfältig verändert und zu den Sammelrohren transportiert.

Nierenkörperchen

Glomerulus

Das **Kapillarknäuel** (= **Glomerulus**), das aus der zuführenden **Arteriola afferens** entsteht und am sog. **Gefäßpol** des Nierenkörperchens unmittelbar benachbart in die **Arteriola efferens** mündet, wird von einer epithelausgekleideten Hohlkugel, der **Bowman-Kapsel** umgeben (➤ Abb. 1.8).

Die afferente Arteriole teilt sich bei ihrer Aufzweigung in den Glomerulus in etwa 5 separate Kapillaren, die jeweils eigene Netze bilden. Der Glomerulus besteht demnach aus 5 voneinander unabhängigen Segmenten. Die 5 Segmentkapillaren mit ihren insgesamt rund 30 einzelnen Kapillarschlingen vereinigen sich abschließend wieder zu einer einzigen Arteriole, dem Vas efferens, das am selben Gefäßpol das Malpighi-Körperchen verlässt, an dem die afferente Arteriole eintritt.

Nierenkörperchen liegen **ausnahmslos** in der **Nierenrinde**, niemals im Mark. Der **Durchmesser** eines Nierenkörperchens liegt bei etwa **0,2 mm** und ist damit sogar noch etwas kleiner als eine einzelne Lungenalveole (0,3 mm).

Bowman-Kapsel

Die Bowman-Kapsel besteht mit ihrem **äußeren (parietalen) Blatt** aus einem einschichtigen, flachen Epithel, das am Übergang zum **Harnpol** kubisch wird und sich nahtlos in das Epithel des **Tubulus** fortsetzt. Gegenüber, am **Gefäßpol**, geht das Epithel der Kapsel in das **innere (viszerale) Blatt** über, das nun von dort aus die Kapillaren des Glomerulus überzieht. Hier verändern die Zellen ihre Form und werden zu sog. **Podozyten** (Deckzellen), die ihren Namen wegen ihrer fußförmigen Fortsätze erhalten haben (Pous, Podos = Fuß). Zwischen den Fortsätzen benachbarter Podozyten entstehen etwa 25 nm breite **Spalte** (sog. **Schlitzporen**). Durch hier eingelagerte Proteine (z.B. Nephrin) bleibt aber letztendlich nur ein Durchlass mit einer **Porenweite** von **4–5 nm** übrig. Dies ist von größter Bedeutung für das Ultrafiltrat des Primärharns, indem nur Blutbestandteile bis zu einem Molekulargewicht von gut **70.000 Dalton** hindurchgelangen (➤ Abb. 1.8). Im Rahmen einer Glomerulopathie zugrunde gegangene Podozyten werden nicht mehr ersetzt.

Filtrationsschranke

Als Besonderheit der **Glomeruluskapillaren** ist deren **Basalmembran** zu erwähnen, die hier deutlich **dicker** ist als üblich (mehr als 300 nm), indem sich auch die außen aufliegenden Podozyten an ihrer Bildung beteiligen. Andererseits besitzen die Kapillaren besonders zahlreiche **Poren** mit einem Durchmesser von durchschnittlich 70 nm (größer als üblich).

> **MERKE**
>
> Die **glomeruläre Filtrationsschranke** besteht also aus dem **Kapillarendothel** mit zahlreichen, großen **Poren**, einer besonders dicken **Basalmembran**, die zahlreiche negativ geladene Proteine enthält, sowie den aufliegenden **Podozyten** mit ihren **Schlitzporen**. Die Kapillarporen mit ihrem ungewöhnlich großen Durchmesser (70 nm) lassen allerdings selbst große Eiweißmoleküle passieren, sodass ungeachtet dieser üblichen Definition die eigentliche Schranke von Basalmembran und Schlitzporen (+ Nephrin) samt ihren negativen Ladungen aufgebaut wird.

> **HINWEIS PRÜFUNG**
>
> Im Hinblick auf Prüfungsfragen sollte ungeachtet dieses Zusammenhangs davon ausgegangen werden, dass die Kapillarporen mit den weiteren Strukturen eine **Einheit** darstellen und damit **pauschal** für große Moleküle unpassierbar sind. Diesbezügliche Prüfungsfragen stellen manchmal mehr den grundsätzlichen Zusammenhang („Poren als Teil der Nierenschranke") in den Vordergrund, sodass man sich in solchen Fällen nicht in Details verlieren sollte. Die Situation ist zwar gerade für diejenigen Prüflinge, die über ein solches Detailwissen verfügen, höchst unbefriedigend, doch lässt sich die **erwartete Antwort** in aller Regel problemlos aus der Gesamtkonstellation mit den weiteren Antworten von A–E ablesen.

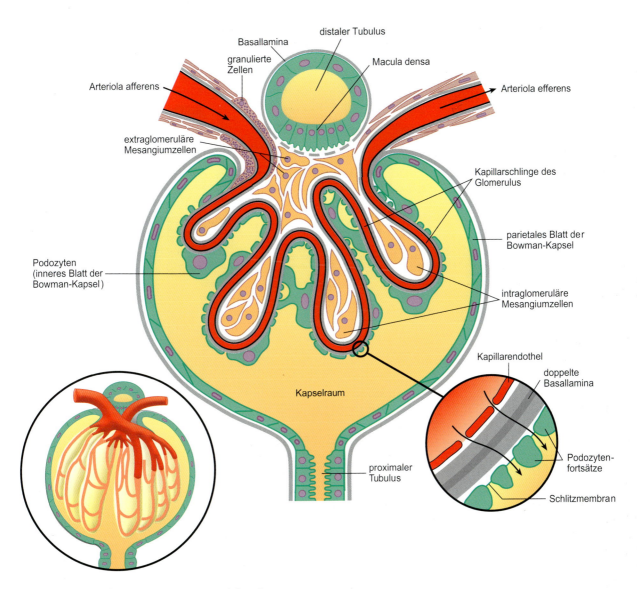

Abb. 1.8 Schema eines Glomerulus (Malpighi-Körperchens). [L141]

Zwischen den Kapillarschlingen des Glomerulus und der Bowman-Kapsel entsteht ein **spaltförmiger Hohlraum**, in den der Primärharn aus dem Kapillarnetz abgepresst wird und aus dem er am Harnpol in den proximalen Tubulus läuft.

Mesangium

Als **stützendes Element** für die Struktur des Glomerulus dient das Mesangium, bestehend aus **Mesangiumzellen** und **Grundsubstanz**. Die Zellen leiten sich aus Bindegewebszellen ab, können jedoch auch **phagozytieren** und im Rahmen von Entzündungen (z. B. einer Glomerulonephritis) **proliferieren**. Aus extraglomerulär am Gefäßpol liegenden Mesangiumzellen bildet sich ein Streifen oder auch Stiel von Mesangiumzellen, der sich zwischen die Kapillaren des Glomerulus schiebt (➤ Abb. 1.8).

Der Name Mes-Angium rührt daher, dass sich Anordnung und Funktion gut mit dem Gekröse (Meso) des Darmes vergleichen lassen. Man kann den Namen aber auch den Gegebenheiten zuordnen, indem das Mesangium mitten zwischen den Gefäßen liegt (mesos = inmitten, zwischen; Angion = Gefäß).

Interessant ist, dass große Serumproteine, die im physiologischen Rahmen in der Filtrationsschranke hängen bleiben und die Poren dadurch mit der Zeit verstopfen würden, sowohl vom Mesangium als auch von den Podozyten durch Endozytose aufgenommen und intrazellulär abgebaut werden. Erst wenn diese Reinigungsfunktion durch einen pathologisch verursachten Mehranfall überfordert wird, proliferiert das Mesangium, sodass dann durch eine Verdrängung der Kapillaren die Filtrationsfläche abnimmt.

Tubulussystem (➤ Abb. 1.9)

Das Tubulussystem eines Nephrons beginnt am **Harnpol** des Malpighi-Körperchens. Der Primärharn des Kapselraumes wird in die-

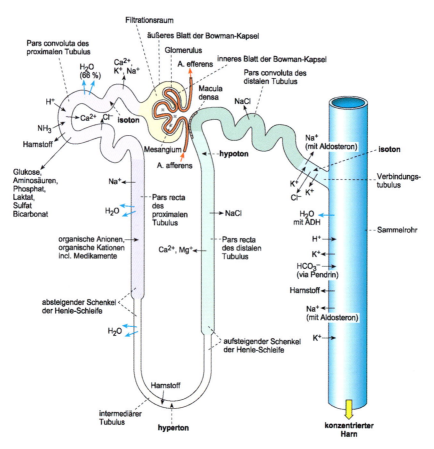

Abb. 1.9 Tubulusapparat. [L141]

sem System nicht nur in Richtung Nierenbecken geleitet, sondern auch in seiner Zusammensetzung wesentlich verändert. Von daher ist klar, dass es sich bei den Epithelien, welche die Wandungen des Tubulus aufbauen, um hoch spezialisierte Zellen handeln muss.

Proximaler Tubulus

Der 1. Teil des Nephrons im Anschluss an die Bowman-Kapsel ist der **proximale Tubulus** (sog. Hauptstück), der zunächst **gewunden** verläuft (= proximales Konvolut, Pars convoluta bzw. contorta) und noch in der Nähe des Glomerulus verbleibt.

Henle-Schleife

Der proximale Tubulus wird dann **gerade** und steigt in Richtung Mark hinab. Die gesamte, zunächst absteigende und später wieder aufsteigende Schleife wird als **Henle-Schleife** bezeichnet. Der Durchmesser des Anfangsteils entspricht der Pars convoluta (= dicker absteigender Teil der Henle-Schleife – noch dem Hauptstück zugerechnet), um anschließend in den **dünnen absteigenden** Schleifenschenkel überzugehen. Dieser verläuft zunächst noch in der Rinde und später im Mark in Richtung Papillenspitze.

Nach einer Haarnadelkurve (Vertex) steigt er als **gerader dünner aufsteigender** Teil der Henle-Schleife wieder nach oben in Richtung Rinde und geht noch im Mark in den dicken aufsteigenden Teil der Henle-Schleife (= Pars recta des distalen Tubulus = Mittelstück) über.

Distaler Tubulus

In der Rinde nähert sich der distale Tubulus wieder dem Glomerulus und geht hier erneut in eine **Pars convoluta** (= Pars contorta = distales Konvolut) über, die etwas kürzer als das proximale Konvolut ist.

Die **dünnen**, ab- und aufsteigenden Anteile der Henle-Schleife werden als **Überleitungsstück** oder auch als **intermediärer Tubulus** bezeichnet, während der **dicke** aufsteigende Anteil der Henle-Schleife (Pars recta) bereits dem **Mittelstück** zugerechnet wird, ebenso wie das **distale Konvolut** (Pars contorta bzw. convoluta des Mittelstücks).

Insgesamt ist das Tubulussystem eines Nephrons etwa **4 cm lang**, wobei die **oberflächlich** liegenden Tubuli **kurze** Henle-Schleifen ausbilden, während die Schleifen der tiefen, an der Grenze zum Mark befindlichen juxtamedullären Nephrone sehr lang sind und dadurch teilweise bis in die Nähe der Papillenspitze reichen. Damit entspricht das Tubulussystem der Durchblutungssituation: Die juxtamedullären Nephrone besitzen sowohl Blutgefäße (Vasa recta) als auch Henle-Schleifen, die besonders tief ins Mark hinabziehen.

Sammelrohre

Vom distalen Konvolut aus läuft der Harn über ein kurzes gerades Stück (Verbindungstubulus) in ein im Markstrahl (s. unten) liegendes **Sammelrohr**. Die Sammelrohre steigen auf geradem Weg von der Rinde ins Mark hinab, wobei sie weitere Zuflüsse aus Nephronen erhalten und dadurch immer voluminöser werden. Schließlich entstehen im Bereich der Papillen aus 1 Million Nephrone einer Niere rund **350 Ductus papillares**. Diese letzten großen Sammelrohre öffnen sich abschließend in die siebartigen **Areae cribrosae** der **Papillenspitze**, von wo aus der Harn in die kleinen **Kelche** des Nierenbeckens tropft.

Markstrahlen

Die **Glomeruli** mit den beiden direkt benachbarten Konvoluten befinden sich in der Rinde unmittelbar neben der **A. interlobularis**, aus der die afferenten Arteriolen entspringen. Im Gegensatz dazu gruppieren sich die geraden Abschnitte des Nephrons sowie die Rindenanteile der Sammelrohre seitlich versetzt in Bereichen, die frei von Glomeruli sind. Diese Segmente aus **Bündeln von Sammelrohren** nebst den **geraden Anteilen** der proximalen und distalen Tubuli stellen die **Markstrahlen** dar. Die Nierenrinde wird dadurch in **Läppchen** aufgeteilt, indem ein Läppchen denjenigen Bereich darstellt, der zwischen zwei benachbarten Interlobulararterien liegt und zentral einen Markstrahl besitzt.

Feinbau von Tubulus und Sammelrohren

Im **proximalen Tubulus** findet eine erhebliche **Rückresorption** verschiedenster Substanzen aus dem primären Glomerulusfiltrat statt. Die Zellen des proximalen Tubulus sind dieser Aufgabe angepasst. Sie sind **zylindrisch** mit zentral liegendem Kern und besitzen dem Lumen zugewandt einen gut entwickelten **Bürstensaum (Mikrovilli)**. Die jeweils benachbarten Zellen sind durch **zahlreiche Fortsätze** miteinander und mit der Basalmembran verzahnt.

Im dicken, absteigenden Schenkel des Hauptstücks (Pars recta) werden die Mikrovilli spärlicher, die Verzahnung der Zellen ist weniger ausgeprägt und die Zahl ihrer Mitochondrien und Lysosomen nimmt ab. Im dünnen Anteil der Henle-Schleife (Überleitungsstück) gibt es dann nur noch flache Epithelzellen weitgehend ohne Mikrovilli oder sonstige Spezialisierungen.

Mit dem dicken aufsteigenden Teil der Henle-Schleife beginnt der distale Tubulus (Mittelstück). Etwa am Übergang der Pars recta zur Pars convoluta berührt der **distale Tubulus** den **Gefäßpol** seines Glomerulus und bildet dort als Teil seiner Wandung eine Gruppe aus 20–30 spezialisierten Zellen, die sog. **Macula densa**, die wegen ihres direkten Kontakts zum Malpighi-Körperchens einen **Teil des juxtaglomerulären Apparates** darstellt (➤ Abb. 1.9) (zur Funktion dieser Zellen ➤ 2.1.5). Die Zellen des distalen Tubulus ähneln mit Ausnahme der Macula densa den Zellen des proximalen Tubulus.

Die Wandungen der **Sammelrohre** bestehen hauptsächlich aus großen hellen Zellen (**Hauptzellen**), zwischen die einzelne, dunkler gefärbte Zellen (**Schaltzellen**) eingestreut sind (➤ Abb. 1.10). Die Funktion der Hauptzellen besteht im Transport von Natrium und/oder Wasser. Die Schaltzellen tauschen Kalium gegen Protonen (H^+) (➤ 2.1.3).

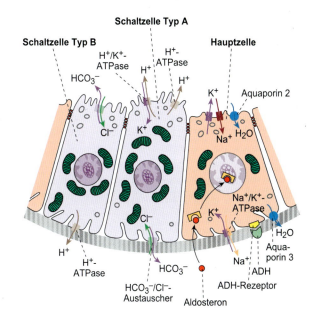

Abb. 1.10 Querschnitt durch ein Sammelrohr. [L141]

Zusammenfassung

Niere

Lage
- liegt retroperitoneal auf dem M. psoas, linke Niere reicht von Th11–L2, die rechte von Th12–L3

Größe
- 3 × 6 × 12 cm, etwas schlanker und länger als die Milz („4.711")

Gewicht
- ca. 160 g

Hüllen
- Kapsel (Bindegewebe), Fettkapsel, Faszienhülle

Nachbarorgane
- rechte Niere: Leber, rechte Kolonflexur, Duodenum und weitere Dünndarmschlingen
- linke Niere: Milz, Magen, Pankreas, linke Kolonflexur, Dünndarmschlingen

Aufbau
- **Rinde:** 1 cm breiter Streifen direkt unter der Kapsel, reicht zusätzlich säulenartig zwischen den Markpyramiden bis zum Hohlraumsystem von Kelchen und Nierenbecken
- **Mark:** besteht unterhalb der Rinde aus 10–20 voneinander durch die Nierensäulen getrennten Pyramiden; reichen mit ihren Nierenpapillen zum Hohlraumsystem der Nierenkelche; Markpyramiden bilden mit dem umgebenden Anteil der Columnae renales einen Nierenlappen; der Harn tropft aus den Sammelrohren der Nierenpapillen (Ductus papillares) in die kleinen Kelche.

- **Nephron:** annähernd 1 Million/Niere, besteht aus Malpighi-Körperchen + Tubulussystem
  - **Malpighi-Körperchen:** Glomerulus + Bowman-Kapsel, liegen in der Rinde
  - **Mesangium:** spezialisierte Zellen zwischen den Kapillarschlingen, keine Basalmembran zum Kapillarendothel, beteiligen sich an Entzündungen
  - **Filtrationsschranke:** Kapillarendothel, Basalmembran, Podozyten
  - **Tubulussystem:** 4 cm lang, beginnt mit proximalem Konvolut am Harnpol der Bowman-Kapsel, Henle-Schleife, distales Konvolut mit Macula densa
  - **proximaler Tubulus** (Hauptstück): proximale Pars contorta und dicker Anfangsteil (Pars recta) der Henle-Schleife
  - **intermediärer Tubulus** (Überleitungsstück): dünne Anteile der Henle-Schleife
  - **distaler Tubulus** (Mittelstück): dicker aufsteigender Anteil (Pars recta) der Henle-Schleife + distale Pars convoluta
- **Hohlraumsystem:** 10 kleine Kelche → 2–3 große Kelche → Nierenbecken → Ureter

Durchblutung

- A. renalis auf Höhe L1/L2 aus der Aorta → 5 Segmentarterien (Endarterien) → 10–20 Aa. interlobares → Aa. arcuatae → Aa. interlobulares → afferente Arteriolen → Glomeruluskapillaren → efferente Arteriolen → Kapillarnetz der Rinde oder arterielle Vasa recta → Vv. rectae → Vv. arcuatae → Vv. interlobares → Segmentvenen → V. renalis → untere Hohlvene

1.2 Ableitende Harnwege

1.2.1 Histologischer Aufbau

Die ableitenden Harnwege stellen muskuläre Schläuche dar. Da sie lumenwärts dem ständigen Kontakt mit Harn ausgesetzt sind, in dem sich auch toxische Stoffe befinden können, benötigen sie ein Epithel, das entsprechend widerstandsfähig ist. Außerdem muss sich dieses Epithel den unterschiedlichen Füllungsverhältnissen anpassen können, also dehnbar sein. Deshalb gibt es **ausschließlich** in den **ableitenden Harnwegen**, von den Nierenkelchen bis zur proximalen Harnröhre, das sog. **Übergangsepithel** (= Urothel) (> Abb. 1.11). Es stellt eine besondere Form eines mehrschichtigen Epithels dar, das an verschiedenen Stellen der ableitenden Harnwege eine **unterschiedliche Dicke** aufweist. Während es im Nierenbecken und in den Nierenkelchen nur aus 2–3 Zelllagen besteht, sind es in der leeren Harnblase bis zu 6 Schichten. Die Epithelzellen besitzen die Fähigkeit, sich in Abhängigkeit vom jeweiligen Füllungszustand **übereinander zu schieben**, sich zu **dehnen** und **abzuplatten**, sodass auch das Epithel der Harnblase, wenn dieselbe durch Füllung gedehnt ist, nur noch 2–3 Schichten flacher Zellen aufweist. Die Deckzellen sind im ungedehnten Zustand zylindrisch und weisen oft 2 Kerne auf. Ihre Oberfläche ist gefältelt. Das Zytoplasma ist lumenwärts verdichtet, was einschließlich einer dickeren Zellmembran zum Schutz vor den teilweise aggressiven Ausscheidungsprodukten beiträgt.

Die nächste Schicht unterhalb des Übergangsepithels, im Anschluss an eine dünne Basalmembran, besteht aus **Bindegewebe** (Lamina propria). Die **Schleimhaut** (Mukosa) des Ureters, bestehend aus Übergangsepithel und Lamina propria, ist zu längsverlaufenden **Falten** aufgeworfen, die das Lumen sternförmig einengen (> Abb. 1.12).

Auf die Lamina propria folgen **2 Schichten glatter Muskulatur**, wobei zwar die Muskelzellen beider Schichten spiralig angeordnet sind, jedoch auf Querschnitten eine **innen** liegende **Längsmuskulatur** von der **außen** aufliegenden **Ringmuskulatur** unterschieden werden kann. In den Kelchen und im Nierenbecken ist die Muskulatur nicht so eindeutig angeordnet. Die Muskulatur von Kelchen, Nierenbecken und Ureter weist **peristaltische Kontraktionen** auf, die den Harn in Richtung Blase treiben.

Der Ringmuskulatur außen aufliegend folgt als äußerster Anteil der Ureterwandung die **Adventitia**, eine Schicht aus Bindegewebe mit kollagenen Fasern, Blutgefäßen und Nerven.

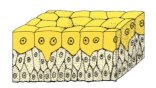

Abb. 1.11 Übergangsepithel (Urothel) der ableitenden Harnwege. [L190]

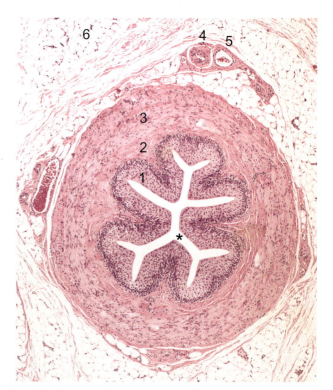

Abb. 1.12 Ureter im Querschnitt mit sternförmig eingeengtem Lumen (*). **1** Übergangsepithel. **2** Lamina propria. **3** Muskelschicht. **4** Kleine Arterie. **5** Kleine Vene. **6** Adventitia, Fettgewebe. [M375]

1.2.2 Harnleiter (Ureter)

Die Aufgabe des Ureters besteht darin, den Urin aus der Niere in die Harnblase zu leiten. Er besitzt eine Länge von **25–30 cm** und eine Dicke von **3–6 mm**. Er verläuft vom Nierenbecken **retroperitoneal** und an der hinteren Bauchwand dem M. psoas major aufliegend zum kleinen Becken (➤ Abb. 1.2). Rechts liegt er weiter lateral und überkreuzt die A. iliaca externa, links die A. iliaca communis, liegt also vor diesen Gefäßen, während die Aa. ovaricae und uterinae (Frau) bzw. der Ductus deferens und die A. testicularis (Mann) unterkreuzt werden. Schließlich mündet er dorsolateral in die Harnblase (➤ Abb. 1.13). Am verengten **Abgang** aus dem Nierenbecken, im Bereich der **Gefäßkreuzungen** sowie beim **Durchtritt durch die Blasenwandung** entstehen die **physiologischen Ureter-Engen**.

> **PATHOLOGIE**
>
> An den **Ureter-Engen** besteht am ehesten die Möglichkeit, dass aus dem Nierenbecken abgehende **Steine hängen bleiben**. Da der Ureter reichlich nerval versorgt ist und ein hängen gebliebener Stein zu verstärkten peristaltischen Kontraktionen führt, ist eine **Harnleiterkolik** außerordentlich **schmerzhaft**. Daneben führt die nervale (sympathische) Versorgung aus den Segmenten Th12–L2 dazu, dass die Schmerzen aus dem Nierenlager bis zur Leiste – bei distalen Steinen bis zu Skrotum bzw. großen Schamlippen ausstrahlen.

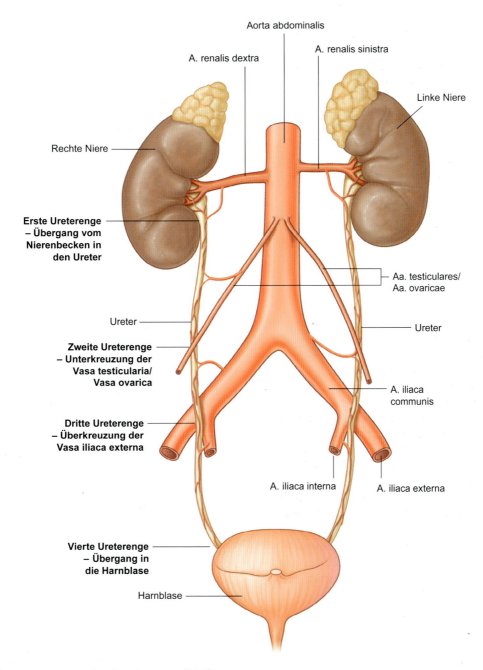

Abb. 1.13 Verlauf des Ureters mit seinen physiologischen Engen. [E402]

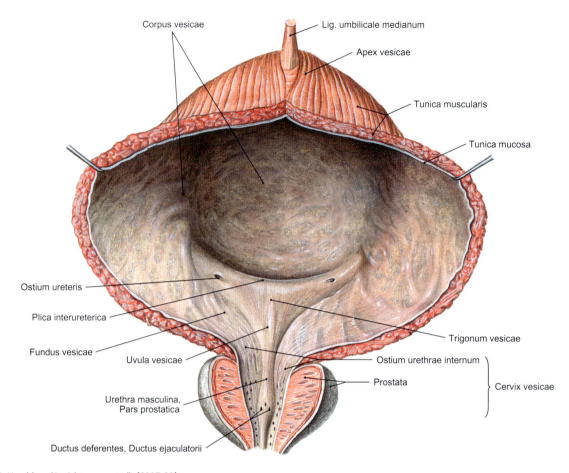

Abb. 1.14 Harnblase (Ansicht von ventral). [S007-22]

Die Mündungsstelle der beiden Harnleiter in die Harnblase heißt **Ureterostium** (Ostium ureteris). Obwohl bei einer gefüllten Harnblase eigentlich die Gefahr bestünde, dass der Harn in die Niere zurückstaut, gibt es am Ostium **keinen Sphinkter**. Der Reflux wird aber trotzdem verhindert, indem der letzte Ureteranteil **schräg durch die Blasenwand** läuft und so sowohl durch eine zunehmende Blasenfüllung als auch durch eine Kontraktion der Blasenmuskulatur zusammengepresst und abgedichtet wird.

1.2.3 Harnblase (Vesica urinaria)

Bei der Harnblase (> Abb. 1.14) handelt es sich um ein eiförmiges muskuläres Hohlorgan. Der Aufbau der Wandung entspricht weitgehend dem Ureter mit **Übergangsepithel**, **Lamina propria**, **Muskulatur** und **Adventitia**. Der **muskuläre Wandanteil** besteht allerdings aus **3 Schichten**. Die innere Längsmuskelschicht und die nachfolgende Ringmuskulatur stellen eine direkte Fortsetzung der Uretermuskulatur dar. Zusätzlich ist jedoch noch eine dritte äußere Schicht, die nun wieder längs verläuft, aufgelagert. Wie bei der Uretermuskulatur verlaufen auch die Muskelfasern der Blasenwandung häufig spiralig schräg. Der muskuläre Anteil der Blasenwandung wird in seiner **Gesamtheit** als **M. detrusor vesicae** bezeichnet.

Lage

Die Harnblase liegt im **kleinen Becken** hinter der Symphyse, deren Oberrand sie erst bei zunehmender Füllung nach kranial überragt. Sie ist nur im oberen Anteil von Bauchfell überzogen, liegt dort also retroperitoneal. Da aber der überwiegende Anteil keinen Kontakt zum Peritoneum hat, liegt sie definitionsgemäß, entsprechend dem Mastdarm, **überwiegend extraperitoneal**. Ihr Fassungsvermögen liegt bei **200–400 ml**, bis der **Harndrang** einsetzt, doch können willkürlich mehr als 1.000 ml, schmerzhaft sogar bis zu 1,5 l zurückgehalten werden.

Aufbau

Man kann die Blase in verschiedene Bereiche unterteilen: Vom eigentlichen **Blasenkörper** (Corpus vesicae) lässt sich ein nach vorne und oben gerichteter **Blasenscheitel** (Apex), der **Blasengrund** (Fundus) mit dem Trigonum vesicae sowie der **Blasenhals** (Cervix), aus dem die Harnröhre hervorgeht, abgrenzen. Das **Trigonum vesicae** stellt den im Blasengrund befindlichen Anteil zwischen den Ureterostien und dem Abgang der Harnröhre dar. In diesem Bereich gibt es kleine Schleimdrüsen.

An der Spitze des Trigonum (Blasenhals) geht die Blase in die **Harnröhre** über (Ostium urethrae internum). Hier befindet sich kein eigentlicher Schließmuskel, wie man früher angenommen hat, sondern eine **Verstärkung** der 3 muskulären Anteile der Blasenwand, also des M. detrusor, die als **M. sphincter vesicae internus** bezeichnet wird. Dieser Muskel **erweitert** bei der Blasenentleerung (Miktion) das Harnröhrenostium, dient also der **Entleerung** und **nicht dem Verschluss**. Der Verschluss des Harnröhrenabgangs wird überwiegend durch elastische Fasern bewirkt.

Miktion

Die Blasenentleerung (Miktion) setzt sich, entsprechend der Darmentleerung, aus **willkürlichen und reflexartig** ablaufenden Anteilen zusammen. Die Harnblase wird sensibel, sympathisch und parasympathisch innerviert. Daneben befindet sich, ähnlich der Darmwand, ein **Ganglienplexus** in der Blasenwand, der **selbsttätig** den Blasentonus regelt und durch rhythmische Kontraktionen die Grundspannung reguliert bzw. einer zunehmenden Füllung anpasst, bis dieselbe zu groß geworden ist. Das vegetative Nervensystem vermag diese Regelung lediglich zu aktivieren (Parasympathikus) bzw. abzuschwächen (Sympathikus), sodass auch bei **Querschnittssyndromen** oberhalb Th12 und damit **fehlenden zerebralen Impulsen** die Möglichkeit zur Füllung und Entleerung gegeben ist. Es entsteht die sog. **Reflexblase**, die allerdings nicht mehr vollständig entleert werden kann, weil die zusätzlichen Hilfsmechanismen (Parasympathikus und Bauchpresse) nicht mehr vorhanden sind.

Die sensiblen Fasern melden die Blasendehnung an Sakralmark und Großhirn. **Sympathische Fasern** aus dem Grenzstrang bei Th12–L2 regulieren die **Blasenfüllung**. **Parasympathische Fasern** aus dem Sakralmark (S2–S4 = N. pelvicus) bewirken die **muskuläre Kontraktion** der Blasenwandung und des M. sphincter vesicae internus, wodurch sich das innere Urethraostium öffnet und die **Blasenentleerung** einsetzt, unterstützt durch die **Bauchpresse**. Gleichzeitig erschlafft der **willkürlich** durch den **N. pudendus** (motorisch und sensibel aus S2–S4) innervierte äußere Schließmuskel M. sphincter urethrae externus.

> **MERKE**
> M. detrusor vesicae und M. sphincter internus werden sympathisch gehemmt und parasympathisch aktiviert, sodass der **Parasympathikus** für die **Miktion** zuständig ist. Dies gilt entsprechend auch für die Defäkation (Darmentleerung) bzw. ganz allgemein für sämtliche Vorgänge oder Funktionen, die der körperlichen Ruhe, Erholung, Nahrungsaufnahme und -ausscheidung oder sexuellen Aktivitäten zugeordnet werden können. Dagegen unterdrückt der Sympathikus als Antagonist sämtliche Anteile körperlicher und geistiger Ruhe- und Erholungsphasen, weil bei Kampf und Flucht weder für Nahrungsaufnahme und Ausscheidung von Harn oder Stuhl noch für Müdigkeit und Schlaf Gelegenheit besteht. Insofern können die jeweiligen Funktionen der beiden vegetativen Anteile problemlos und ohne eigentliches Lernen zugeordnet werden.

Die sympathischen und parasympathischen Zentren der Wirbelsäule werden als spinales Blasenzentrum, die Verschaltungen in Mittelhirn und Großhirnrinde als supraspinales Blasenzentrum bezeichnet:

- **spinales Blasenzentrum:** vegetative Zentren des Sakralmarks (parasympathische Aktivierung) bzw. des sympathischen Grenzstrangs mit Verschaltung zum Ganglienplexus der Blasenwand (Hemmung des M. detrusor)
- **supraspinales Blasenzentrum:** willentliche Steuerung der Miktion im Großhirn mit Verschaltung zu den vegetativen Zentren des Hirnstamms, von hier aus Weiterleitung zum spinalen Blasenzentrum **und zum N. pudendus** als Teil der **Willkürmotorik** (Erschlaffung des Beckenbodens mit äußerem Sphinkter = M. sphincter urethrae externus).

Die Miktion wird durch den supraspinalen Anteil mit Weiterleitung an den parasympathischen Anteil willkürlich in Gang gesetzt und danach reflektorisch unterhalten.

1.2.4 Harnröhre (Urethra)

Ausgekleidet ist die Urethra im Anfangsteil von einem Übergangsepithel und distal von einem mehrschichtigen, unverhornten Plattenepithel. Ähnlich wie beim Ureter ist auch das Lumen der Urethra durch längs verlaufende Schleimhautfalten schlitzförmig verengt.

Der Wandaufbau entspricht dem üblichen Bauplan der ableitenden Harnwege mit Lamina propria und 2 muskulären Wandschichten. Beim Durchtritt durch den **Beckenboden** (Diaphragma urogenitale – eine Platte aus verschiedenen Muskeln und Faszien) erhält die Harnröhre einen zusätzlichen muskulären Anteil, der als quergestreifter **M. sphincter urethrae externus** für die **willkürliche Kontrolle** der Miktion zuständig ist.

Weibliche Harnröhre

Die Harnröhre unterscheidet sich naturgemäß bei den Geschlechtern (➤ Abb. 1.15a). Bei der Frau ist sie etwa **3–5 cm** lang und 8–12 mm dick, verläuft vor der Scheidenvorderwand und mündet mit ihrem **Ostium urethrae externum** zwischen Klitoris und Scheideneingang im **Scheidenvorhof** (➤ Abb. 1.16).

> **MERKE**
> Die Kürze der weiblichen Harnröhre ist *einer* der Gründe dafür, dass Frauen wesentlich häufiger an einer aufsteigenden Harnwegsinfektion erkranken als Männer.

Männliche Harnröhre

Die männliche Urethra ist **20–25 cm** lang (➤ Abb. 1.15b) und wesentlich komplexer als die weibliche, weil sie ab der Einmündung des Ductus ejaculatorius als **Harn-Samen-Röhre** dient und damit zwei unterschiedliche Aufgaben hat.

1 Anatomie

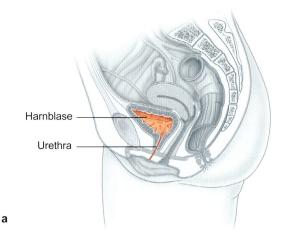
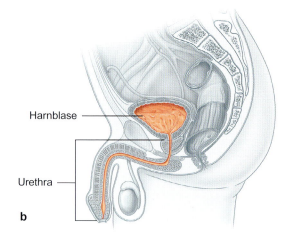

Abb. 1.15 Harnröhre bei der Frau (**a**) und beim Mann (**b**). [E402]

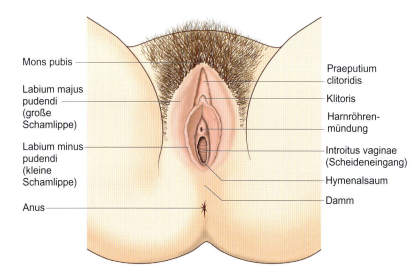

Abb. 1.16 Mündung der Urethra im Scheidenvorhof zwischen Klitoris und Scheideneingang. [M438]

Man kann **3 Abschnitte** unterscheiden (> Abb. 1.17):
- Der Anfangsteil ab dem Ostium urethrae internum ist die rund 4 cm lange **Pars prostatica.**
- Die nachfolgende **Pars membranacea** ist nur 1–2 cm lang und reicht vom Unterrand der Prostata bis zum Bulbus penis.
- Die **Pars spongiosa** verläuft im Corpus spongiosum penis, ist 10–20 cm lang und reicht bis zum Ostium urethrae externum auf der Glans penis.

Die beiden Ductus ejaculatorii münden in die Pars prostatica. Die kurze **Pars membranacea** zieht durch das Diaphragma urogenitale als Teil des **Beckenbodens**. Entsprechend den Verhältnissen bei der Frau befindet sich dort der **M. sphincter urethrae externus**, der die willkürliche Harnentleerung kontrolliert. Übergangsepithel findet sich hauptsächlich in der Pars prostatica.

Zusammenfassung

Ureter

- Länge 25–30 cm vom Abgang am Nierenbecken bis zum Ureterostium
- 4 physiologische Engen: Nierenbecken, Unterkreuzung der Gonadenarterien, Überkreuzung der Iliakalgefäße, Eintritt in die Harnblase

Harnblase

- Lage: hinter der Symphyse, überwiegend extraperitoneal
- Wandaufbau aus Übergangsepithel, Lamina propria, Muskularis (= M. detrusor vesicae) und Adventitia
- Harndrang ab einer Füllung von 200–400 ml, Fassungsvermögen > 1 l (schmerzhaft bis 1,5 l)
- Mündung der beiden Harnleiter schräg und ohne eigenen Sphinkter in die Blase

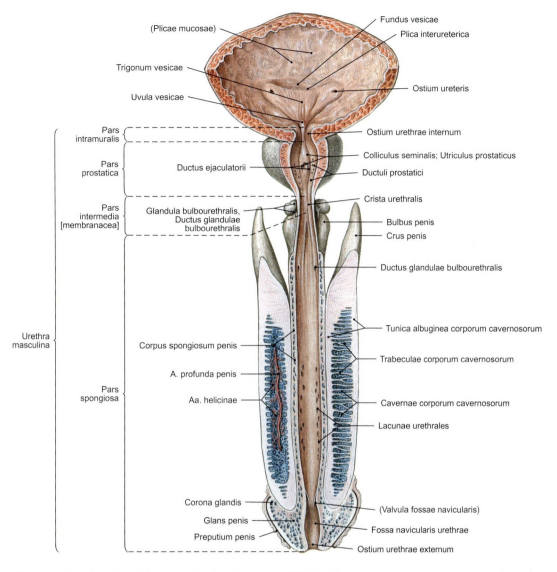

Abb. 1.17 Harnblase, Prostata und Urethra mit ihren 3 Anteilen (Ansicht von ventral). [S007-22]

- Innervation:
  - Parasympathikus: aus dem Sakralmark (S2–S4), Kontraktion des M. detrusor
  - Sympathikus: aus dem Grenzstrang (Th12–L2), Erschlaffung des M. detrusor (Hemmung der Miktion)
- M. sphincter internus am Abgang der Urethra, erweitert bei parasympathischer Aktivierung die Harnröhrenöffnung (Entleerung)

Urethra

- Länge:
  - Frau: 3–5 cm; mündet zwischen Klitoris und Scheideneingang im Scheidenvorhof
  - Mann: 20–25 cm; Doppelfunktion als Harn-Samen-Röhre; 3 Abschnitte: Pars prostatica, Pars membranacea im Diaphragma urogenitale (Beckenboden), Pars spongiosa; mündet auf der Glans penis

- Übergangsepithel im proximalen Drittel
- M. sphincter externus (willkürlich) als Teil des Diaphragma urogenitale

KAPITEL 2 Physiologie

2.1	Niere	19	2.2.5	Dehydratation und Exsikkose	45
2.1.1	Aufgaben	19	2.2.6	Übersicht über Bedarf und Körpergehalt wichtiger Ionen und Spurenelemente	46
2.1.2	Glomeruläre Filtration	19			
2.1.3	Tubuläre Transportmechanismen	23	2.3	Säure-Basen-Haushalt	47
2.1.4	Harnkonzentrierung	30	2.3.1	Energiegewinnung	47
2.1.5	Juxtaglomerulärer Apparat	36	2.3.2	CO_2 als Säure	48
2.1.6	Harnpflichtige Substanzen	37	2.3.3	Säurebildung unter pathologischen Bedingungen	48
2.2	Salz- und Wasserhaushalt	38	2.3.4	Zusätzliche Säuren der Nahrung	49
2.2.1	Wassergehalt des Körpers	38	2.3.5	Puffersysteme	49
2.2.2	Zusammenhang zwischen Ionen und Wassergehalt	39	2.3.6	pH-Wert des Serums	52
2.2.3	Regulierung der Wasserausscheidung	43	2.3.7	Kaliumstoffwechsel	53
2.2.4	Kontrolle des Natriumhaushalts durch die Niere	44			

2.1 Niere

2.1.1 Aufgaben

Die Funktion der Niere besteht in der **Ausscheidung** der sog. **harnpflichtigen Substanzen** wie Harnstoff, Harnsäure, Kreatinin, Ammonium (NH_4^+) und unzähligen weiteren Stoffwechselendprodukten oder körperfremden Stoffen, die dem Organismus bei ihrer Anhäufung schaden könnten. Diese Ausscheidung erfolgt v.a. bei Flüssigkeitsmangel der Nahrung in sehr konzentrierter Form, sodass nur geringe Mengen an wertvollem Körperwasser verloren gehen. Sie kontrolliert den **Elektrolyt- und Wasserhaushalt** sowie das **Säure-Basen-Gleichgewicht**.

Die beiden **Hormone Erythropoetin** und **D-Hormon** (Calcitriol) werden in der Niere gebildet, daneben wie überall im Körper die nur lokal wirkenden **Prostaglandine** (sog. Gewebehormone). Über das **Enzym Renin** (manchmal fälschlicherweise als Hormon bezeichnet) ist sie an der **Regulierung des Blutdrucks** beteiligt, was man v.a. bei ihrem Ausfall oder bei der Stenosierung einer Nierenarterie erkennt, wo eine arterielle Hypertonie entsteht (➤ Fach Stoffwechsel, ➤ Fach Herz-Kreislauf-System). Schließlich ist die Niere, gemeinsam mit der Leber, auch der wesentliche **Abbauort** für die meisten **Peptid-Hormone**.

2.1.2 Glomeruläre Filtration

Ultrafiltrat

Der erste Schritt zur Bereitung des Harns besteht in der Filtration des Serums im **Glomerulus**. Dieses **Ultrafiltrat** enthält **sämtliche Bestandteile des Serums** in **unveränderter Zusammensetzung** bis hin zu einer Teilchengröße mit dem Molekulargewicht von knapp 70.000 Dalton, also der Größe des Albumin. Es entspricht damit in seiner Zusammensetzung weitgehend genau der Flüssigkeit, die im gesamten Organismus im Bereich der Kapillaren abgepresst wird und dort teilweise (10 %) als Lymphflüssigkeit abtransportiert wird. Die besondere Anordnung der **Glomeruluskapillaren**, die im Gegensatz zu den Körperkapillaren nicht von einem interstitiellen Gewebe, sondern lediglich vom Ultrafiltrat des Bowman-Kapselraumes umgeben sind, **verhindert** die üblicherweise erfolgende **Rückresorption**.

Dazu kommt, dass der **Druck** am **Beginn der kapillären Strecke** von den sonst üblichen 30 mmHg auf knapp **50 mmHg erhöht** ist, sodass die austreibende Kraft, der hydrostatische Druck, auch eine größere Flüssigkeitsmenge abfiltrieren muss als in der Mikrozirkulation des restlichen Körpers. Natürlich ist der in den Glomeruluskapillaren verbleibende Druck direkt von dem Druck abhängig, der in Nierenarterie und präkapillären Arteriolen (Vasa afferentes) herrscht. Anderseits sorgt die besonders effiziente **Autoregulation der Nierenarteriolen** (➤ Fach Herz-Kreislauf-System) dafür, dass der Druck zwischen einem mittleren Blutdruck von etwa 80 und 170 mmHg konstant bleibt, sodass auch die Menge der filtrierten Flüssigkeit über diesen weiten Bereich konstant bleiben muss. Diese Autoregulation wird durch den Strömungswiderstand sowohl in den Aa. interlobulares als auch in den afferenten Arteriolen bestimmt und einreguliert, ergänzt durch die Funktion der Macula densa. Zwei weitere Faktoren sind allerdings dem **Filtrationsdruck** von knapp 50 mmHg **entgegengerichtet**. Dies ist zum einen der **Gegendruck im Bowman-Kapselraum** von etwa 13 mmHg, der dadurch zustande kommt, dass das Ultrafiltrat nicht schnell genug in den proximalen Tubulus abfließen kann. Zum anderen ist dies der **onkotische Druck der Serumeiweiße** in der Größenordnung von 25 mmHg. Nur die verbleibende **Differenz** von ca. **12 mmHg** (50 mmHg – 13 mmHg – 25 mmHg) stellt damit den **eigentlich wirksamen Filtrationsdruck** dar. Zusätzlich sinkt dieser Druck im Verlauf der Glomerulusschlingen, weil der hydrostatische Druck zunehmend schwächer wird und weil durch die im Anfangsteil filtrierte Flüssigkeit der relative Anteil der Plasmaproteine soweit zunimmt, dass der onkotische Druck bis auf 35 mmHg ansteigt. Im Ergebnis wird bereits vor dem Ende der Kapillaren kein Ultrafiltrat mehr abgepresst.

> **HINWEIS DES AUTORS**
>
> Die Drücke und ihre Veränderungen bzw. Auswirkungen wurden an Rattennieren gemessen und der Einfachheit halber auf menschliche Nieren übertragen. Dies gilt auch für den Bereich der **Autoregulation**, der definitionsgemäß bis zu einem *mittleren* Blutdruck von 170–180 mmHg wirksam bleiben soll, während die Filtrationsrate danach kontinuierlich ansteigt. Gemessen bzw. hochgerechnet wurden die Filtrationsraten bis über 240 mmHg hinaus.
>
> Das wesentliche Problem bei diesen Definitionen ist der „*mittlere Blutdruck*", bei dessen Definition es sich mit einiger Sicherheit um einen **Übersetzungs-** oder **Übertragungsfehler** handelt. Ein **mittlerer Blutdruck** von 170–180 mmHg entspricht z.B. einem Blutdruck von RR 220/130 mmHg, also der **Mitte** zwischen 220 und 130. Dieser Druck erfüllt beinahe schon das Kriterium einer hypertonen Krise, bei der es z.B. zerebral bereits zu Gefäßzerreißungen kommen kann. Die in den Kurven dargestellten, hochgerechneten 240 mmHg entsprächen einem Mitteldruck von beispielsweise RR 300/180 mmHg. Einen derartigen, von einem menschlichen Herzen kaum und von einem Rattenherzen keinesfalls aufzubringenden Druck würden weder menschliche noch tierische Gefäße unbeschadet überstehen. Darüber hinaus ist bekannt, dass beim Menschen die Filtrationsrate bereits bei **systolischen** (!) Drücken von **weniger als 200 mmHg** deutlich zunimmt und dass davon betroffene Nieren innerhalb weniger Jahre insuffizient werden. Schließlich sollte man sich daran erinnern, dass der Mechanismus der Autoregulation sich von vornherein nicht auf „durchschnittliche" Drücke beziehen kann, sondern ausschließlich von der **Druckwelle** des jeweiligen **systolischen** Drucks abhängig ist, die im Moment des Durchströmens der Arteriole über ihren Druck auf die Media deren automatisierte Gegenreaktion erzeugt. Im Anschluss an das Abströmen des Bolus in die Kapillaren entsteht kein fiktiver „Mitteldruck", sondern der Druck der Diastole, verbunden mit dem wiederhergestellten Ausgangslumen des betroffenen Gefäßes. Arterielle Autoregulationen werden also grundsätzlich von systolischen Druckwellen und nicht von errechneten Durchschnittsdrücken erzeugt.
>
> Diese Zusammenhänge führen die allgemein übliche Darstellung mit ihrer Betonung eines arteriellen Mitteldrucks ad absurdum. Man sollte also zwingend davon ausgehen, dass die Autoregulation von A. interlobularis und afferenter Arteriole entsprechend den Gegebenheiten an **zerebralen Gefäßen** bis zu einem **durchschnittlichen** („mittleren") **systolischen Blutdruck** von 170–180 mmHg wirksam ist, um oberhalb hiervon den Filtrationsdruck zunehmend ansteigen zu lassen.

Glomeruläre Filtrationsrate

Die Nieren werden von 20 % des HZV, also gut **1 l Blut/Min.** durchspült, entsprechend einer Menge von etwa **600 ml Serum**. Man kann davon ausgehen, dass 20 % dieses Serums (120 ml) im Glomerulus abgepresst werden (➤ Abb. 2.1). Sinkt der mittlere (bzw. eher systolische) Blutdruck, z.B. im **Schock**, auf < 80 mmHg, muss die Menge des Ultrafiltrats abnehmen, weil dabei die 50 mmHg Anfangsdruck in den Glomerulusschlingen nicht mehr erreichbar sind (➤ Abb. 2.2). Entsprechendes gilt für eine pathologische **Erhöhung der Serumeiweiße** (z.B. beim Plasmozytom) oder auch für einen **erhöhten Gegendruck** im Bowman-Kapselraum, wie er bei einem Abflusshindernis in den Harnwegen, etwa durch einen **Harnleiterstein** oder einen **Tumor** gegeben ist.

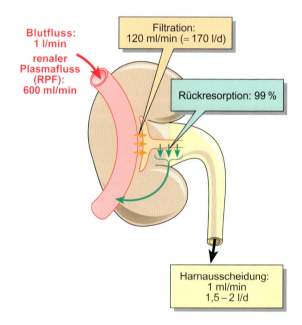

Abb. 2.1 Die wichtigsten Funktionsgrößen der Niere. [L106]

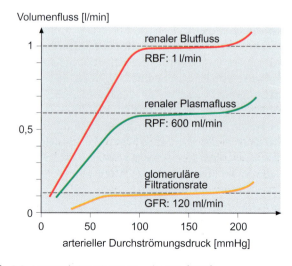

Abb. 2.2 Autoregulation mit Konstanz der GFR. [L106]

HINWEIS DES AUTORS
Ein **systolischer** Blutdruck von **< 80 mmHg** erfüllt längst das Kriterium des **Schocks** und führt zur Oligurie. Dagegen bedeutet ein Mitteldruck von 80 mmHg zum Beispiel einen Blutdruck von RR 100/60 mmHg. Es gibt zahllose Menschen (Frauen > Männer) mit einem derartigen, überaus **physiologischen und alltäglichen Blutdruck** und diese Personen verfügen allesamt über Ausscheidungsraten in ungeschmälerten Größenordnungen. Auch hieran wird deutlich, dass die übliche Definition des „Mitteldrucks" nicht korrekt sein kann und vom Begriff des „durchschnittlichen arteriellen Blutdrucks" abgelöst werden sollte.

Die Menge der filtrierten Flüssigkeit nennt man **glomeruläre Filtrationsrate** (GFR). Die GFR beträgt bei einigermaßen normalen Blutdrücken und gesunden Nieren **konstant** etwa **120 ml** (100–140 ml) **pro Minute**, bezogen auf einen „Normmenschen" mit einer Körperoberfläche von 1,73 m². Dies entspricht einer filtrierten Flüssigkeitsmenge von **> 170 l/Tag** und damit dem 60-fachen Volumen des insgesamt vorhandenen Serums (= 3 l). Es wird bei einem gesunden erwachsenen Menschen also dessen gesamte Serumflüssigkeit an jedem Tag seines Lebens 60-mal durch die 2 Millionen Glomeruli abfiltriert, also auch 60-mal an einem einzigen Tag gereinigt und von „Schlacken" befreit. Angefügt sei an dieser Stelle, dass die GFR bei Frauen aufgrund des durchschnittlich kleineren Blutvolumens etwas niedriger liegt (10 %) als bei Männern und dass sie auch mit zunehmendem Alter geringfügig abnimmt.

Berechnung der GFR

Diese riesige Menge an Flüssigkeit lässt sich natürlich nicht direkt messen. Man kann aber in der Kenntnis der weiteren Vorgänge aus dem messbaren **Harnvolumen** eines Menschen sowie einem zugeführten **Stoff**, der in der Niere **frei filtriert**, danach jedoch nicht weiter verändert, **nicht rückresorbiert** oder zusätzlich **sezerniert** wird, die GFR berechnen. Substanzen, die in der Niere keinerlei aktiven Vorgängen unterliegen und damit für eine Bestimmung der GFR geeignet sind, sind z.B. **Inulin**, Natriumthiosulfat, Mannit oder auch das körpereigene **Kreatinin**.

In der folgenden Formel bedeutet „U" die *U*rinkonzentration dieses Stoffes, „V" das gemessene Harn*v*olumen und „P" die zuvor im arteriellen *P*lasma erreichte Konzentration:

$$GFR = U \times V/P$$

Clearance

Man kann eine glomerulär filtrierte Substanz, deren Anteil sich im Serum im selben Maße vermindern muss, wie sie über die Nieren ausgeschieden wird, auch als deren Clearance (Reinigung, Klärung) bezeichnen, da das Blut hierbei von dieser Substanz befreit (gereinigt, „geklärt") wird.

Die Clearance ist definiert als **Plasmamenge**, die in der **Zeiteinheit** von dem zu bestimmenden **Stoff befreit wird**. Dies muss mengenmäßig exakt der GFR entsprechen, denn alles, was in Ultrafiltrat und Urin erscheint, kann im Plasma nicht mehr vorhanden sein und umgekehrt. Die Clearance wird daher mit **derselben Formel** berechnet wie die **GFR**:

$$C = U \times V/P$$

Zur Bestimmung von GFR bzw. Clearance kann man körpereigene, harnpflichtige Stoffe wie **Harnstoff** oder **Kreatinin** benutzen (**endogene** Clearance), aber auch exogen zugeführte wie **Inulin** oder **Paraaminohippursäure** (**exogene** Clearance). Während sich die **GFR** auf das filtrierte **Volumen** bezieht und deshalb nicht von irgendwelchen mitfiltrierten Stoffen abhängen kann, bezieht sich die **Clearance** auf einen **definierten Stoff** und muss daher näher bezeichnet werden. Es gibt demnach eine Clearance für Inulin und eine für Kreatinin und ungezählte weitere für ebenso viele weitere Stoffe.

Die **Inulin-Clearance** entspricht der **Kreatinin-Clearance**, weil beide Substanzen unverändert im selben Umfang ausgeschieden werden, wie sie im Ultrafiltrat erscheinen (➤ Abb. 2.3). Aus diesem Grund entspricht die Clearance derartiger Substanzen auch der GFR. Dagegen ist die Clearance für **Glukose** eine ganz andere, weil Glukose zwar als kleines Molekül exakt in derselben Konzentration im Ultrafiltrat der Nierenkörperchen erscheint, wie dies der Plasmakonzentration entspricht, danach jedoch **vollständig rückresorbiert** wird, sodass sie im ausgeschiedenen Urin überhaupt nicht nachweisbar ist. Für **PAH** (Paraaminohippursäure) gilt, dass sie über die filtrierte Menge hinaus aus Plasma, das die Niere durchströmt, aber nicht abfiltriert wird (600 ml – 120 ml = 480 ml), sogar **zusätzlich** in späteren Tubulusabschnitten **aktiv sezerniert** wird.

Während also die Kreatinin-Clearance 120 ml/min beträgt, liegt die Clearance für Glukose oder Aminosäuren bei null. Für PAH gilt wegen der fast vollständigen aktiven Sekretion der Faktor 5 (120 ml × 5 = 600 ml = renaler Plasmafluss), sodass im venösen Blut der Niere praktisch nichts mehr von dieser Substanz nachzuweisen ist. Nur für Stoffe wie **Inulin** oder **Kreatinin** gilt demnach, dass der Wert der **GFR** demjenigen ihrer **Clearance** genau **entspricht**.

Bestimmung der Nierenfunktion

Mit der Clearance für eine bestimmte Substanz lässt sich die GFR und damit die Funktion der Niere bestimmen. Die Ermittlung der exogenen Clearance, z.B. für Inulin, ist für den medizinischen Alltag zu aufwendig. Man kann deshalb zur Ermittlung der Nierenfunktion, z. B. bei Verdacht auf eine Niereninsuffizienz, darauf verzichten, weil man mit **Kreatinin** eine körpereigene Substanz zur Verfügung hat, die eine ähnlich genaue Aussage zulässt.

Täglich entstehen im physiologischen Muskelstoffwechsel aus **Kreatin**, dem Energiespeicher des Muskels, durch Zyklisierung **1–1,5 g Kreatinin** (➤ Abb. 2.4). Dies ist ein Durchschnittswert, der von muskelarmen Individuen unter- und von besonders muskulösen Menschen überschritten wird. Kreatinin ist für den Muskel nicht wiederverwertbar. Es wird deshalb ans Serum abgegeben und über die Niere ausgeschieden. Daraus folgt, dass die Höhe des **Kreatinin-Serumspiegels** bei guter Nierenfunktion ausschließlich von der **Muskelmasse** des betreffenden Menschen abhängt und bemerkenswert **konstant bleibt**.

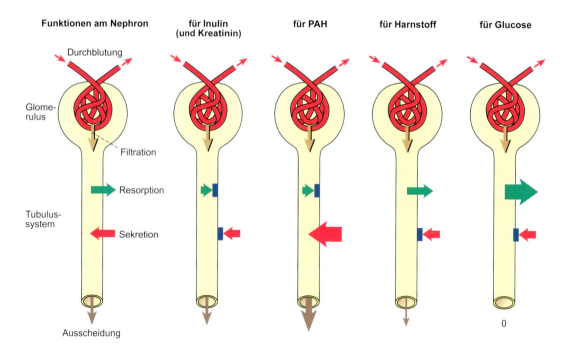

Abb. 2.3 Clearance für verschiedene Stoffe. [L106]

Abb. 2.4 Aus Kreatin (links) entsteht durch Zyklisierung Kreatinin (rechts). [L106]

Misst man nun den Kreatinin-Serumspiegel, kann man auf eine Messung im Urin, also die eigentliche Clearance verzichten, weil man von einem **normalen Serumspiegel** direkt auf eine **normale GFR** und damit auch Nierenfunktion rückschließen kann. Bei einer verminderten Nierenfunktion müsste sich der Kreatinin-Serumspiegel erhöhen. Leider gilt dies nur mit gewissen Einschränkungen, was v.a. mit dem **Referenzbereich von Kreatinin** im Serum von **0,6–1,2 mg/dl** zusammenhängt, weil eine noch wenig ausgeprägte Niereninsuffizienz den Serumspiegel nur innerhalb dieses Normbereiches ansteigen lässt.

Beim Verdacht auf eine **beginnende Niereninsuffizienz** wird man also um die Berechnung der **Kreatinin-Clearance** mit Messung in **Blut** (Entnahme am besten in der Mitte der Urinsammelperiode) **und 24-Stunden-Urin** (davon 10 ml ans Labor senden) nicht herumkommen, doch bleibt der Kreatinin-Serumspiegel im Hinblick auf Vorsorgeuntersuchungen (Suchtest) trotzdem derjenige Parameter, der am frühesten und sichersten auf eine Niereninsuffizienz hinweist.

Würde man einem muskelarmen älteren Menschen lediglich den unteren Referenzbereich zubilligen und dem muskelstarken Sportler sogar eine leichte Überschreitung der Normgrenze gestatten, ließe sich auf die Bestimmung der Clearance verzichten. Der ältere Mensch mit 1,1 mg/dl Kreatinin befindet sich ungeachtet des Referenzbereiches längst in der Niereninsuffizienz, der muskelbepackte Sportler mit 1,3 mg/dl besitzt trotz Überschreitung der Normobergrenze eine perfekte Nierenfunktion. Dies wird im medizinischen Alltag leider viel zu wenig beachtet, doch gilt dies letztlich für alle Referenzbereiche.

Ist die **GFR** auf **< 50 %** abgefallen, ist der Kreatinin-Serumspiegel in jedem Fall erhöht, wenn man von ungewöhnlich muskelarmen Individuen einmal absieht. Ab diesem Ausmaß lässt sich dann auch eine weitere Zunahme der Niereninsuffizienz sehr genau am weiter ansteigenden Serumwert ablesen, sodass zusätzliche Parameter für eine Verlaufsbeobachtung nicht erforderlich sind.

MERKE
Als **Faustregel** kann man sich merken, dass eine Einschränkung der Nierenfunktion, die zu einer Abnahme der GFR auf ⅟₁₀ geführt hat, den Kreatinin-Serumspiegel auf den 10-fachen Wert ansteigen lässt. Entsprechend würde eine Abnahme auf ¼ den 4-fachen Wert erwarten lassen usw.

Nach **sportlicher Betätigung**, bei **Muskelerkrankungen** oder auch einmal nach dem **exzessiven Verzehr** von gekochtem **Fleisch** kann der Serumspiegel **erhöht sein**.

Filtermembran

Die Filtermembran, die den Primärharn durchlässt, besteht aus **3 Schichten:**
- **gefenstertes Kapillarendothel**
- **Basalmembran**
- **Podozyten** als viszeralem Blatt der Bowman-Kapsel (➤ 1.1.6)

Der effektive Filtrationsdruck ist das Resultat aus dem glomerulären **(arteriellen) Blutdruck**, dem **onkotischen Druck** des Plasmas und dem **Gegendruck** im Raum der Bowman-Kapsel.

Die **Blutzellen** werden bereits vom Kapillarendothel zurückgehalten. Obwohl die Poren des Endothels mit 50–100 nm deutlich weiter als üblich sind, gilt dies auch für die **großen Plasmaproteine**. Wesentlich unterstützt bzw. überhaupt erst ermöglicht wird das Rückhaltevermögen für die üblicherweise **negativ** geladenen Plasmaproteine durch **elektrische Wandladungen** aller 3 Membranschichten, die durch integrierte, **negativ** geladene Proteine verursacht werden. Während sich also die negativen Ladungen gegenseitig abstoßen, entgehen **ungeladene** oder **positiv geladene** Proteine von der Größe des **Albumin** diesem „elektrischen Filter" und werden in großem Umfang **glomerulär filtriert**. Bedeutung bekommt diese Eigenschaft der Membran bei entzündlichen Erkrankungen wie der Minimal-changes-Nephropathie, bei der die Wandladungen verändert sind. Es kommt zu starken Albumin-Verlusten über den Urin (Albuminurie). Vergrößert sich bei einer glomerulären Erkrankung die Porenweite der Filtermembran, können neben großen Globulinen sogar **Erythrozyten** über den Harn ausgeschieden werden.

Ergänzt werden soll, dass das **Mesangium** nicht einfach nur als Stützgewebe zu verstehen ist. Vielmehr handelt es sich hier um **hoch spezialisierte Zellen** mit zahlreichen Hormonrezeptoren, die über gap junctions ein **funktionelles Synzytium** ausbilden, zur **Phagozytose** und **Antigenpräsentation** befähigt sind und zusätzlich auch **Makrophagen** beherbergen. Zwischen ihnen und den anliegenden Endothelzellen gibt es nur die dünne Basalmembran des Endothels, sodass Austauschvorgänge und Beeinflussungen möglich sind. Bei Entzündungen der Niere wie einer Glomerulonephritis oder bei einer vermehrten Ablagerung von Proteinen an den Filterstrukturen ist das Mesangium regelhaft in das Geschehen einbezogen. Seine Proliferation kann u.a. zur Verdrängung von Glomeruluskapillaren führen und damit GFR und Nierenfunktion zusätzlich zu den ursächlichen Faktoren einschränken.

2.1.3 Tubuläre Transportmechanismen

In die Epithelzellen von **Tubuli** und **Sammelrohren** sind sowohl in die lumenseitige Membran als auch auf der abgewandten Seite (basolateral) eine große Anzahl von **Pumpen, Kanälen** und **Carrier-Systemen** eingebaut, die den Primärharn der Nierenkörperchen auf vielfältigste Weise verändern. Man kann sich das Prinzip so vorstellen, dass diejenigen Stoffe, die im Ultrafiltrat zunächst in riesigen Mengen erscheinen, für den Organismus jedoch wesentlich sind wie z. B. Zuckermoleküle, Aminosäuren, Ionen und die riesigen Wassermengen, weitgehend wieder ins Blut rückresorbiert werden, während die im Stoffwechsel angefallenen Endprodukte im Urin verbleiben bzw. sogar zusätzlich in ihn ausgeschieden werden. So erreichen schließlich von den gut **170 l Ultrafiltrat/Tag** nur noch bis zu **1,7 l (1 %)** die **Harnblase** und werden ausgeschieden.

Proximaler Tubulus

Der Anfangsteil des proximalen Tubulus, das **proximale Konvolut**, ist lumenwärts analog zum resorbierenden Dünndarmepithel mit einem dichten **Bürstensaum** aus Mikrovilli bedeckt, wodurch die innere Oberfläche auf das 30–60-Fache vergrößert wird. Dieser Teil ist ungefähr 1 cm lang. Nimmt man die Oberflächen aller Nephrone dieses Bereiches zusammen, entsteht eine luminale Membranfläche von **40–80 m²**. Dadurch besteht die Möglichkeit, bereits in diesem ersten Abschnitt von den > 170 l Primärharn/Tag **110 l Wasser** sowie **900 g Kochsalz** zu **reabsorbieren**. Dies entspricht jeweils 60% der abfiltrierten Bestandteile. Damit diese gewaltige Menge in die basal den Tubuluszellen anliegenden Blutkapillaren (hervorgegangen aus den efferenten Arteriolen) gelangen kann, muss auch die Basalseite der Epithelien zur Oberflächenvergrößerung tief eingefaltet sein (sog. basolaterale Einfaltungen).

Natrium-Kalium-Pumpe

Eine der treibenden Kräfte für den Kochsalz- und Wassertransport ist die **Natrium-Kalium-Pumpe** (Na^+-K^+-ATPase). In die basale Membran eingebaut pumpt sie **Natrium aus** den Zellen ins Interstitium (neben die Kapillaren) und im Gegenzug **Kalium** in die Zellen **hinein** (➤ Abb. 2.5). Die Epithelien verarmen demzufolge an Natrium und häufen Kalium an, das allerdings gleichzeitig über Kaliumkanäle ins Tubuluslumen diffundiert. Dadurch entsteht ein Potenzial, das man auch als **elektrochemischen Gradienten** beschreiben kann, sodass nun Natrium über seine Kanäle aus dem Tubuluslumen in die Zelle einströmen kann, wobei es adäquate Mengen an Chlorid und Wasser mitnimmt. Zum Betrieb der großen Zahl an Ionenpumpen sind reichliche Mengen an **ATP** erforderlich. Die Tubuluszellen sind aus diesem Grunde mit zahlreichen Mitochondrien ausgestattet, die überwiegend basal, also in unmittelbarer Nachbarschaft zu den Pumpen liegen. Die Na^+-K^+-ATPase des proximalen Tubulus scheint durch das Hormon Aldosteron (➤ Fach Endokrinologie) nicht beeinflusst zu werden.

Passive Diffusion

Durch Lücken aneinander grenzender Zellen ist eine **passive Diffusion** von **Ionen** und **Wasser** möglich. Die Wandung des proximalen Tubulus ist ein sog. **leckes Epithel**, sodass zwischen den Ionen des Lumens und denjenigen des peritubulären Interstitiums keine wesentlichen Unterschiede bestehen bleiben können. Dies hat zur Folge, dass mit dem Ausgleich der ionalen Konzentrationen gleichzeitig wiederum adäquate Mengen an Flüssigkeit den Tubulus verlassen. Ganz allgemein gilt also für den Anfangsteil des proximalen Tubulus, dass die **Resorption** von **Salz** und **Wasser eng aneinander gekoppelt** sind.

Symport

Ein weiteres System des proximalen Tubulus koppelt die Rückresorption von Na^+ und Wasser an die Resorption verschiedenster kleinmolekularer Stoffe wie u. a. **Glukose, Aminosäuren, Vitamin C, Milchsäure** oder **Phosphat**. Diese Stoffe werden als **Symporter**

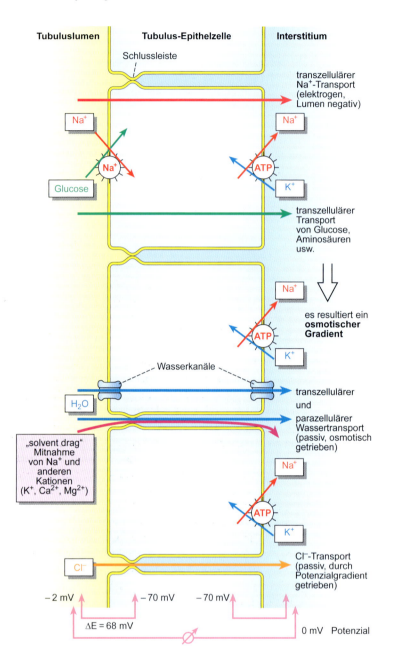

Abb. 2.5 Resorptionsmechanismen im proximalen Tubulus. [L106]

(Symport-Carrier) bezeichnet, weil ihr aktiver Transport ein automatisches Mitnehmen entsprechender Mengen an Natrium zur Folge hat. Zusätzlich folgt dem Kation Na$^+$ zur Erhaltung der Elektroneutralität sein Anion **Cl**$^-$.

Uniporter transportieren einzelne Moleküle ohne Mitnahme weiterer Stoffe. Als Antiporter bezeichnet man Carrier, die gleichzeitig unterschiedliche Moleküle entgegengesetzt durch eine Membran transportieren. Pumpen wie die Natrium-Kalium-ATPase stellen solche Antiporter dar.

Na$^+$-H$^+$-Pumpe

Schließlich existiert im proximalen Tubulus noch eine Pumpe (Na$^+$-H$^+$-Pumpe), die im Gegenzug zur Natriumresorption **Protonen** (H$^+$) ins Tubuluslumen **sezerniert** (Antiporter). Die besondere Bedeutung dieser Pumpe ist darin zu sehen, dass das mit dem Ultrafiltrat dem Serum entzogene **Bikarbonat** (HCO$_3^-$) mit dem aktiv sezernierten **H$^+$ Kohlensäure** (H$_2$CO$_3$) bildet, die unter Katalyse der an den lumenseitigen Bürstensaum gebundenen **Carboanhydrase** in **CO$_2$** und **H$_2$O** zerfällt, sodass nun das gasförmige Kohlendioxid passiv in die Tubuluszellen zurückdiffundieren kann (➤ Abb. 2.6). Dort reagiert es mit dem zurückgebliebenen OH$^-$ wiederum zu Bikarbonat. **Bikarbonat** wird schließlich aus der Tubuluszelle gemeinsam mit dem rückresorbierten Natrium aktiv **ins Serum sezerniert**. Auf diese Weise wird der **wichtigste Puffer** des Serums bereits im proximalen Tubulus weitgehend vollständig (90%) **zurückgewonnen**:

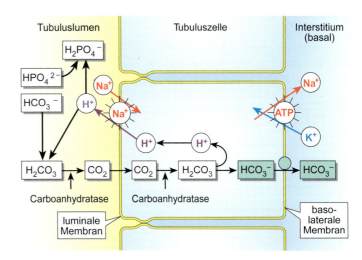

Abb. 2.6 Rückgewinnung von Bikarbonat durch Ansäuerung des Harns; der Phosphatpuffer HPO_4^{2-} verhindert ein Absinken des pH auf < 4,5. [L106]

Epithelzelle: $H_2O \rightarrow OH^- + H^+$

Tubuluslumen: $H^+ + HCO_3^- \rightarrow H_2CO_3 \rightarrow H_2O + CO_2$

Epithelzelle: $CO_2 + OH^- \rightarrow HCO_3^-$

Epithelzelle: $Na^+ + HCO_3^- \rightarrow NaHCO_3 \rightarrow$ Blut

Dieser häufig auf diese Weise geschilderte Vorgang ist chemisch nicht korrekt formuliert, weil beim pH-Wert der Tubuluszellen kein OH^- entstehen kann. Er wird also korrekter so beschrieben, dass die Tubuluszelle aus dem CO_2 des Blutes und ihrer Eigenproduktion mit daraus entstehender Kohlensäure H^+ gewinnt, ins Tubuluslumen sezerniert und das gleichzeitig entstandene Bikarbonat ans Blut zurückgibt (➤ Abb. 2.6).

Einstellung des pH-Wertes

Die **Na^+-H^+-Pumpe** dient nicht nur der Resorption des Bikarbonats. Sie ist darüber hinaus für die **Elimination von Stickstoff** in der Form des NH_4^+ sowie für die **Ansäuerung des Urins** auf einen pH-Wert zwischen **4,5** und **6,5** verantwortlich. **Ammoniak** (NH_3) stellt eine für den menschlichen Körper hochgiftige Substanz dar. Er entsteht überwiegend aus dem Abbau der Aminosäuren und wird in der Leber zu 95 % zu **Harnstoff** aufgebaut und damit unschädlich gemacht. Geringe Anteile gelangen an Glutaminsäure gebunden (= Glutamin) mit dem Blut zur Niere, werden dort im proximalen Tubulus sezerniert und schließlich zum größten Teil mit dem Urin ausgeschieden. Wäre der Urin nicht sauer, müsste NH_3 teilweise in seiner toxischen Form als Ammoniak das Tubulussystem passieren. Durch die Anwesenheit von H^+ wird er jedoch zum ungiftigen NH_4-Ion umgewandelt:

$$NH_3 + HCl \rightarrow NH_4Cl \text{ (Ammoniumchlorid)} = NH_4^+ + Cl^-$$

Die **Na^+-H^+-Pumpe** wird durch eine **Azidose** des Serums **aktiviert** und durch eine Alkalose gehemmt. Dies bedeutet, dass bei einer Alkalose des Serums, wie sie u. a. durch eine Hyperventilation, rezidivierendes Erbrechen oder eine „Therapie" der „Übersäuerung des Organismus" zustande kommen kann, der Harn seine physiologische Ansäuerung verliert und neutral oder sogar alkalisch wird. Dadurch geht der Säureschutz der Harnwege verloren mit dem Ergebnis, dass sich nun bakterielle Erreger ungehindert vermehren und Infektionen der Harnwege oder sogar der Niere verursachen können. Zusätzlich verliert der Organismus dabei Anteile seines Bikarbonats, sodass er in der Folge die physiologischerweise aus jeglicher Nahrung entstehende Kohlensäure nicht mehr zuverlässig abzupuffern vermag. Im Ergebnis ermöglicht gerade der sinnlose Kampf gegen eine „Übersäuerung des Körpers", die bis dahin gar nicht existierte, das Entstehen einer Azidose.

Wie wichtig der **Säureschutz der Harnwege** ist, kann man auch daraus ableiten, dass es im Bürstensaum des proximalen Tubulus noch eine weitere Pumpe (**H^+-Pumpe**) gibt, die ganz unabhängig von Natrium Protonen sezerniert, sodass der pH-Wert bereits in diesem Anfangsteil der Harnwege und dies trotz des leicht alkalischen Serum-pH von 7,4 und der in der Form von z.B. Bikarbonat filtrierten Basen auf etwa 6,5 absinkt.

Diese Pumpe existiert auch im dicken aufsteigenden Teil der Henle-Schleife sowie in den Sammelrohren. Zusätzlich gibt es dort eine **dritte Pumpe**, die H^+ im Austausch gegen Kalium sezerniert (**H^+-K^+-Pumpe**). Diese Pumpe dient auch dazu, bei einer Hypokaliämie Kaliumverluste über die Niere gering zu halten.

> **MERKE**
>
> Durch die Aktivität der 3 Protonenpumpen erreicht der **Urin** letztendlich einen **pH-Wert** zwischen **4,5 und 6,5** (selten bis 7,0). Alles andere ist im höchsten Maße unphysiologisch, wenn man einmal von einer sehr einseitigen, streng vegetarischen Kost absieht.
>
> **Physiologischer pH-Wert des Urins**
>
> **Ursachen**
> - Na^+-H^+-Pumpe des proximalen Tubulus
> - H^+-Pumpe des proximalen und distalen Tubulus
> - H^+-K^+-Pumpe der Sammelrohre
> - Ausscheidung organischer Säuren (Harnsäure, Ascorbinsäure, Ketosäuren, Milchsäure, Säurenüberschuss der Nahrung, Medikamente wie ASS)
>
> **Physiologische Folgen**
> - Säureschutz als Teil des unspezifischen Immunsystems – entsprechend sämtlichen äußeren und inneren Körperoberflächen
> - Umwandlung des toxischen Ammoniak (NH_3) in Ammonium (NH_4^+)
> - Rückgewinnung des Bikarbonatpuffers

NaCl-Resorption

Bereits bis zum Ende des **proximalen Konvoluts** wurden vom ursprünglichen Ultrafiltrat etwa 60 % **Wasser** sowie 60 % des filtrierten **Natriums** und **Chlorids** aus dem Primärharn entfernt (> Abb. 2.9). Weitere 25 % des filtrierten Wassers sowie jeweils ein Drittel der Natrium- und Chlorid-Ionen werden in der Henle-Schleife rückresorbiert:

- Der **dünne absteigende Anteile der Henle-Schleife** ist bis zur Schleifenumkehr gut wasserpermeabel, jedoch für Ionen und weitere Moleküle weitgehend undurchlässig. In diesem Tubulusanteil werden etwa 25% des filtrierten **Wassers rückresorbiert.**
- Der **aufsteigende Teil der Henle-Schleife** ist dagegen für Wasser impermeabel, lässt aber die **Reabsorption** von **Natrium** und **Chlorid** zu, sodass allein in diesem Tubulusanteil etwa 30 % dieser Ionen reabsorbiert werden. Die Reabsorption erfolgt im dicken Anteil der Henle-Schleife **gemeinsam mit Kalium** und ist durch das **Schleifendiuretikum Furosemid** (Lasix®) **hemmbar** (> Abb. 2.7a). Schleifendiuretika bewirken durch diesen Angriffspunkt neben der erwünschten Natriumausscheidung auch einen Verlust von Kalium in den Urin, sodass eine **Hypokaliämie** entstehen kann.
- Im **distalen Konvolut** werden weitere 5 % der filtrierten Na^+- und Cl^--**Ionen reabsorbiert**, sodass am Übergang in die Sammelrohre nur noch 5 % der ursprünglich filtrierten Natriumionen übrig sind. Die Resorption erfolgt durch einen Transport, der durch die zweite, medizinisch bedeutsame Diuretika-Klasse, die **Thiazid-Diuretika** (Hydrochlorothiazid) **hemmbar** ist. Thiaziddiuretika rechnet man zu den „Kalium-sparenden bzw. -neutralen Diuretika".
- In den **Sammelrohren** werden, abhängig von der zugeführten Menge, nur noch 0,5–5 % der filtrierten Na^+- und Cl^--**Ionen reabsorbiert**. **Stimulierbar** ist die Reabsorption in diesem Bereich durch **Aldosteron**, **hemmbar** durch die Kalium-sparenden Diuretika vom Typ des **Amilorid** (> Abb. 2.7b). Das Aldosteron der NNR regelt also die Na^+-Reabsorption und K^+-Ausscheidung hauptsächlich in den distalsten Abschnitten von Tubulus und v.a. Sammelrohren.

Resorption der Glukose

Glukose sowie praktisch alle Aminosäuren werden im **proximalen Tubulus** zu nahezu **100 % rückresorbiert**. Ein weiterer Glukose-Carrier findet sich zusätzlich im dicken Teil der absteigenden Henle-Schleife. Das **Transportmaximum** für die beiden Glukose-Carrier im **Symport** mit Na^+ liegt bei einer Serumkonzentration von etwa **180 mg/dl** (= **10 mmol/l**), weil die Carrier oberhalb dieser Konzentration gesättigt sind (> Abb. 2.8). Aus diesem Grund bezeichnet man diese Serumkonzentration als **Nierenschwelle für Glukose**. Steigen also die Serumwerte für Glukose auf > 180 mg/dl, ist das System überfordert. Es kommt zu Glukoseverlusten in den ausgeschiedenen Urin (**Glukosurie**), was gleichzeitig den Verdacht auf einen manifesten **Diabetes mellitus** rechtfertigt. Da die Ursache für den Glukoseverlust im überhöhten Serumspiegel, also **vor der Niere** zu suchen ist, spricht man von der **prärenalen Glukosurie**. Dagegen entsteht eine, in der Regel angeborene renale Glukosurie, wenn der Glukose-Carrier des proximalen Tubulus einen Defekt aufweist.

Zuckermoleküle binden aufgrund ihrer ausgeprägten Dipol-Momente reichliche Mengen Wasser, sodass beim **Überschreiten der Nierenschwelle** eine sog. **osmotische Diurese** entsteht. Die Poly-

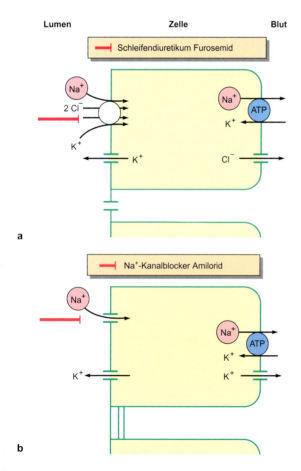

Abb. 2.7 Wirkungsweise von Diuretika. **a** In der dicken aufsteigenden Henle-Schleife greifen die Schleifendiuretika wie z.B. Furosemid an und bewirken eine massive Diurese und Salzausscheidung. **b** Im Sammelrohr hemmen die Natriumkanalblocker wie z.B. Amilorid die Rückresorption von Na^+. [L106]

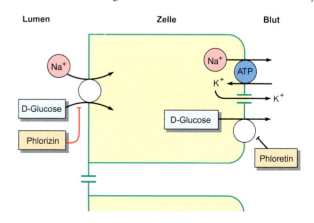

Abb. 2.8 Symport von Glukose und Natrium und Abgabe ans Blut. [L106]

urie ist gleichzeitig für das Durstgefühl des Diabetikers verantwortlich. Auch ein Übermaß an ausgeschiedenen Ionen, z.B. Ca^{2+} bei einer **Hyperkalzämie**, führen zur osmotischen Diurese.

Die beiden weiteren Zucker, die im menschlichen Organismus neben Glukose eine gewisse Bedeutung besitzen, **Fruktose** (Fruchtzucker) und **Galaktose** (Teil des Milchzuckers), werden ebenfalls im proximalen Tubulus weitgehend vollständig rückresorbiert. Die Weitergabe der 3 Zuckermoleküle aus den **Tubuluszellen** ans **Blut** erfolgt spezifisch über Carrier, wobei dafür allerdings keine Energie in Form von ATP erforderlich ist (sog. erleichterte Diffusion).

Resorption der Aminosäuren

Für Aminosäuren gibt es, entsprechend dem Zottenepithel des Dünndarms, verschiedene **Carrier**, die jeweils auf eine ganze **Gruppe chemisch verwandter Aminosäuren** spezialisiert sind und ebenfalls einem **Symport mit Na^+** unterliegen. Ist eine einzelne Aminosäure einer solchen Gruppe aus irgendwelchen Gründen im Serum pathologisch erhöht, geht nicht nur diese Aminosäure teilweise mit dem Urin verloren, sondern daneben auch weitere Aminosäuren, die an dem gesättigten Gruppen-Carrier nicht mehr gebunden werden können (kompetitive Hemmung). Der Transport aus den Tubuluszellen **ins Blut** erfolgt wie bei den Zuckern als **erleichterte Diffusion**.

Die geringen Mengen an **Albumin** und kleineren Eiweißmolekülen wie z. B. **Peptidhormonen**, die täglich dem glomerulären Filter entgehen, werden weitgehend vollständig durch **Endozytose** rückresorbiert und in den Tubulusepithelien abgebaut. Der Hormonabbau in der Niere stellt also, im Gegensatz zur Leber, keinen aktiven und gesteuerten Mechanismus dar, sondern entspricht eher einem zufälligen **Verlust** dieser Hormone durch Filtration in den Primärharn.

Die Endozytose von Proteinen und Peptiden stellt einen aktiven, energieabhängigen Prozess dar. In der luminalen Membran der Tubulusepithelien existieren spezifische Andockstellen u.a. für Albumin oder Insulin, aber auch z.B. für Transportproteine essenzieller Plasmafaktoren wie Transcobalamin (mit B_{12} = Cobalamin beladen) oder die Transportproteine für Retinol (Vitamin A) oder Calcidiol, das in der Leber hydroxylierte Vitamin D. Interessant ist in diesem Zusammenhang, dass rückresorbierte Vitamine ans Blut weitergereicht werden, während die endokrine Funktion der Niere in Bezug auf das D-Hormon (Calcitriol) darin besteht, dass die Tubulusepithelien, die das abfiltrierte Calcidiol rückresorbieren, mittels ihrer α-Hydroxylase (> Fach Stoffwechsel) zunächst das eigentliche Hormon Calcitriol herstellen, bevor es auf der Rückseite (basolateral) ins Blut entlassen wird. Allerdings ist diese Hormonsynthese rückgekoppelt und an den tatsächlichen Bedarf des Organismus angepasst.

> **PATHOLOGIE**
> Beim **Fanconi-Syndrom**, das in unterschiedlichen Formen (u. a. als Cystinose) vorkommt, werden infolge einer generellen **Störung der Natrium-Symporter** Aminosäuren und weitere Moleküle einschließlich Glukose mit dem Harn ausgeschieden.

Calciumtransport

Calcium liegt im **Plasma** in einer Konzentration von etwa **2,4 mmol/l** vor. Der freie, nicht proteingebundene Anteil erscheint im Ultrafiltrat der Niere. Davon werden im proximalen Tubulus 60 %, in der Henle-Schleife 30 % und in den distalen Abschnitten des Nephron nochmals annähernd 10 % rückresorbiert, sodass mit dem **Urin** lediglich **1–2 %** der filtrierten Menge verloren gehen. Der Einstrom in die Tubuluszellen erfolgt hierbei **passiv**, beschleunigt durch den elektrochemischen Gradienten mit negativ geladener Zellinnenseite, während die Ausschleusung aus der Zelle ins Blut aktiv durch einen Carrier erfolgt, der im Austausch für Calcium Natrium in die Zelle hineinbringt.

Im distalen Konvolut existiert auch eine **Calciumpumpe**, wobei der anschließende Transport durch die Tubuluszelle hindurch in der Bindung an spezifische Proteine (Calbindin) durch das **D-Hormon (Calcitriol) stimuliert** wird. Indem das **Parathormon** seinerseits die **Calcitriol-Synthese** in der Niere **steigert**, bewirken beide Hormone eine nochmals gesteigerte Rückresorption von Calcium aus der Niere ins Blut. Allerdings gehen selbst bei ausreichenden Hormonspiegeln mindestens 200 mg Calcium/Tag verloren, die über die Nahrung ersetzt werden müssen, damit es nicht zu einem zunehmenden Verlust aus den Knochen kommt. Hierfür sind als Minimum 600 mg/Tag mit der Nahrung zuzuführen, weil das Ion lediglich zu etwa einem Drittel resorbiert wird. Die von der DGE empfohlene Zufuhr von 1.000 mg/Tag liegt damit im Gegensatz zu einzelnen weiteren essenziellen Nahrungsfaktoren im sicheren Bereich (> Fach Endokrinologie).

Magnesiumtransport

Magnesium liegt im **Plasma** in einer Konzentration von etwa **0,9 mmol/l** vor, entsprechend dem Calcium teilweise an die Plasmaproteine gebunden. Im Ultrafiltrat erscheinen ca. 0,6 mmol/l.

Bis zum Ende des proximalen Tubulus sind lediglich 25–30 % des filtrierten Magnesiums resorbiert. Der wesentliche Anteil von 50–70 % geht im **dicken aufsteigenden Teil der Henle-Schleife** ins Blut über, die noch verbleibenden 2–8 % im **distalen Konvolut**. Vor allem diese beiden Anteile sind abhängig von der Gesamtsituation des Körper-Magnesiums, werden also den vorhandenen Konzentrationen angepasst, daneben aber auch vom NaCl-Rücktransport beeinflusst. Entsprechend der Situation beim Calcium **regulieren** die Hormone **Parathormon**, **D-Hormon** und **Calcitonin** die Ausscheidungsrate spezifisch am aufsteigenden Schleifenschenkel und am distalen Konvolut. Zusätzlich existieren an den „Rückseiten" dieser Zellen (basolateral) Messfühler, mit denen die Serumkonzentration der beiden Ionen gemessen und mit der Ausscheidungsrate in Übereinstimmung gebracht wird.

Ebenfalls der Situation des Calcium (Ca^{2+}) entsprechend liegt die Resorptionsrate von Mg^{2+} im Dünndarm nur bei rund 33%, sodass die tägliche Verlustrate von mindestens 100 mg durch eine Nahrungszufuhr von 300–400 mg/Tag ausgeglichen werden muss. Bei einer unphysiologischen Diurese, wie sie u.a. beim **Diabetiker**, bei **Alkoholabusus** oder reichlichem **Kaffeegenuss** besteht, ist der Tagesbedarf weiter **gesteigert**. Dies gilt mindestens im selben Umfang für die Einnahme von Schleifendiuretika wie **Furosemid**, die neben Kalium auch Magnesium verstärkt zur Ausscheidung bringen. Da die Zusammenhänge im medizinischen Alltag nicht immer beachtet werden, sollte der Heilpraktiker seinen diesbezüglichen Patienten gezielte Ernährungsempfehlungen geben oder das Mineral substituieren. Im Hinblick auf eine Substitution muss die Nierenfunktion allerdings vollständig erhalten sein.

> **MERKE**
> Die zweiwertigen Kationen **Calcium** und **Magnesium** werden hinsichtlich ihrer Resorption im Dünndarm, ihrer Verteilung im Körper – von der teilweisen Bindung an die Plasmaproteine bis hin zum Knochen als Hauptspeicherort, ihrer Beeinflussung v.a. durch die 3 Hormone Parathormon, Calcitonin und D-Hormon, sowie ihrer Rückresorption in der Niere – weitgehend identisch behandelt.

Kaliumtransport

Kalium wird zu rund 10 % über den Darm und die Schweißdrüsen ausgeschieden. Die wesentliche Bilanzierung und Einstellung des Serumspiegels (um **4,5 mmol/l**) erfolgt allerdings durch die Niere. Daneben wird der Serumspiegel durch einzelne Hormone sowie durch pH-Wert-Verschiebungen des Serums beeinflusst.

Kalium ist das wesentliche **Kation** des **Zellinneren** (145–150 mmol/l). Weil es für das Ruhepotenzial u. a. am Herzen, an Nerven und Skelettmuskelfasern zuständig ist, ist die **exakte Einstellung** des Serumspiegels **lebensnotwendig**. Die Niere ist deswegen in der Lage, sowohl auf eine Hyper- als auch auf eine Hypokaliämie zu reagieren und das Ion in einem weiten Rahmen auszuscheiden oder zurückzuhalten (➤ Abb. 2.9). Während sich die übliche Kaliumausscheidung im Rahmen von etwa 10 % bewegt, kann sie diese Ausscheidung auf lediglich 2 % drosseln, während sie andererseits durch zusätzliche Sekretion auch bis zu 200 % zur Ausscheidung bringen kann, sofern die K^+-Zufuhr über die Nahrung entsprechend erhöht ist.

Im **proximalen Tubulus** und in der **Henle-Schleife** werden **konstant** 85–90 % des filtrierten Kaliums **rückresorbiert**. Dies erfolgt überwiegend parazellulär durch Lücken der angrenzenden Tubuluszellen hindurch, wobei im Wesentlichen der **Konzentrationsunterschied** zwischen Tubuluslumen und Blut sowie der **elektrochemische Gradient** mit dem Überwiegen der positiven Ladungen im Tubulus die treibenden Kräfte darstellen.

Im **distalen Tubulus** und in den **Sammelrohren** kann **Kalium sezerniert** werden, sofern **Natrium** im Austausch **resorbiert** wird. Dies wird **aldosteronabhängig** durch die Tätigkeit der Na^+-K^+-**ATPase** bewirkt. Das Epithel von distalem Tubulus und Sammelrohren besteht aus zwei Zellarten, die als Hauptzellen und Schaltzellen bezeichnet werden. Während die **Sekretion von Kalium** über die **Hauptzellen** erfolgt, befindet sich in den **Schaltzellen** eine Pumpe (H^+-K^+-**ATPase**), die v.a. auf einen **Kaliummangel** reagiert und nun **Kalium** im Austausch gegen H^+ aus dem Tubuluslumen **resorbiert**. Die mögliche und übliche Konsequenz einer Hypokaliämie mit Aktivierung dieser Pumpe und zusätzlicher Ausscheidung von Protonen H^+ besteht in der Ausbildung einer **metabolischen Alkalose** des Serums. Umgekehrt führt jedoch auch eine anderweitig entstandene Alkalose zu einem vermehrten Verlust von Kalium über die Niere, weil nicht genügend Protonen zum Austausch gegen Kalium zur Verfügung stehen. Alkalose und Hypokaliämie **bedingen sich gegenseitig**.

Harnsäuretransport

Harnsäure entsteht aus dem Abbau der **Purine** wie Adenin und Guanin. Auch das **Koffein** in Kaffee und Schwarztee ist ein Purin, doch hat dies im Zusammenhang **keine Bedeutung**, weil es nicht zu Harnsäure abgebaut wird. Den wesentlichen Nahrungsfaktor für die Purine stellen pflanzliche und tierische **Zellen** dar, wo sie sowohl als Bestandteil der **Chromosomen** als auch in Form des **ATP** (*Adenosin*triphosphat) enthalten sind. Wesentlicher als Nahrungsfaktoren ist allerdings im Hinblick auf die anfallende Gesamtmenge sowie die Höhe des Serumspiegels die **körpereigene Umwandlung** der Purine über Xanthin und Hypoxanthin in das Endprodukt Harnsäure (➤ Abb. 2.10). Zusätzlich findet man bei sehr hohen Serumspiegeln nahezu immer einen angeborenen **Ausscheidungsdefekt** über die Niere.

Die Salze der Harnsäure nennt man **Urate**. Im Serum liegt die Harnsäure überwiegend als Natriumsalz (**Natriumurat**) vor.

Harnsäure wird zunächst im Glomerulus frei filtriert und anschließend im proximalen Tubulus rückresorbiert. Einer sich noch im proximalen Tubulus anschließenden **aktiven Sekretion** folgt eine erneute, diesmal allerdings nur **teilweise Resorption**, sodass mit dem Urin rund **70 %** der filtrierten Harnsäure **ausgeschieden** werden. In geringerem Umfang wird die Harnsäure auch über Galle und Darm aus dem Organismus eliminiert.

Die aktive tubuläre Sekretion betrifft nicht spezifisch die Harnsäure. Vielmehr konkurrieren hierbei weitere organische Säuren um den gleichen Carrier. Dies bedeutet, dass z.B. bei der **Ketoazidose** (Diabetiker vom Typ 1, bei Alkoholabusus, im Hunger) oder **Laktatazidose**, bei **Säurebelastungen** des Serums durch **Acetylsalicylsäure** (Aspirin®) bzw. große Mengen an **Ascorbinsäure** oder als Folge einer Therapie mit **Diuretika** die **Harnsäureelimination** aus dem Serum **abnimmt**. Im Ergebnis kommt es zur Erhöhung des Serumspiegels (**Hyperurikämie**).

> **PATHOLOGIE**
> Sobald das Löslichkeitsprodukt der Harnsäure von etwa **7 mg/dl** (gleichzeitig auch die Obergrenze des Normbereichs im Serum) **überschritten** wird, kristallisiert sie dort zu Uratnadeln, wo die entsprechende Körperflüssigkeit sehr langsam fließt oder sogar zum Stehen kommt (bradytrophe Gewebe wie Gelenkhöhlen, Knorpel oder Schleimbeutel; ➤ Fach Endokrinologie). Besonders betroffen sind die kühleren Regionen des Körpers wie z.B. Ohrläppchen oder die Akren, weil die Löslichkeit der Harnsäure dort noch geringer ist als bei den 37 °C des Körperkerns.
> In der **Niere** entsteht darüber hinaus die Situation, dass die Harnsäure infolge der Konzentrierung des Urins entsprechend angereichert wird (bis zum 20-fachen Serumwert), sodass sie in Tubuli, Mark oder Nierenbecken **Steine** bilden kann.

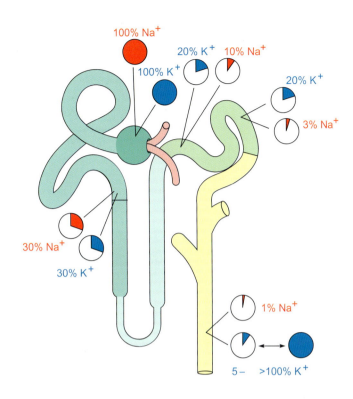

	Glomerulus	proximal	frühdistal	spätdistal	Sammelrohr	Regulation
Na^+	100%	30%	10–15%	3%	< 1%	Angiotensin, Aldosteron, ANP Sammelrohr
K^+	100%	30%	20%	20%	5–>100%	Aldosteron, pH, Flussrate distal, Sammelrohr
Cl^-	100%	30%	10–15%	3%	< 1%	ähnlich wie Na^+
HCO_3^-	100%	8%	5%	3%	0%	Säure-Basen-Haushalt proximal, Sammelrohr
Ca^{2+}	100%	45%	10%	5%	1%	PTH, Calcitonin dicke aufsteigende Henle-Schleife
Mg^{2+}	100%	70%	20%	10%	10%	PTH, Calcitonin dicke aufsteigende Henle-Schleife
HPO_4^{2-}	100%	5–25%	2–20%	2–20%	2–20%	PTH, Calcitonin proximaler Tubulus

Abb. 2.9 Ionentransport im Nephron. In der Tabelle werden die Wiederfindungsraten in Prozent der filtrierten Mengen wiedergegeben. [L106]

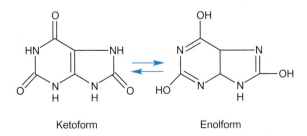

Abb. 2.10 Harnsäure. [L157]

Harnstofftransport

Harnstoff (Urea; ➤ Abb. 2.11) ist das Endprodukt des **Protein**- bzw. **Aminosäurenstoffwechsels** und sollte nicht mit Harnsäure verwechselt werden. Harnstoff entsteht in der **Leber** aus **Ammoniak** bzw. aus den **Aminogruppen** abgebauter Aminosäuren unter **Bindung an HCO_3^-**. Während Ammoniak hoch toxisch für den Organismus ist, ist Harnstoff vollkommen atoxisch und darüber hinaus auch hervorragend wasserlöslich, sodass die „entgifteten" Aminogruppen in dieser Form von der Leber ins Blut abgegeben und über die Niere aus dem Organismus entfernt werden.

Der **Referenzbereich** des Serums schwankt in weiten Grenzen (2–8 mmol/l), abhängig vom Proteinumsatz bzw. der **Proteinzufuhr** mit der Nahrung. Als Konsequenz dieser physiologischen Schwankungsbreite ist der Harnsäure-Serumspiegel weit weniger gut als derjenige des Kreatinin zur Überprüfung der Nierenfunktion geeignet.

Harnstoff wird zu einem Anteil von 50 % im proximalen Tubulus **rückresorbiert** (➤ Abb. 2.12). Dies erfolgt durch Diffusion und

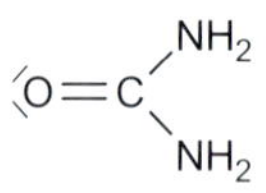

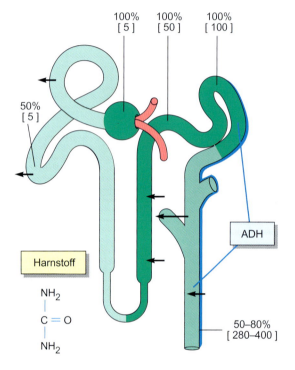

Abb. 2.11 Harnstoff. [L157]

Abb. 2.12 Harnstofftransport im Nephron. [L106]

erleichterte Diffusion. Die folgenden Tubulusanteile einschließlich der Sammelrohre sind für Harnstoff im Wesentlichen undurchlässig; erst im abschließenden, medullären Teil der **Sammelrohre** findet sich ein aktiver **Harnstoff-Carrier**, der durch die Anreicherung des Interstitiums zum Gegenstromprinzip beiträgt (➤ 2.1.4).

Oxalsäuretransport

Oxalate (➤ Abb. 2.13), v. a. als Calciumoxalat, sind mit einem Anteil von 60 % an **Steinbildungen** in Niere und Harnwegen beteiligt. Ähnlich der Harnsäure wird Oxalsäure im proximalen Tubulus sowohl **resorbiert** als auch **sezerniert**. Dabei scheint die aktive Sekretion durch denselben Mechanismus zu erfolgen wie diejenige der Harnsäure, also **unspezifisch** und durch andere schwache Säuren kompetitiv hemmbar. Indem die Sekretion im Allgemeinen die Rückresorption weit überwiegt, wird Oxalsäure im Zuge der Wasserrückresorption zunehmend konzentriert.

Oxalsäure und ihre Salze (Oxalate) sind **Nahrungsbestandteile**, besonders reichlich enthalten u. a. in Spinat, Rhabarber, Schwarztee, Kakao (Schokolade), Zitrusfrüchten und Nüssen. Eine gleichzeitige Zufuhr von **Calcium vermindert** durch Bildung unlöslichen Calciumoxalats die **Resorption** aus dem Dünndarm.

Oxalsäure ist gleichzeitig auch ein Zwischenprodukt des (Aminosäuren-)Stoffwechsels und kann bei angeborenen Enzymdefekten in besonders großem Umfang gebildet werden, u. a. auch aus Vitamin C. Eine Ausscheidungsrate von bis zu 40 mg/Tag gilt als physiologisch. Ist die Ausscheidung darüber hinaus gesteigert, kann die Oxalsäure, bevorzugt als **Calciumoxalat**, in den Tubulusepithelien, im Tubuluslumen, im interstitiellen Nierengewebe oder den ableitenden Harnwegen **Steine** bilden.

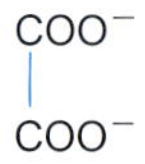

Abb. 2.13 Oxalsäure. [L106]

2.1.4 Harnkonzentrierung

Das Ziel der Niere besteht darin, die Stoffwechselendprodukte umfassend auszuscheiden, unter gleichzeitig möglichst geringen Verlusten an kostbarem Körperwasser. Der Harn muss demzufolge so konzentriert werden können, dass beide Anforderungen gleichzeitig zu erfüllen sind. Zusätzlich hat die Niere das allgemein gültige Gebot zu beachten, dass der Energieaufwand so klein gehalten werden sollte, wie dies nur eben machbar ist, um dem Organismus auch in Zeiten knappen Nahrungsangebotes ein uneingeschränktes Überleben zu sichern.

Proximaler Tubulus

Von den gut 170 l Serumflüssigkeit, die pro Tag im Glomerulus abgepresst werden, sind 110 l bereits im **proximalen Tubulus** wieder **resorbiert**. Durch den ins Tubuluslumen hineinragenden Bürstensaum entsteht hier eine gewaltige resorbierende Oberfläche von **40–80 m²**. Das Prinzip besteht im Anfangsteil des Tubulus darin, **Natrium aktiv** aus dem Tubuluslumen zu entfernen, sodass sowohl die zugehörigen Anionen als auch das osmotisch daran gebundene **Wasser passiv** und ohne zusätzlichen Energieaufwand nachfolgen können (➤ Abb. 2.14). Auch die für das Überleben des Organismus besonders essenziellen Serumbestandteile wie Aminosäuren, Mineralsalze oder Glukose und weitere Zucker werden im Rahmen des **Symports** unter geringstem Energieaufwand ins Nierenblut **reabsorbiert**.

Kleinmolekulare Serumbestandteile erscheinen im Primärharn nahezu in derselben Konzentration wie im Serum, soweit sie dort nicht teilweise an Albumin gebunden sind, wie dies für Calcium und Magnesium gilt. Im Zuge der Resorption von Natrium, Chlorid und Wasser werden sie nun allerdings zunehmend im Tubuluslumen konzentriert, sodass bereits im proximalen Tubulus für Stoffe wie Harnstoff oder Magnesium ein Konzentrationsgefälle entsteht, das aus dem Tubuluslumen zum umgebenden Gewebe hin gerichtet ist. In der Folge dieses Gradienten kann z. B. die Hälfte des Harn-

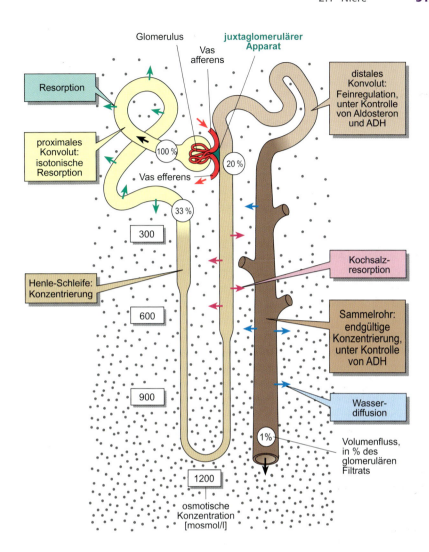

Abb. 2.14 Darstellung der in verschiedenen Anteilen von Tubuluslumen und Sammelrohr verbleibenden Flüssigkeitsmenge (in Prozent des Ultrafiltrats) in ihrem Bezug zur osmotischen Konzentration des umgebenden Interstitiums. [L106]

stoffs passiv, also ohne Energieaufwand, aus dem Harn ins umliegende Gewebe diffundieren.

Kleinmolekulare Stoffe sind in der **interstitiellen Flüssigkeit** des Körpers in **derselben Konzentration** vorhanden wie im **Serum**, da sie sich im Bereich der Kapillaren durch die dort vorhandenen Poren vollkommen frei zwischen diesen beiden Räumen bewegen können. Das gilt prinzipiell auch für das interstitielle Nierengewebe, sodass die jeweiligen Konzentrationsgradienten zwischen der Flüssigkeit des Tubuluslumens mit den enthaltenen Molekülen und derjenigen des umgebenden Gewebes grundsätzlich dem entsprechen, was zwischen Tubuluslumen und Blutserum zu erwarten wäre. Von daher wird verständlich, dass Moleküle immer dann automatisch und passiv das Tubuluslumen verlassen, wenn zum einen ein Konzentrationsgefälle besteht und wenn zum anderen die epitheliale Wandung des entsprechenden Tubulusanteiles für diese Moleküle auch durchlässig ist. Im Laufe der Evolution mussten also für Moleküle wie Harnstoff nur Feinabstimmungen vorgenommen werden, um in bestimmten Tubulusabschnitten einen Durchtritt aktiv (z. B. über Carrier oder als Symport) oder passiv oder eben auch überhaupt nicht zu ermöglichen, wenn sich daraus Vorteile ergeben sollten.

Transport ins Blut

Stoffe, die aus dem Tubuluslumen ins umgebende Interstitium gelangt sind, müssen letztendlich ins **Blut** der Kapillaren weiterdiffundieren, wenn das Ganze einen Sinn haben soll. Dieser Übertritt wird durch mehrere Mechanismen ermöglicht, von denen der wichtigste der **onkotische Druck** im **Gefäßlumen** ist. Die Resorption von Salzen einschließlich des nachströmenden Wassers aus dem Tubuluslumen ins peritubuläre Interstitium erzeugt dort einen hohen hydrostatischen bzw. hydraulischen Druck. Die in diesen interstitiellen Raum eingebetteten peritubulären Kapillaren gehen aus den efferenten Arteriolen hervor, woraus sich zweierlei ergibt:

- Zum einen ist der **onkotische Druck** dieses Blutes als Folge des Flüssigkeitsverlustes im Glomerulus **weit höher als üblich** (mindestens 35 mmHg).
- Zum anderen ist der **Fließdruck** bei der Passage der **efferenten Arteriolen** deutlich unter den im Glomerulus herrschenden Druck **abgefallen**.

Durch diese gleichsinnig wirkenden Kräfte wird nun also die aus dem Tubulus reabsorbierte Flüssigkeit mitsamt den gelösten Stoffen ins Gefäßlumen der peritubulären Kapillaren hineingetrieben.

Henle-Schleife

Die Henle-Schleife zieht haarnadelförmig von der Nierenrinde zum Mark und wieder zurück. Diese besondere Form besitzt in Verbindung mit ihrer wechselnden Durchlässigkeit für Wasser und Salze große Bedeutung im Hinblick auf die Konzentrierung des Urins. Vor allem der **absteigende** Schleifenschenkel ist für **Wasser gut durchlässig**, sodass dort über die 60 % Resorption im proximalen Tubulus hinaus weitere 25 % resorbiert werden (➤ Abb. 2.14).

Im **aufsteigenden** Schleifenanteil sind nur noch 15 % des ursprünglichen Volumens vorhanden. In diesem Anteil erfolgt nun jedoch eine **Reabsorption** von **Natrium** und **Chlorid**, diesmal **ohne** begleitende **Wasserresorption**. Diese Resorption erfolgt so weitgehend, dass bis zum Ende der Henle-Schleife nur noch 8 % der ursprünglich filtrierten Menge an Kochsalz vorhanden sind, wodurch nun eine **hypoosmolare Tubulusflüssigkeit** entstanden ist. Während die Osmolalität des Primärharns mit 290 mosmol (Milliosmol) derjenigen des Serums entspricht und im proximalen Tubulus aufgrund der gleichzeitig erfolgenden Resorption von Salzen *und* Wasser **unverändert bleibt**, fällt sie jetzt auf 70–150 mosmol ab.

Sammelrohre

Für die nunmehr notwendige Konzentrierung und Volumenminderung des Urins sind 2 Mechanismen von überragender Bedeutung: Dies ist zum einen die **hormonelle Beeinflussung der Sammelrohre** und zum anderen das sog. **Gegenstromprinzip**.

Das System der **Sammelrohre** ist ohne hormonelle Beeinflussung für **Wasser nicht permeabel**. 3 verschiedene **Hormone**, ganz zuvorderst das ADH, greifen hier an und erzwingen die Konzentrierung und **Volumenminderung des Harns**, notfalls bis auf die physiologisch mögliche Untergrenze von 0,5–0,6 l/Tag. Ohne Anwesenheit oder Wirksamkeit von ADH kann diejenige Urinmenge, die das distale Konvolut verlässt (15 % von 170 l), nicht mehr wesentlich vermindert werden, sodass pro Tag bis zu 25 Liter eines stark hypoosmolaren Urins ausgeschieden werden können (= Diabetes insipidus; ➤ Fach Endokrinologie).

ADH

ADH (*antid*iuretisches *H*ormon = **Adiuretin** = **Vasopressin**) ist ein Hormon des **Hypophysenhinterlappens**, synthetisiert im Hypothalamus. Seine unter physiologischen Bedingungen einzige Wirkung besteht darin, in den Epithelien der **Sammelrohre** den **Einbau von Wasserkanälen** zu induzieren (➤ Abb. 2.15, ➤ Abb. 2.19), sodass das Wasser passiv und entsprechend der Osmolarität auf den beiden Seiten der Epithelien diese andernfalls undurchdringliche Barriere überwinden kann.

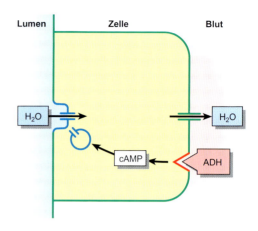

Abb. 2.15 Synthese von Wasserkanälen infolge der ADH-Wirkung. [L106]

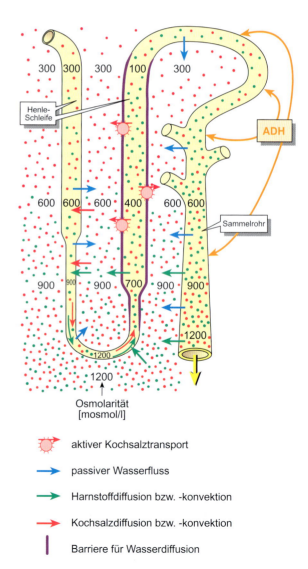

Abb. 2.16 Antidiurese bei Flüssigkeitsmangel. [L106]

lende Wasserresorption in den Sammelrohren bedingt die Ausscheidung eines stark hypoosmolaren Urins, der durch weiteren Entzug von NaCl in den Sammelrohren sogar noch verdünnter ist, als er ohnehin schon aus dem aufsteigenden Teil der Henle-Schleife hervorgegangen ist. Erreichbar sind so **Grenzwerte** von etwa **50 mosmol/l H_2O**, wodurch die Niere in der Lage ist, dem Organismus große Mengen überschüssiger Flüssigkeit zu entziehen, ohne gleichzeitig einen Mangel an lebensnotwendigen Stoffen zu erzeugen. Man spricht bei einer solchen **Wasserdiurese** auch von der **Ausscheidung freien Wassers** (➤ Abb. 2.17).

> **MERKE**
> Die **ADH-Ausschüttung** aus der Neurohypophyse ist **nachts gesteigert**. Die Folge ist ein im Schlaf volumengeminderter, konzentrierterer Urin.
> **Alkohol hemmt** die ADH-Sekretion, sodass es zur Diurese eines verdünnteren Urins kommt.

Aldosteron

Aldosteron (➤ Abb. 2.18) ist ein Hormon der **Nebennierenrinde** (➤ Fach Endokrinologie). Es wirkt an zahlreichen Organen und Organanteilen. An den Hauptzellen der Sammelrohre stimuliert es, überwiegend im Austausch gegen K^+, die **Resorption** von **Natrium** und **Chlorid** (➤ Abb. 2.19), in diesem Fall **ohne nachströmendes Wasser**, sofern nicht gleichzeitig ADH für den Einbau der erforderlichen Wasserkanäle gesorgt hat. Dem Urin werden also bei Bedarf nahezu alle Ionen entzogen, sodass im Extremfall weniger als 0,1 % der ursprünglich filtrierten Menge an Kochsalz verloren gehen.

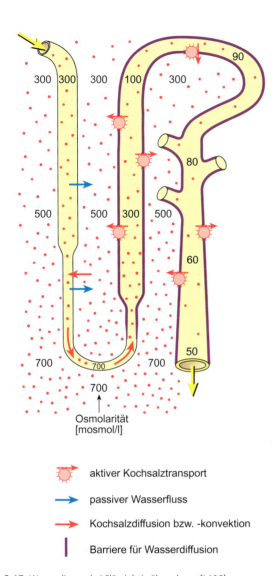

Abb. 2.17 Wasserdiurese bei Flüssigkeitsüberschuss. [L106]

> **MERKE**
> Im Gegensatz zu den Wirkungen anderer Hormone (Aldosteron, ANP, BNP) ist die Permeabilität für Wasser nicht an Ionen wie Natrium oder Kalium gebunden, sodass deren Gesamtmenge im Harn der Sammelrohre durch ADH nicht verändert wird.

Im **Interstitium** des **Nierenmarks** besteht eine außerordentlich **hohe Osmolarität** von bis zu 1.200 mosmol, aufgebaut durch das Gegenstromprinzip. Dies bedeutet, dass das Wasser bei einem **ADH-Überschuss** grundsätzlich und so lange aus dem Lumen der Sammelrohre mit ihrem hypoosmolaren Inhalt ins hyperosmolare Interstitium abströmt, bis sich die Osmolarität der intraluminalen Flüssigkeit derjenigen des Interstitiums angenähert hat. Der Urin kann demnach bei einem **Flüssigkeitsmangel** in der Nahrung bis auf **1.200 mosmol** konzentriert werden (**Antidiurese**; ➤ Abb. 2.16).

Andersherum führt die Zufuhr **großer Mengen mineralienarmen Wassers** zu einem hypoosmolaren Serum mit der Folge einer **Hemmung der ADH-Sekretion**. Die verminderte oder sogar feh-

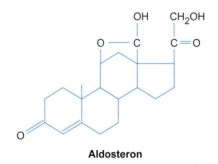

Abb. 2.18 Aldosteron. [L106]

ANP und BNP

Das **Peptidhormon** ANP (= atriales natriuretisches Peptid, frühere Bezeichnungen: Atriopeptin oder ANH) wird in den **Vorhöfen des Herzens** dann gebildet und ins Blut ausgeschwemmt, wenn dieselben einer erhöhten Wandspannung ausgesetzt sind, bedingt üblicherweise durch ein erhöhtes intravasales Volumen, aber auch bei einem Rückstau vor den Kammern (bei Insuffizienz, Klappenfehlern). Eine seiner Wirkungen besteht darin, die **Reabsorption** von **Natrium** samt osmotisch gebundenem Wasser (bei ausreichenden ADH-Spiegeln) in den Sammelrohren **zu behindern** (➤ Abb. 2.19), sodass in der Folge der einsetzenden **Diurese** das intravasale Volumen abnimmt.

Eine ähnliche Wirkung wie ANP besitzt das Hormon **BNP**, das überwiegend aus den **Ventrikeln des Herzens** freigesetzt wird – ebenfalls bei ihrer Überlastung (Herzinsuffizienz; ➤ Fach Herz-Kreislauf-System).

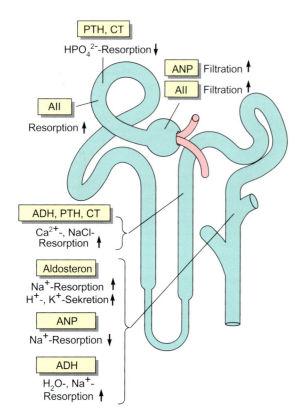

Abb. 2.19 Wirkungen der Hormone ADH, Aldosteron und ANP an den Sammelrohren der Niere. [L106]

Gegenstromprinzip

Im **dicken aufsteigenden Schleifenschenkel** wird **aktiv NaCl resorbiert** (gemeinsam mit Kalium). Auch im **dünnen aufsteigenden Schenkel** der juxtamedullären Nephrone mit ihren langen Henle-Schleifen (in den kortikalen Nephronen gibt es keine dünnen Henle-Anteile) wird NaCl resorbiert – in diesem Fall allerdings **passiv**, indem NaCl durch den Wasserverlust im vorangegangenen absteigenden Schleifenschenkel im Tubuluslumen konzentriert wurde und sich nun passiv mit dem umgebenden Interstitium ausgleicht (➤ Abb. 2.20). Ermöglicht wird dies durch die **fehlende Wasserdurchlässigkeit** des gesamten aufsteigenden Schleifenschenkels.

> **MERKE**
> Im Ergebnis findet über alle Anteile des aufsteigenden Schenkels der Henle-Schleife eine NaCl-Anreicherung des umgebenden Interstitiums statt.

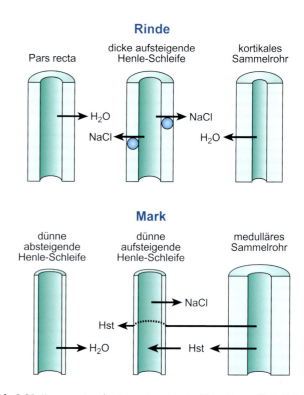

Abb. 2.20 Komponenten des Gegenstromprinzips (Hst = Harnstoff). [L106]

Auch aus den wiederum ins Mark absteigenden Sammelrohren wird Aldosteron-vermittelt Natrium ins medulläre Interstitium resorbiert, sodass in der Summe die NaCl-Konzentration in Richtung Papillenspitze zunimmt oder zumindest unverändert hoch bleibt.

In Gestalt des **Harnstoffs** beteiligt sich noch ein weiterer Faktor an der Osmolaritätserhöhung des Nierenmarks. Harnstoff war bis zum Ende des proximalen Tubulus zu rund 50 % resorbiert worden. Im absteigenden Teil der Henle-Schleife finden keine *aktiven* Harnstoff-Transportvorgänge statt, während der distale Tubulus sowie die Sammelrohranteile von Rinde und äußerem Mark sogar undurchlässig für Harnstoff sind. Dies bedeutet, dass in der Folge der allgemeinen Harnkonzentrierung auch die Harnstoffkonzentration in Richtung der Papillenspitze immer weiter ansteigt. Dieser **letzte Anteil der Sammelrohre** ist nun für Harnstoff **durchlässig** (über einen spezifischen **Harnstoff-Carrier**), was zur Folge hat, dass derselbe sich mit dem umgebenden Interstitium des inneren Marks ausgleicht und damit dessen Osmolarität entsprechend erhöht bzw. hoch hält (➤ Abb. 2.20). Die in Richtung **Papillenspitze** auf bis zu 1.200 mosmol ansteigende interstitielle **Osmolarität** wird also zunehmend weniger durch Kochsalz und mehr durch **Harnstoff** verursacht.

Aus den juxtamedullären, also an der Grenze zum Mark gelegenen Nephronen gelangt das Blut der efferenten Arteriolen in der Form der arteriellen Vasa recta ins Nierenmark bis in die Nähe der Papillenspitze, um nach der Versorgung des Marks als venöse Vasa recta wieder zur Mark-Rinden-Grenze emporzusteigen und in die Vv. arcuatae entlassen zu werden (➤ 1.1.5). Das Blut der absteigenden Vasa recta fließt durch ein Gewebe stetig zunehmender Osmolarität. Dementsprechend verliert es auch zunehmend sein Serumwasser, das ins umgebende Gewebe abströmt und dessen

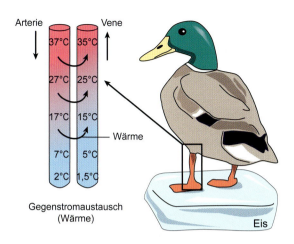

Abb. 2.21 Temperaturausgleich zwischen arteriellem und venösem Blut durch das Gegenstromprinzip. [L157]

Osmolarität Zug um Zug herabsetzt. Würde das Blut über die Papillenspitzen hinaus in Richtung Nierenhilus weiterströmen, könnte das innere Nierenmark seine Konzentrierung nicht erhalten, weil ein andauernder Verdünnungsprozess stattfinden müsste. Stattdessen strömt dieses Blut aber nun die gesamte Strecke wieder zurück in Richtung Mark-Rinden-Grenze, sodass es sich dabei wiederum mit dem umgebenden Gewebe austauschen und sich in seiner eigenen Osmolarität an dasselbe angleichen kann. Im Wesentlichen **verlässt** das **Serumwasser** zwar zunehmend die **absteigenden Vasa recta**, **gelangt** jedoch im selben Umfang wiederum **in die aufsteigenden Vasa recta**, sodass die **interstitielle Konzentrierung** nahezu **unbeeinflusst** bleibt.

Dies wird als **Gegenstromprinzip** bezeichnet und entspricht dem Mechanismus des Wärmeaustauschs zwischen Arterien und Venen in den Extremitäten von Tieren, die auf kaltem Winterboden stehen und in ihrem Körperkern von der Bodenkälte deswegen kaum verändert werden, weil zwischen dem aus dem Körperkern abströmenden warmen Blut und dem zurückkehrenden Blut der Beine ein andauernder Ausgleich stattfindet, sodass letztendlich das venöse Blut bereits gut vorgewärmt den Körperkern wieder erreicht (➤ Abb. 2.21). Nach demselben Prinzip funktionieren auch die Wärmepumpen.

Das Gegenstromprinzip funktioniert nicht nur in den Beinen der Tiere, in Wärmepumpen und den Vasa recta, sondern es stellt auch das Prinzip der **Henle-Schleife** dar (➤ Abb. 2.22). Die **absteigenden** Schenkel, die eine gute Wasserpermeabilität besitzen, verlaufen in einem Interstitium zunehmender Osmolarität in Richtung Papillenspitze. Dadurch kann ständig **Wasser** das Tubuluslumen verlassen, sodass der Harn in Richtung Schleifenscheitel so konzentriert ist, dass nun im **aufsteigenden** dünnen Anteil der Henle-Schleife **NaCl** in demselben Umfang passiv das Tubuluslumen verlassen kann, wie die Schleife in nun wiederum weniger hyperosmolare Anteile des Nierenmarks aufsteigt. Am dicken Anteil der Henle-Schleife angekommen, wird dieser passive Resorptionsmechanismus durch einen aktiven Prozess abgelöst, bis der Schleifenurin am Übertritt ins distale Konvolut stark hypoosmolar geworden ist.

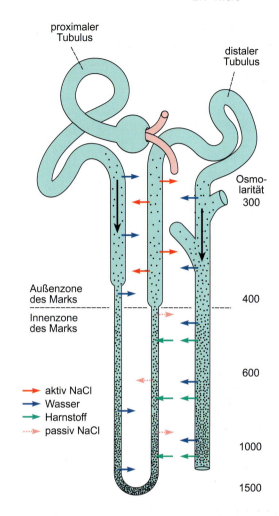

Abb. 2.22 Gegenstromkonzentrierungsmechanismus der Niere. [L106]

Nachzutragen bleibt noch, dass zwar die **dicken Anteile** der Henle-Schleifen für **Harnstoff undurchlässig** sind, nicht jedoch deren dünne Anteile. Indem gerade die **dünnen Anteile** besonders tief ins innere Mark mit ihrer hohen Harnstoffkonzentration eintauchen, wird er dort teilweise in die Henle-Schleife **resorbiert** und erhöht die Osmolarität des Tubulusharns. Die in den Sammelrohren erfolgende Harnkonzentrierung führt aufgrund der bereits im Schleifenschenkel erfolgten Harnstoff-Voranreicherung zu einer besonders intensiven Zunahme des osmotischen Gradienten bis zu den distalen Anteilen der Sammelrohre, sodass der Harnstoff diesen Abschnitt in großem Umfang verlassen und sich mit dem interstitiellen Gewebe ausgleichen kann. Man kann also für den Harnstoff eine Art von „Kreislauf" beschreiben, der vom Nierenmark über die dünnen Anteile der Henle-Schleifen zu den medullären Sammelrohren reicht.

MERKE
Wenn der osmotische Gradient zwischen Nierenrinde und Nierenmark erst einmal aufgebaut ist, genügen geringe Mengen an Harnstoff, um ihn zu erhalten. Der **größte Anteil** des im Primärharn erscheinenden **Harnstoffs** wird also als harnpflichtige Substanz mit dem Urin **ausgeschieden**.

2.1.5 Juxtaglomerulärer Apparat

Es handelt sich bei diesem „Apparat" um die **Gesamtheit des Gewebes**, das sich neben (juxta = neben, daneben) dem Glomerulus befindet (➤ Abb. 2.23):
- **Gefäßpol** mit **afferenter** und **efferenter Arteriole** einschließlich der **Renin-bildenden Zellen** in der Wandung der afferenten Arteriole
- **Macula densa** des distalen Tubulus
- **extraglomeruläres Mesangium** (sog. Polkissen)

Die Bedeutung des juxtaglomerulären Apparates liegt in seiner regulativen Funktion in Bezug auf die
- **Durchblutung des Glomerulus**
- **Ausscheidung von Natrium**
- Steuerung des Renin-Angiotensin-Aldosteron-Systems (**RAAS**; ➤ Fach Endokrinologie).

Der **Druck** in den **Glomeruluskapillaren** und damit die GFR bleibt zwischen einem mittleren (systolischen) Blutdruck von 80 und 170 mmHg weitgehend **konstant**. Verantwortlich hierfür sind die **Aa. interlobulares**, die bis zu mäßig erhöhten Drücken mit ihrer Autoregulation dafür sorgen, dass der Druck in den nachfolgenden Gefäßen erhalten bleibt. Bei hohen Drücken beteiligen sich zusätzlich die afferenten Arteriolen an dieser Autoregulation. Erst **oberhalb 170 mmHg** führen darüber hinaus gehende Drücke zu einer Erhöhung der GFR, während **unter 80 mmHg** die Filtrationsrate abnimmt (**Oligurie**), um schließlich ab einem Druck von **50 mmHg** (also im Verlauf eines Schocks) vollständig zu versiegen (**Anurie**).

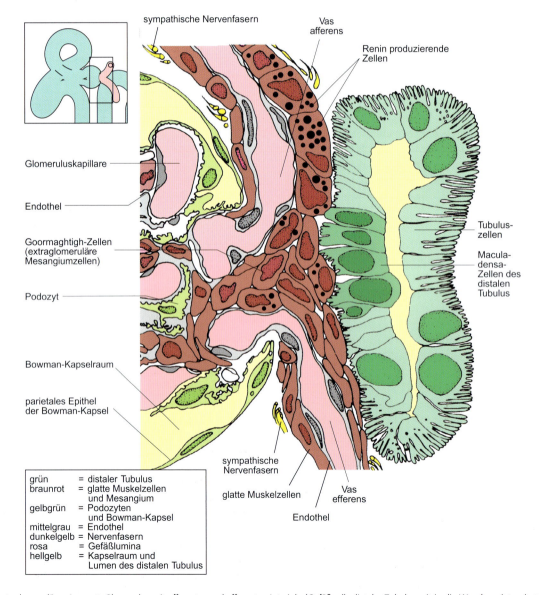

Abb. 2.23 Juxtaglomerulärer Apparat: Glomerulus mit afferenter und efferenter Arteriole (Gefäßpol), distaler Tubulus mit in die Wandung integrierter Macula densa und Renin-bildende Zellen als Bestandteil der Wandung der afferenten Arteriole, mit Kontakt zur Macula densa. [L106]

Funktionen der Macula densa

Ein weiterer Mechanismus, der die Weite der afferenten Arteriolen, und damit auch die GFR beeinflusst, betrifft die Macula densa als Teil des juxtaglomerulären Apparates. Die Zellen der Macula densa sind in die Wandung des distalen Tubulus integriert, und zwar exakt an der **Berührungsstelle** zwischen **distalem Tubulus** und **afferenter Arteriole**.

Ihre Funktion besteht überwiegend im **Messen der Natriumkonzentration** des distalen Tubulus. Ist die Konzentration **erhöht**, wird die **Durchblutung** der **afferenten Arteriole gedrosselt**, sodass die GFR abnimmt. Je mehr NaCl also über den distalen Tubulus verloren zu gehen droht, desto weniger NaCl wird nun über die Abnahme der GFR des zugehörigen Glomerulus abfiltriert. In der Konsequenz bedeutet dies, dass eine kochsalzreiche Nahrung auch dann zur Anreicherung des extrazellulären Raumes nebst zugehöriger Volumenzunahme führt, wenn die Grenze der Ausscheidungskapazität für Natrium (29 g/Tag) gar nicht erreicht wird.

Ein weiterer Mechanismus verstärkt diesen Effekt und erklärt gleichzeitig, warum die reninbildenden Zellen gerade an der Berührungsstelle zur Macula densa in die Arteriolenwandung integriert sind: Eine **gesteigerte Ausscheidung von Natrium**, die aus einer gesteigerten Aufnahme mit der Nahrung hervorgehen muss, veranlasst die Zellen der Macula densa offensichtlich nicht nur zur Verengung der Arteriolen, sondern zusätzlich auch zur **Stimulation** der **Renin-Produktion**. Dies bedeutet eine Ankurbelung des **RAAS**, sodass in der Folge der erhöhten **Aldosteron-Spiegel** in den Sammelrohren **zusätzliches Natrium rückresorbiert** wird, das andernfalls ausgeschieden worden wäre.

PATHOLOGIE
Ein chronisch erhöhter Kochsalzkonsum überlistet also das System einer angepassten Natriumausscheidung aus dem Körper, sodass es zur (systolischen) **Blutdruckerhöhung** kommen muss. Hieraus kann man ableiten, dass bei der Behandlung einer essenziellen Hypertonie neben der Reduktion eines erhöhten Körpergewichts zuallererst Wert auf eine **Restriktion des Kochsalzverbrauchs** gelegt werden sollte. Ein Salzstreuer, der allezeit neben den fertig zubereiteten Mahlzeiten auf dem Tisch steht und kräftig benutzt wird, war von der Evolution erkennbar nicht vorgesehen.

2.1.6 Harnpflichtige Substanzen

Renaler Anteil an der Gesamtausscheidung aus dem Körper in %

Ammoniumionen	100
Calciumionen	30
Chlorid	95
Harnsäure	70
Harnstoff	80
Kaliumionen	90
Kreatinin	95
Magnesiumionen	40
Natriumionen	95
Phosphat	65
Wasser	60
Wasserstoffionen	95 (ohne CO_2)

Hauptbestandteile des 24-Stunden-Urins

Harnstoff	20 g
Kreatinin	ca. 1,5 g
Gesamtprotein	< 150 mg
Albumin	< 30 mg
Aminosäuren	800 mg
Harnsäure	500 mg
Glukose	70 mg
Natrium	60–200 mmol
Kalium	30–100 mmol
Calcium	2,5–6 mmol
Magnesium	1–10 mmol
Ammonium	30–40 mmol
Chlorid	120–240 mmol
Phosphat	15–30 mmol
Sulfat	18–22 mmol

Insgesamt werden pro Tag etwa **600 mosmol harnpflichtiger Substanzen** ausgeschieden, enthalten z.B. in einem Minimum von **0,5–0,6 l Harnvolumen**.

Zusammenfassung

Physiologie der Niere

Ultrafiltrat
- GFR = 120 ml/min = 170–180 l/Tag, konstant bei einem mittleren (systolischen) Blutdruck zwischen 80 und ca. 170 mmHg (Autoregulation)
- sinkt ab bei Blutdruckabfall < 80 mmHg, Erhöhung der Serumeiweiße, erhöhtem Gegendruck im Bowman-Kapselraum (Abflusshindernis in den Harnwegen)

Ausscheidung
- ca. 1,5 l/Tag (1 ml/min) = 1 % der GFR

Bestimmung der Nierenfunktion
- Kreatinin-Clearance
- ausreichende Näherung: Serumkreatinin (Referenzbereich 0,6–1,2 mg/dl)

Proximaler Tubulus
- 60 % Rückresorption von Wasser und Salzen
- aktive Ausscheidung von Säuren (Na^+-H^+-Pumpe, H^+-Pumpe, organische Säuren)
- Rückgewinnung des Bikarbonatpuffers

- vollständige Rückresorption von Aminosäuren und Glukose (bis zur Nierenschwelle von 180 mg/dl); bei Sättigung des Glukose-Carriers: osmotische Diurese

Henle-Schleife
- absteigender Teil: wasserdurchlässig
- aufsteigender Teil: wasserundurchlässig, Rückresorption der Ionen Na^+, K^+, Cl^-, Ca^{2+}, Mg^{2+}

Sammelrohr
- in Abhängigkeit von ADH theoretische Schwankungsbreite der Wasserausscheidung zwischen 0,5 und 25 l/Tag
- Aldosteron-abhängige Natriumrückresorption
- K^+-H^+-Pumpe

Harnkonzentrierung
- maximal bis zur Osmolarität des papillennahen Nierenmarks (= 1.200 mmol bzw. mosmol/l)
- Osmolarität aufgebaut und erhalten durch Gegenstromprinzip; beteiligte Substanzen: NaCl und v.a. Harnstoff

Juxtaglomerulärer Apparat
- besteht aus dem Gefäßpol (afferente Arteriole mit Renin-bildenden Zellen, efferente Arteriole, Mesangiumzellen) und den Zellen der Macula densa in der Wand des distalen Tubulus
- Funktion: Ziel einer minimierten Natriumausscheidung, Drosselung der Durchblutung des Glomerulus, Aktivierung des RAAS (→ Rückresorption von Na^+)

2.2 Salz- und Wasserhaushalt

Einführung

Jedes Lebewesen benötigt um seine Zellen herum eine Hülle aus Wasser, in dem diejenigen Stoffe gelöst sind, die für den Erhalt und die Lebensprozesse dieser Zellen benötigt werden. Beim einzelligen Lebewesen, das als erste Lebensform vor ca. 3,5 Milliarden Jahren entstanden ist, war dies das Meer mit seinem weitgehend konstanten Gehalt an Ionen (überwiegend Natrium und Chlorid als NaCl = Kochsalz) und Nährstoffen. Die Zelle konnte die benötigten Nährstoffe sowie die Abfallprodukte direkt über die Zellmembran austauschen, wobei aufgrund der unerschöpflichen Wassermenge deren Gehalt an Stoffen und damit auch das Milieu, in dem sich die Zelle befand, konstant blieben. Vielzellige Lebewesen wie der Mensch haben an diesem Grundprinzip nichts verändert. Nach wie vor schwimmen die einzelnen Zellen in einem Wassermantel, dessen Gehalt an Ionen und Nährstoffen konstant bleibt. Der wesentliche Unterschied besteht darin, dass das ehemals äußere Milieu nun in die vielzelligen Lebewesen integriert werden musste, damit die Zellen und Gewebe des Körperinneren direkten Zugang dazu erhalten. Der Mensch hat sich also sozusagen das Meer, in dem seine Vorfahren schwammen, einverleibt und trägt es seither in sich selbst. Als ehemaliges Meer kann man den interstitiellen Raum betrachten, in den die Zellen eingebettet sind.

Um diese Wasserhülle in seiner Zusammensetzung konstant zu erhalten, wurde ein Blutgefäßsystem entwickelt, aus dem der interstitielle Raum gespeist wird und mit dem er einen nahezu einheitlichen Raum bildet. Das Blutplasma unterscheidet sich von der Flüssigkeit des Interstitiums im Wesentlichen nur in Bezug auf die großen Eiweiße, die das Gefäßsystem nur in geringem Umfang zu verlassen vermögen. Dagegen verteilen sich die kleineren Moleküle und Ionen frei und weitgehend gleichmäßig auf beide Räume. Dadurch bedingt werden die zellulären Abfallstoffe aus dem Interstitium anteilmäßig ins Blut übernommen und können von dort aus über Niere, Darm, Lunge (CO_2) und Haut (Schweiß) aus dem Gesamtorganismus ausgeschieden werden. Entsprechend werden die benötigten Nährstoffe aus Darm und Lunge (O_2) ins Blut aufgenommen, gehen anteilmäßig in die interstitielle Flüssigkeit über und stehen damit auch den Zellen zur Verfügung. Wesentlich ist demnach lediglich die Konstanz der Zusammensetzung des Blutes, weil dieselbe die Konstanz des Interstitiums zur Folge hat. Zahlreiche Hormone und Strukturen beschäftigen sich ausschließlich mit der Zusammensetzung des Blutes und garantieren dadurch die Konstanz der Nährlösung, in welche die Zellen eingebettet sind.

2.2.1 Wassergehalt des Körpers

MERKE
Der Erwachsene besteht zu durchschnittlich **50–60%** seines Körpergewichtes (KG) aus Wasser.

Beim **Mann** sind es rund **60%**, während bei der **Frau** in Folge des größeren prozentualen Fettanteiles nur etwa **50%** erreicht werden. Beim **Kind** kann man von einem Anteil von **70%** Wasser am Körpergewicht ausgehen, weil der interstitielle Raum größer ist. Im Alter nimmt der prozentuale Anteil wieder ab. Zellen, die der Fettspeicherung dienen, enthalten wesentlich weniger Wasser als andere Zellen (nur rund 20 %). Dies bedeutet, dass Menschen mit größerer Fettmasse prozentual weniger Wasser im Organismus enthalten.

Verteilung des Körperwassers (➤ Abb. 2.24)

Intrazellulär befindet sich mit einem Anteil von **40% des Körpergewichts** doppelt so viel Wasser wie extrazellulär, weil der hierfür zur Verfügung stehende Raum eben auch doppelt so groß ist. Auf das **gesamte Körperwasser** bezogen befinden sich demnach **zwei Drittel** intrazellulär und ein Drittel extrazellulär.

Der **extrazelluläre** Anteil (**20% des Körpergewichts**) verteilt sich wiederum im Verhältnis von etwa 3 : 1 auf Interstitium und

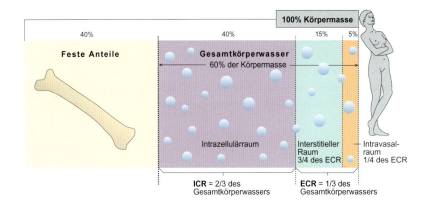

Abb. 2.24 Verteilung des Körperwassers. [L157]

intravasale Flüssigkeit: **Blutplasma = 5%** Anteil am KG, **interstitielles Wasser = 15%**.

Auf einen 90 kg schweren Mann bezogen ergeben sich als absolute Zahlen 4,5 l Plasma (von 7,5 l Blut: pro 12 kg KG 1 Liter Blut), 13,5 l interstitielle und 36 l intrazelluläre Flüssigkeit – zusammen also 54 Liter Körperwasser = 60 % des Körpergewichts von 90 kg.

Transzelluläre Flüssigkeit

Außer in den Räumen von Gefäßsystem, Interstitium und Zytosol gibt es noch eine wechselnde Menge an Flüssigkeit, die als **transzelluläre Flüssigkeit** bezeichnet wird. Darunter versteht man die Flüssigkeit, die als **Schweiß** verloren geht, den **Hirnliquor** sowie die gewaltigen Flüssigkeitsmengen, die täglich in den **Magen-Darm-Trakt** sezerniert und anschließend wieder resorbiert werden. Bedeutung erhält die transzelluläre Flüssigkeit bei Erkrankungen wie Durchfall und Erbrechen oder auch bei deutlich vermehrtem Schwitzen.

Wasserbilanz (➤ Tab. 2.1)

Der tägliche Wasserumsatz des menschlichen Organismus liegt bei > 2 l. Aufgenommen wird – bei Menschen ohne zusätzliche Schweißabgabe oder z.B. Durchfälle – durchschnittlich > 1 l als **Flüssigkeit**. Rund 700 ml sind in die aufgenommene **feste Nahrung** integriert. Etwa 300 ml entstehen zusätzlich als **Oxidationswasser**, indem aus den H-Atomen, die unabdingbar in jeglicher Nahrung enthalten sind, in der Atmungskette der Mitochondrien Wasser entstehen muss:

$$C_6H_{12}O_6 + 6\,O_2 \rightarrow 6\,CO_2 + 6\,H_2O$$

(Zucker + Sauerstoff → Kohlendioxid + Wasser)

Ausgeschieden wird diese Flüssigkeit gut zur Hälfte über die Niere, über den Darm (100 ml) sowie als Perspiratio insensibilis (bis zu 800 ml) und Perspiratio sensibilis über Atemluft und Haut. Selbstverständlich sind bei einer Tätigkeit, die mit starkem Schwitzen verbunden ist, Wasserabgabe und Wasseraufnahme entsprechend vermehrt.

Tab. 2.1 Wasserbilanz.

	Wasseraufnahme/Tag [l]	Wasserabgabe/Tag [l]
flüssige Nahrung	ca. 1,3	
in feste Nahrung integriert	0,7	
Oxidationswasser	0,3	
Niere		ca. 1,4
Perspiratio (in)sensibilis (Haut + Atmung)		0,8
Darm		0,1

2.2.2 Zusammenhang zwischen Ionen und Wassergehalt

Das **Flüssigkeitsvolumen** der einzelnen Räume des Körpers wird weit überwiegend durch die darin enthaltenen **Ionen** bestimmt. Deren jeweilige Konzentration wird in **Millimol pro Liter** (mmol/l) bzw. Milliosmol pro Liter (mosmol/l) angegeben.

Ionen wie **Natrium** oder **Kalium binden** große Mengen an **Wasser** (Hydrathülle). Dementsprechend müssen dort, wo sie sich befinden, adäquate Mengen an Flüssigkeit vorhanden sein. Wenn Ionenkanäle oder Ionenpumpen Ionen von der einen Seite einer Membran zur anderen befördern, sind an diesen Transport entsprechende Wassermengen gebunden, die nun ebenfalls vom einen zum anderen Raum wechseln. Entsprechendes gilt für die Haut (Schweißabgabe), den Darm und besonders für die Niere, in der zusätzlich auch noch Feinabstimmungen zwischen der Ausscheidung von Ionen und Wasser möglich sind, indem einzelne Bereiche von Tubulus und Sammelrohren einmal undurchlässig für Ionen, und einmal undurchlässig für Wasser sind.

Dies gilt für die Austauschflächen zwischen Zelle und Interstitium bzw. zwischen Interstitium und intravasalem Volumen nicht. Hier kann man davon ausgehen, dass der Wassergehalt bzw. **Wasseraustausch** zwischen den Kompartimenten grundsätzlich an den Austausch der **Ionen** gebunden ist. Die in die **Zellmembranen** eingebauten **Wasserkanäle** sind demnach für Wasser frei passierbar. In dem Ausmaß, wie Ionen durch aktive (Pumpen) oder passive (Kanäle) Vorgänge die Zellmembran passieren, muss die adäquate

Menge an **Wasser hinterherströmen**. Das bedeutet gleichzeitig auch, dass sich die Ionenkonzentrationen zwischen Zytosol und Interstitium in ihrer Gesamtmenge nicht unterscheiden können, weil so lange Wasser vom Ort einer eventuell niedrigeren Konzentration zu dem höherer Konzentration strömen muss, bis ein osmotischer Unterschied nicht mehr vorhanden sein kann. Es kann demnach lediglich die Art der Ionen diesseits und jenseits der Zellmembran unterschiedlich sein.

Verteilung der Ionen

Ohne die Proteine des Blutplasmas würden sich die Ionen der Extrazellulärflüssigkeit (Na^+, K^+, Ca^{2+}, Mg^{2+}, Cl^-, Bikarbonat = HCO_3^- und Phosphat = HPO_4^{2-}) in genau derselben Konzentration auf Interstitium und Gefäßlumen verteilen. Proteine binden jedoch aufgrund ihrer zahlreichen Ladungen Wasser. Indem die Poren der Kapillaren für alle kleinmolekularen Bestandteile des Blutes (Ionen, Nähr- und Baustoffe wie Glukose und Aminosäuren, Hormone, Abfallprodukte wie Harnstoff oder Harnsäure usw.) vollkommen frei passierbar sind, nicht jedoch für Zellen, die großen Eiweiße oder Lipoproteine wie VLDL, kommt es durch das Hydratwasser der Serumproteine zu kleineren Verschiebungen auch der ionalen Konzentrationen. Die Wasserbindung gilt allerdings auch für die zahlreichen Zuckerstrukturen der interstitiellen Grundsubstanz. In der Summe sind die Konzentrationsunterschiede so gering, dass wir sie für unsere Bedürfnisse vernachlässigen und den Gesamtraum von **intravasaler** und **interstitieller** Flüssigkeit als einheitlichen Raum mit **identischen Ionenkonzentrationen** betrachten wollen.

Im Gegensatz zu den beiden Anteilen des extrazellulären Raumes besteht jedoch in den Konzentrationen der wichtigsten Ionen **intra-** und **extrazellulär** ein **sehr ausgeprägtes Missverhältnis** (➤ Tab. 2.2). Dabei stellt **Natrium** (Na^+) das beherrschende Kation von **Plasma** und **Interstitium** dar, während **Kalium** (K^+) im **Zytosol** vorherrscht (➤ Abb. 2.25).

Aus Gründen der Elektroneutralität gehört grundsätzlich zu jedem Kation ein negativ geladenes Anion. Das beherrschende Anion des **extrazellulären** Raumes, und damit wesentlicher Partner des Na^+, ist **Chlorid** (Cl^-). Die Kaliumionen (K^+) des **Zytosols** werden durch die großen **Proteine** mit ihren zahlreichen negativen Ladungen (sog. Poly-Anionen) sowie durch **Phosphat** (HPO_4^{2-}) neutrali-

Tab. 2.2 Ionale Konzentrationen in den Räumen des Organismus.

	Extrazellulär [mmol/l]	Intrazellulär [mmol/l]
Kationen (positiv geladen)		
Natrium (Na^+)	**140**	14
Kalium (K^+)	4–5	**150**
Calcium (Ca^{2+})	2,4	0,0001
Magnesium (Mg^{2+})	0,9	1,6 (gebunden > 20)
Anionen (negativ geladen)		
Chlorid (Cl^-)	**100–110**	4
Phosphat (HPO_4^{2-})	2	**30**
Bikarbonat (HCO_3^-)	25	12
Proteine (intravasal)	15	
Proteine (interstitiell)	1	**55**
organische Phosphate wie ATP	6	55

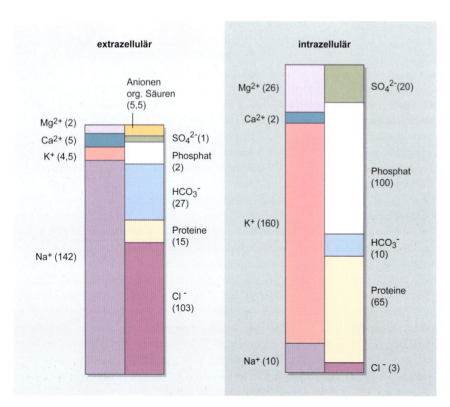

Abb. 2.25 Verteilung von Ionen (mmol/l) und Proteinen (Näherungswerte – die Literaturangaben schwanken zum Teil erheblich). [L157]

siert. Die **Gesamtkonzentration** der freien An- und Kationen intra- und extrazellulär stimmt dagegen überein (s. oben) und liegt bei **jeweils** etwa **160 mmol/l**.

> **MERKE**
> Die Ionen bestimmen mit ihrem Hydratwasser wesentlich die Gesamtflüssigkeitsmenge in den Kompartimenten des Körpers.

Die **Ionen** definieren durch ihre Konzentration die **Menge des Blutes** und damit die Höhe des **systolischen Blutdrucks** sowie den Wassergehalt und damit gleichzeitig den **Turgor** des interstitiellen Raumes. Intrazellulär bestimmen sie u. a. darüber, ob die **Zellen** ihre physiologische **Größe** erreichen oder ob sie bei Mangel bzw. Überschuss schrumpfen bzw. anschwellen.

Eine Zelle, die deutlich von ihrer physiologisch vorgegebenen Größe abweicht und keine ausreichende Zeit für ihre Regulationsmechanismen erhält, stellt ihre Tätigkeit zunehmend ein, um schließlich zugrunde zu gehen. Von daher wird verständlich, wie wichtig es ist, dass die intra- und extrazellulären Ionenkonzentrationen möglichst dicht bei der **physiologischen Konzentration** gehalten werden. Dies wird durch etliche **Hormone**, die **Nieren** sowie die **Ionenpumpen** erreicht.

> **PATHOLOGIE**
> In geringerem Umfang sind weitere Ladungsträger wie Eiweiße und Zuckermoleküle mit ihrem Hydratwasser für die Füllung der drei Räume mitverantwortlich. Besonders deutlich wird dies bei pathologischen Zuständen wie einem Eiweißverlust oder einem Diabetes mellitus, bei denen Ödeme oder eine Exsikkose entstehen.

Natrium-Kalium-Pumpe

Das **ionale Ungleichgewicht** zwischen intra- und extrazellulärem Raum entsteht durch die Tätigkeit der **Ionenpumpen** und wird u. a. deswegen benötigt, um an den Zellmembranen ein **pseudoelektrisches Potenzial** zu schaffen, ohne das die Funktion von Herz, Nervengewebe und Muskulatur mit ihren Aktionspotenzialen nicht möglich wäre. Auch die Niere und weitere Organe sind darauf angewiesen. Ionenpumpen stellen große Proteine dar, die in die Membranen der Zellen eingebaut sind und an ihren beiden Enden sowohl ins Interstitium als auch ins Zytosol hineinragen (➤ Abb. 2.26).

Die **wichtigste Pumpe** für die Herstellung des ionalen Ungleichgewichtes und damit des Ruhepotenzials an den Zellmembranen sämtlicher Zellen des Organismus ist die **Natrium-Kalium-Pumpe**. Da Pumpen grundsätzlich **aktiv** unter Verbrauch von **ATP** arbeiten, heißt diese Pumpe auch **Na$^+$-K$^+$-ATPase**. Ihre Aufgabe besteht darin, **Kalium** in die Zelle **hinein-** und gleichzeitig **Natrium** aus ihr **herauszuschaffen**. Dabei lagert sie, unter Spaltung von ATP, im Zytosol 3 Na$^+$-Ionen an, um sie durch die Zellmembran nach außen zu transportieren. Gleichzeitig werden außen 2 K$^+$-Ionen gebunden und ins Zytosol geschafft.

Die Pumpen der Zellmembranen arbeiten „rund um die Uhr" und verbrauchen dafür riesige Mengen an Energie in Gestalt des ATP.

Dies erhellt sich am besten aus der Tatsache, dass von der Gesamtenergie, die der Organismus an einem Tag aus der aufgenommenen Nahrung erzeugt, etwa die Hälfte für die Arbeit der Pumpen, zuvorderst der Na$^+$-K$^+$-ATPase benötigt wird. Jeder zweite Bissen, den der Mensch zu sich nimmt, ist demnach für die Ionenpumpen reserviert.

> **PATHOLOGIE**
> Die **Na$^+$-K$^+$-ATPase** wird durch die **herzwirksamen Glykoside** (Digoxin, Digitoxin) **gehemmt**, indem diese Substanzen an der Zellaußenseite an derselben Stelle wie die Kaliumionen binden, sodass dieselben nicht mehr angelagert werden können. Die Pumpe funktioniert aber nur, wenn sie im Gegenzug zu Natrium Kalium in die Zelle transportieren kann. Bei einer Überdosierung von Digitalis, bei der zu viele Pumpen gleichzeitig blockiert werden, muss sich Natrium in einer Menge in der Zelle anhäufen, dass dies mit dem Leben nicht mehr vereinbar ist.

Die Natrium-Kalium-Pumpe erfüllt neben der Aufrechterhaltung des ionalen Ungleichgewichts noch eine weitere, ungemein wichtige Funktion. Entsprechend den Proteinen des Blutes, die große Mengen Wasser an sich binden (onkotischer Druck) und dadurch dafür sorgen, dass trotz des hydrostatischen Drucks des strömenden Blutes, der die Serumflüssigkeit durch die Poren der Kapillaren hinauszupressen sucht, das Blutvolumen erhalten bleibt, befinden

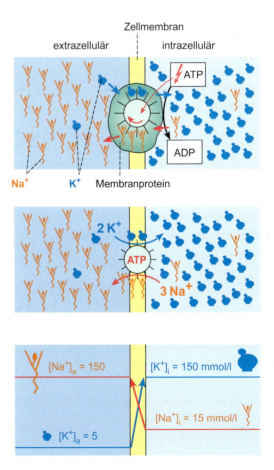

Abb. 2.26 Modell der Natrium-Kalium-Pumpe in Zellmembranen. Sie befördert unter Spaltung eines ATP-Moleküls 2 K$^+$-Ionen von außen ins Zellinnere und 3 Na$^+$-Ionen von innen nach außen. [L106]

sich auch in der Zelle große Mengen an **Eiweiß**. Weil im Interstitium nur wenig Eiweiß vorhanden ist, würden nun durch die Wasserkanäle der Zellmembranen große **Flüssigkeitsmengen ins Zytosol** gesogen, sodass die Zelle anschwellen und schließlich **platzen** müsste. Dadurch dass die Pumpe aber nun das ständig durch die Natriumkanäle in die Zelle eindringende Natrium im Austausch gegen Kalium wieder hinausschafft, wird dies **verhindert**.

Ein Austausch von Kalium gegen Natrium alleine könnte dies nicht erreichen, doch ist hierbei zu berücksichtigen, dass dem in die Zelle strömenden Natrium aus elektrischen Gründen sein Anion Chlorid folgt und gleichzeitig das an beide Ionen gebundene Wasser. Indem die Pumpe Natrium hinausschafft, folgt demselben sein Anion Cl⁻ passiv hinterher. Dadurch, dass das intrazelluläre Kalium über seine Kanäle ein Potenzial von rund -85 mV an der Zellmembran aufbaut (➤ Fach Herz-Kreislauf-System), wird das **Ausströmen** von **Chlorid** zusätzlich **begünstigt** und das Einströmen behindert. Außerdem schafft die Pumpe jeweils 3 Natriumionen hinaus, während sie im Gegenzug lediglich 2 Kaliumionen hineintransportiert.

MERKE
Im Ergebnis sorgt die Pumpe also neben dem **Erhalt von Membranpotenzial und ionalem Ungleichgewicht** auch für das **korrekte intrazelluläre Volumen**. Daraus kann man ableiten, dass es beim Energiemangel einer Zelle, der zu einer unzureichenden Konzentration von ATP führt, oder bei einer Digitalisintoxikation durch das Einströmen von Natrium, Chlorid und Wasser zu Störungen der Funktion und schließlich zu Zellschwellung und Zelltod kommen muss.

Natriumbilanz

Natrium wird überwiegend als **NaCl = Kochsalz** mit der Nahrung aufgenommen und im oberen **Dünndarm** weitgehend vollständig **resorbiert** – entsprechend der Situation an der Niere im Cotransport (Symport) mit Glukose und Aminosäuren. Die zugeführten Mengen schwanken beträchtlich, liegen in Deutschland durchschnittlich bei 12–15 g/Tag. Als eigentlicher **Tagesbedarf** für Natrium (2 g) und Chlorid (3 g) werden **5 g Kochsalz** definiert. Dies entspricht der Empfehlung durch die WHO, während die **DGE** als Referenzwerte **550 mg für Natrium** und 830 mg für Chlorid, zusammengefasst demnach **knapp 1,4 g Kochsalz/Tag** definiert.

HINWEIS DES AUTORS
Die von der Deutschen Gesellschaft für Ernährung (DGE) in der Form von **Referenzwerten** für die Bevölkerung in Deutschland vorgegebene Zufuhr essenzieller Nahrungsbestandteile wird in aller Regel als **„optimale Zufuhr"** missverstanden. Daraus wird dann weit verbreitet abgeleitet, dass diese Werte nicht überschritten werden sollten – oft genug unter Hinweis darauf, dass in solchen Fällen möglicherweise mit nachteiligen Folgen für die Gesundheit gerechnet werden muss. So steht es beispielsweise auf sämtlichen Präparaten, die in Apotheken und Drogeriemärkten zur Substitution bei Nahrungsdefiziten angeboten werden (➤ Fach Endokrinologie).
Tatsächlich jedoch entsprechen die Angaben der DGE teilweise durchaus einem vermuteten Optimum, teilweise (z.B. bei Fluorid) gehen sie darüber hinaus und in anderen Fällen entsprechen sie keinesfalls einem anzustrebenden Optimum, sondern beschreiben ungeachtet ihres „Referenzstatus" die **Untergrenze**, ein **absolutes Minimum** der jeweiligen täglichen Zufuhr. Dies gilt u.a. für Vitamin D und Selen, aber auch im Zusammenhang dieses Kapitels für die 550 mg an täglicher Natriumaufnahme. Während diese 550 mg Natrium unter der Überschrift „Referenzwerte" gelistet sind und z.B. vom Pschyrembel auch so übernommen werden, schreibt die DGE sozusagen „im Kleingedruckten" weiter unten, dass es sich dabei um „Schätzwerte für eine minimale Zufuhr" handelt. Aber wer liest das Kleingedruckte? In üblichen Angaben tauchen die DGE-Schätzungen dementsprechend und unkommentiert eben gerade nicht als Untergrenze, sondern als „empfohlene Nährstoffzufuhr" auf.
Im menschlichen Schweiß sind knapp 50 mmol Natrium/l enthalten, entsprechend rund 1100 mg (1 mmol Natrium entspricht 23 mg Natrium, ergibt mit 48 multipliziert 1100 mg). Damit würde ein Erwachsener mit leichter körperlicher Tätigkeit, der zusätzlich zur Perspiratio insensibilis (➤ Fach Dermatologie) lediglich **½ l Schweiß pro Tag** verliert, bereits die von der DGE „geschätzte", pro Tag zuzuführende Natriummenge wieder ausscheiden. Unter angestrengterer körperlicher Tätigkeit gehen leicht 1–2 l Schweiß/Tag verloren, mithin also bereits die 2- bis 4-fache Menge dessen, was offiziell als Referenzbedarf deklariert ist.
Dazu sollte man nun allerdings wissen, dass über den Darm ebenfalls Natrium verloren geht und dass die Niere zusätzliche Mengen ausscheiden muss, um überhaupt zu funktionieren. Die perfekt funktionierende Niere eines jungen Erwachsenen ist im Gegensatz zur Niere eines älteren Menschen in der Lage, dem Urin bis auf einen Restgehalt von etwa 8 mmol/l alles Natrium zu entziehen und damit dem Organismus zu erhalten. Andererseits kann sie problemlos auch 80 mmol/l (= 2 g Natrium) oder noch weit mehr ausscheiden, weil dies ihrer ureigensten Funktion entspricht. Mit einer Harnmenge von 1–1,5 l/Tag gehen also selbst bei bestehendem Natriummangel des Organismus als **absolutes Minimum** rund 10 mmol = **230 mg Natrium verloren – zusätzlich** zu den unausweichlichen Verlusten über Darm und Schweiß. Da für diese Grenzbereiche einer Natriumverarmung des ausgeschiedenen Urins hohe Aldosteron-Serumspiegel benötigt werden, wäre dies auf Dauer unausweichlich mit einer **Hypokaliämie** und **Alkalose** verbunden. Zusätzlich geht dabei das Durstgefühl gegen null, womit die **Exsikkose** nicht mehr allzu weit entfernt ist.
Grundsätzlich stellt also die Vorgabe der **WHO** mit 5 g NaCl/Tag die weit **bessere** Empfehlung dar. Vom Hypertoniker sollte dies bereits als allerdings problemlose Obergrenze ohne negative Auswirkungen auf den Blutdruck betrachtet werden, von erwachsenen Patienten mit niedrigem Blutdruck eher als Untergrenze. Stark schwitzende oder auch Menschen mit chronischer Diarrhö müssen ihren Zusatzbedarf entsprechend ausgleichen. Die weniger als 1,4 g NaCl der DGE, grundsätzlich als Referenzempfehlung missverstanden, reichen gesunden jungen Menschen ohne Schweißverluste so gerade eben als Minimum täglicher Zufuhr, ergeben aber selbst in diesen Fällen nicht den geringsten Sinn, sondern sind ganz im Gegenteil mit Gefahren für die Gesundheit verbunden.

Die übliche Ausscheidung erfolgt also in geringerem Umfang über Darm und Schweiß und im Wesentlichen über die Niere. Dabei ist nur die Niere in der Lage, ihre Ausscheidungsrate am Gesamtbestand des Organismus und an der jeweiligen Zufuhr über die Nahrung auszurichten. Erst bei einer Niereninsuffizienz kann die Darmwand diesbezüglich einen allerdings vernachlässigbar kleinen Beitrag leisten. Im Hinblick auf die auszuscheidende Menge wird sowohl die **Konzentration des Serums (Osmolarität)** als auch die **Gesamtmenge des Körpernatriums** gemessen. Während der Hypothalamus für die Messung der Osmolarität zuständig ist, wird Letzteres dadurch erreichbar, dass Natrium als wesentliches Ion der

Extrazellulärflüssigkeit adäquate Mengen Wasser bindet und hierdurch die Menge der interstitiellen sowie intravasalen Flüssigkeit definiert. Indem der Organismus das **intravasale Volumen** misst, erkennt er gleichzeitig die Menge an vorhandenem **Natrium**.

Jede Flüssigkeitsveränderung des extravasalen Raumes ist an die Gesamtmenge des vorhandenen Natriums gebunden. Damit bestimmt die Niere durch ihre **Natrium-Ausscheidungsrate** das intra- und extravasale **Volumen**. Ausgenommen von diesen üblichen sind pathologische Zustände mit vorübergehender Hypo- oder Hyperosmolarität, die aber im Hypothalamus erkannt und durch das Hormon ADH sehr schnell wieder ausgeglichen werden.

Druckmessung

Gemessen wird das intravasale Volumen durch **Pressosensoren** (Pressorezeptoren = Barosensoren = Druckrezeptoren), also durch den Druck bzw. die Spannung, die an der **Wandung der Gefäße** durch das enthaltene Blut erzeugt wird. Pressosensoren finden sich in **arteriellen Gefäßen** (Aortenbogen, Carotisgabelung, Nierenarteriolen), in **Venen** (Hohlvenen, Pfortader) sowie in **Vorhöfen und Kammern des Herzens**. Die Pressorezeptoren melden die vorliegende Wandspannung an **ZNS** (Hirnstamm und Hypothalamus) und Renin-produzierende Zellen. Über **Sympathikus**, **ADH** und **RAAS** wird dann die Niere in ihrer Ausscheidungsrate von Natrium und Wasser gesteuert. Dies gilt für einen Flüssigkeitsüberschuss wie für Mangelsituationen bis hin zum hypovolämischen oder anaphylaktischen Schock.

Bei **vermehrter Wandspannung**, verursacht durch eine Volumenüberladung, beeinflussen **ANP und BNP** von Vorhöfen und Kammern ohne „Umweg" direkt die Niere (RAAS und Sammelrohre) und die Zona glomerulosa der NNR (Aldosteron) (➤ Fach Endokrinologie). ANP wird zusätzlich im Hypothalamus produziert und wirkt auch zerebral durch Minderung des Durstgefühls, Hemmung des Sympathikus sowie der ADH-Sekretion.

Messung der Osmolarität

Neben den Pressosensoren existieren Fühler für die **Osmolarität** des Plasmas, sodass die intravasalen **Ionenkonzentrationen** (v.a. Na⁺) getrennt von der intravasalen Flüssigkeitsmenge gemessen und einreguliert werden kann. Die entsprechenden **Osmosensoren** (Osmorezeptoren) befinden sich im **Hypothalamus** und in der **Pfortader**. Kleinste Abweichungen der normalen Serumosmolarität (290 mmol bzw. mosmol/l) werden hier registriert.

Eine **Erhöhung** der Ionenkonzentration (durch starkes Schwitzen oder eine salzreiche Mahlzeit) führt zu einer Meldung ans **Durstzentrum** und zur Ausschüttung von **ADH** aus der Neurohypophyse, sodass über Wasseraufnahme und Rückresorption von Wasser aus den Sammelrohren die Hyperosmolarität ausgeglichen wird. Indem sowohl der wesentliche Osmosensor als auch Durstzentrum und Produktionsort des ADH im Hypothalamus lokalisiert sind, erfolgt die Reaktion auf eine Erhöhung der Plasmaosmolarität ohne Zeitverzögerung.

2.2.3 Regulierung der Wasserausscheidung

Während die Wasseraufnahme in weiten Grenzen variieren kann, wird die Ausscheidung durch **ADH (antidiuretisches Hormon)** sehr genau geregelt und dem tatsächlichen Bedarf des Organismus angepasst.

Die **Sammelrohre** der Niere sind für **Wasser** vollkommen **undurchlässig**. Die wesentliche hormonelle Wirkung des **ADH** entsteht nach dessen Bindung an der basalen Seite der Hauptzellen, wodurch nun Proteine gebildet werden, die in die lumenseitige Membran der Hauptzellen eingebaut als **Wasserkanäle** fungieren. Je nach der Höhe des ADH-Serumspiegels werden wenige bis zahlreiche Kanäle eingebaut, sodass die Menge an rückresorbiertem Wasser außerordentlich stark schwanken kann (➤ Abb. 2.27a). Indem pro Tag vom Ultrafiltrat der Nierenkörperchen bis zum Übergang in die Sammelrohre noch etwa 25 Liter Flüssigkeit übrig bleiben, besteht in diesem Teil der Nephrone die Möglichkeit, von einer riesigen Menge eines hypoosmolaren Urins bis hinunter zu etwa 500 ml eines hoch konzentrierten Urins (1.200 mmol/l, entsprechend der Konzentration des Nierenmarks) Zufuhr und Ausscheidung exakt aufeinander abzustimmen. Indem auch **Aldosteron** über die Natrium-Kalium-Pumpe an distalem Tubulus und Sammelrohren seine Wirkung entfaltet, entsteht eine **Feinabstimmung** zwischen der resorbierten **Flüssigkeitsmenge** und deren Natriumgehalt, also der **Osmolarität**.

Der Wasserkanal ist als großmolekulares Protein so in die Zellmembran integriert, dass er in einem zentralen Hohlraum lediglich einen sehr schmalen Durchlass für Moleküle in der Größe des H₂O gewährt. Damit Ionen wie Na⁺ oder K⁺, die kleiner sind als H₂O,

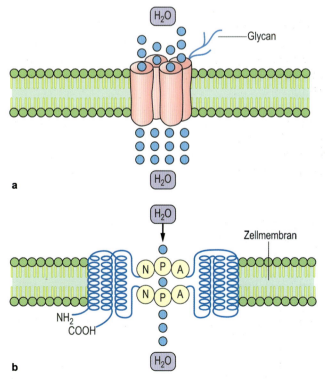

Abb. 2.27 Modell eines Wasserkanals, der unter Einwirkung von ADH in die Sammelrohre eingebaut wird. [G129]

nicht ebenfalls hindurchgelangen, gibt es im Zentrum des Proteins eine Ansammlung geladener Seitenketten, durch die geladene Teilchen wie z. B. Ionen abgehalten werden (➤ Abb. 2.27b).

Bei einer **Verminderung der Plasmaosmolarität** wird die **ADH-Sekretion** aus der Neurohypophyse **gehemmt**. Die Folge ist die Ausscheidung einer **vergrößerten hypoosmolaren Harnmenge**, wodurch die Osmolarität des Plasmas wieder ansteigt.

Wurde die Hypoosmolarität des Plasmas durch eine zu umfangreiche Aufnahme einer hypoosmolaren Flüssigkeit (im Extremfall durch destilliertes, also mineralienfreies Wasser) ausgelöst, wird diese überschüssige Flüssigkeit adäquat aus dem Körper entfernt. Entstand die Hypoosmolarität dagegen durch Verlust einer hyperosmolaren Flüssigkeitsmenge (z. B. durch einen Laxanzienabusus), wird zwar das Plasma durch diesen Mechanismus wieder isoton, doch würde es nun zur Hypovolämie bzw. zur Verstärkung einer bereits bestehenden Hypovolämie kommen. Es wird hieran deutlich, wie wichtig die getrennte Registrierung von intravasalem Volumen durch die Pressosensoren sowie die Messung der Osmolarität durch Osmosensoren ist.

Die Registrierung von Hypoosmolarität *und* Hypovolämie samt erniedrigtem Blutdruck führt über die Aktivierung von Sympathikus und RAAS zur Ausschüttung von Aldosteron. Während Aldosteron entsprechend der Stimulation durch Angiotensin II sezerniert wird und die Natriumverluste über Niere, Darm und Schweiß zu minimieren sucht, kann die Hypovolämie so lange nicht ausgeglichen werden, wie dem begleitenden Salzhunger aus Angst vor der vermeintlichen Schädlichkeit des Salzes nicht nachgegeben wird. Denn ein Mangel an Natrium im Extrazellulärraum ist unabdingbar mit dessen Mangel an Wasser verknüpft und dieser wiederum mit einem Mangel an Blutdruck. Erkennbar wird die Situation an der sympathisch erzeugten Tachykardie, verbunden allerdings mit einem zusätzlichen Mangel an Sauerstoff, weil die durch Aldosteron erzwungene Hypokaliämie und metabolische Alkalose eine Suppression des Atemzentrums bewirkt (➤ Fach Atmungssystem). Auch hieran wird wieder deutlich, wie unsinnig die breit geschürte, extrem undifferenzierte Warnung vor Kochsalz ist, von der sich selbst Hypotoniker angesprochen fühlen. „Gesundheitsaufklärung geht anders."

2.2.4 Kontrolle des Natriumhaushalts durch die Niere

Täglich werden rund 25.000 mmol = **575 g Natrium** (170–180 l Ultrafiltrat × 140 mmol Na⁺) in den Glomeruli **abfiltriert**, von denen 60 % bereits im proximalen Tubulus rückresorbiert sind. Treibende Kräfte der **Resorption** sind die **Natrium-Kalium-Pumpe**, der **Symport** mit **Glukose** und **Aminosäuren** sowie der **Austausch** (Antiport) mit **H⁺** (Na⁺-H⁺-Pumpe; ➤ 2.2.2). Die Chloridionen folgen überwiegend passiv nach. Im aufsteigenden Teil der Henle-Schleife wird bis auf einen Rest von etwa 5 % alles weitere Natrium rückresorbiert.

Die Rückresorption von Natrium ist bis zum distalen Tubulus weitgehend konstant. Erst hier sowie in den **Sammelrohren** wird die ausgeschiedene zur mit der Nahrung aufgenommenen Menge in Bezug gebracht, indem aktiv über eine **Aldosteron-abhängige Natrium-Kalium-Pumpe** die Menge an ausgeschiedenem Natrium zwischen 0,05 und 5% der filtrierten Gesamtmenge (= 290 mg–29 g/Tag) gehalten werden kann. Natriummangel der Nahrung wird mit minimierten Natriumverlusten über die Niere beantwortet, während ein Überangebot zumindest unter physiologischen Bedingungen vollständig aus dem Körper **ausgeschieden** werden kann, sofern die Gesamtaufnahme nicht die **Grenze** von **29 g/Tag** übersteigt.

Abhängigkeit des Blutdrucks von der Kochsalzaufnahme

Dabei ist allerdings zu beachten, dass es einige Stunden dauern kann, bis die Niere eine große Menge an zugeführtem Kochsalz ausgeschieden hat. Es ist also möglich, das System zu überfordern, indem ständig mit jeder Nahrungsaufnahme ein Übermaß an Kochsalz zugeführt wird. Im Ergebnis entsteht durch die Volumenzunahme der Extrazellulärflüssigkeit eine **systolische Hypertonie**, wobei sich das System offensichtlich nach einer gewissen Zeit an diese Bedingungen anpasst – erkennbar an erhöhten Renin-Serumspiegeln.

Auch und gerade im internationalen Vergleich **korreliert** der durchschnittliche **Kochsalzkonsum** einer Bevölkerung mit den durchschnittlichen **Blutdruckwerten**. So gibt es bei den Inuit mit dem insgesamt niedrigsten Kochsalzkonsum nur wenige Menschen mit einer Hypertonie (1–2 %), während in Japan mit einer durchschnittlichen NaCl-Aufnahme von 20 g/Tag etwa 30 % der Bevölkerung eine Hypertonie aufweisen. Deutschland (10–12 g NaCl, 15–20% Hypertoniker) steht etwa in der Mitte. Eine der sinnvollsten Maßnahmen zur Senkung einer essenziellen Hypertonie besteht demnach in der Restriktion des Kochsalzverbrauchs.

Dagegen besteht eine der sinnvollsten Maßnahmen zur Anhebung eines symptomatisch erniedrigten Blutdrucks, beispielsweise einer orthostatischen Hypotonie mit zerebralen Symptomen, in einem reichlichen, zumindest jedoch ausreichenden Kochsalzverbrauch oberhalb 5 g/Tag. Dies muss man den Betroffenen explizit mitteilen, weil sie es eben, wie gesagt, bisher ganz anders verstanden haben. Weitere Maßnahmen wie u.a. körperliche Aktivität werden im ➤ Fach Herz-Kreislauf-System besprochen.

Ödementstehung

Eine pathologische **Minderausscheidung von Natrium** (z. B. als Folge einer Niereninsuffizienz oder eines Hyperaldosteronismus) führt zu einer Aufweitung des extrazellulären Raumes. Es entstehen eine **systolische Hypertonie** sowie **Ödeme**, sofern die Flüssigkeitsvermehrung des Interstitiums bei **mindestens 2 Litern** liegt, weil sie andernfalls nicht als Ödem erkennbar wird.

Es gibt etliche weitere Mechanismen der Ödementstehung wie u. a. eine Rechtsherzinsuffizienz oder ein Albuminmangel. In diesen Fällen geht zunächst intravasale Flüssigkeit ins Interstitium verloren, sodass das intravasale Volumen abnimmt. Die Hypovolämie führt dann über RAAS und Sympathikus zu einer verstärkten Rückresorption von Natrium und Wasser in der Niere – so lange, bis die Normovolämie wieder erreicht ist.

Bei jeder Ödementstehung (➤ Fach Leitsymptome) ist die Niere also maßgeblich beteiligt – entweder primär durch eine Insuffizienz oder sekundär durch Steigerung des extrazellulären Volumens. Infolgedessen stellt die pharmakologische Gabe von **Diuretika** die **wirksamste Maßnahme** zur Ausschwemmung von Ödemen dar. Dies gilt v.a. auch für Notfallsituationen wie ein akut aufgetretenes Lungenödem.

2.2.5 Dehydratation und Exsikkose

Bei einer **Abnahme des Körperwassers** durch Blutverluste, übermäßiges Schwitzen, im Rahmen von Durchfallerkrankungen, rezidivierendem Erbrechen oder einer umfangreichen Verbrennung, durch einen Diabetes insipidus oder eine osmotische Diurese (Diabetes mellitus, Hypercalcämie) bestehen bezüglich der Folgen **3 unterschiedliche Möglichkeiten** (➤ Abb. 2.28):

1. **Entspricht** der Natriumverlust osmotisch dem Flüssigkeitsverlust, entsteht eine **isotone (isoosmolare) Dehydratation**. Hierbei ist die ionale Konzentration der extrazellulären Flüssigkeit unverändert. Mögliche Ursachen sind die Mehrzahl der **Durchfallerkrankungen**, **Erbrechen**, **Verbrennungen** und **Blutverluste**.
2. Gehen beim Verdursten, bei einem Diabetes insipidus oder Diabetes mellitus (osmotische Diurese durch die ausgeschiedene Glukose), bei Fieber bzw. bei starkem Schwitzen (Schweiß enthält lediglich gut 45 mmol Na^+, 45 mmol Cl^- und 5 mmol K^+) große Flüssigkeitsmengen **ohne** entsprechenden Natriumgehalt verloren, entsteht eine **hypertone (hyperosmolare) Dehydratation**, die auch als **Exsikkose** bezeichnet wird. Eine unzureichende Flüssigkeitszufuhr („Verdursten") führt über den Verlust hypotoner Flüssigkeit (Perspiratio insensibilis) immer zu einem Anstieg der Plasmaosmolarität und damit zur Exsikkose.
3. Die **hypotone (hypoosmolare) Dehydratation** mit einer Abnahme der Serum-Natriumkonzentration entsteht durch **unzureichende Salzaufnahme**, Aufnahme von hypotonen, salz- bzw. elektrolytarmen Getränken (Volvic® u. a.) oder Flüssigkeitsverluste durch **Laxanzienabusus**, bei der die ausgeschiedene Flüssigkeit mit Natrium angereichert ist. Auch der **Mangel an Aldosteron** (Morbus Addison = Insuffizienz der NNR) führt zur hypotonen Dehydratation.

Beim **Verdursten** (Exsikkose) ist zu beachten, dass die Konzentrierung der interstitiellen Flüssigkeit zu einer **Schrumpfung der Zellen** führt, indem so lange Wasser in den interstitiellen Raum strömt, bis die Konzentrationen auf den beiden Seiten der Zellmembran ausgeglichen ist. Verstärkt und beschleunigt wird die Folge einer Schrumpfung der Zellen, wenn ein Seefahrer in seiner Not Salzwasser trinkt. Im Meerwasser sind etwa 450 mmol/l Natrium, also die 3-fache Konzentration des Serums enthalten. Weil die Niere den Harn nur bis etwa 300 mmol/l Natrium anreichern kann, wird nun mehr Wasser als Salz ausgeschieden, sodass die Hyperosmolarität des Plasmas weiter ansteigt. Das Eintreten von Koma und Tod in der Folge der Schrumpfung zerebraler Zellen wird dadurch also zusätzlich beschleunigt.

Symptomatik

Vor allem bei der **hypertonen** (hyperosmolaren) Dehydratation (Exsikkose) entstehen neben den Symptomen der **Hypovolämie**

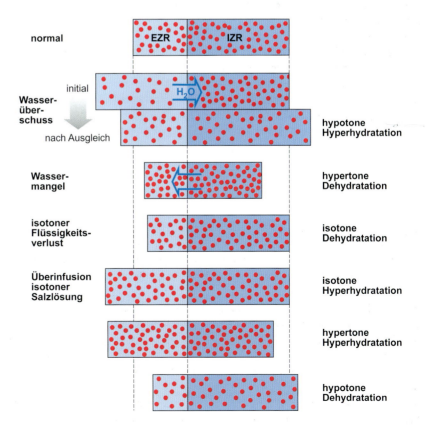

Abb. 2.28 Wasserströmungen bei verschiedenen Formen der Dehydratation. [L106]

mit Blutdruckabfall bis hin zum hypovolämischen Schock, **Oligurie** und **Durst** auch **halonierte** (eingesunkene) **Augen**, ein **verminderter Hautturgor** mit stehenden Hautfalten und **trockenen Schleimhäuten**. Beim **Säugling** und **Kleinkind** kann die Körpertemperatur steigen (sog. **Durstfieber**), weil die Schweißsekretion und damit auch die Wärmeabgabe vermindert sind.

Anpassungsvorgänge der Zellen

Entsteht im Serum, und damit auch im Interstitium eine **Hypo-** oder **Hyperosmolarität**, führt dies zu einer Anpassung der intrazellulären Flüssigkeitsmenge und damit zu einem **Anschwellen** oder **Schrumpfen** der Zellen. Erfolgt die Veränderung der extrazellulären Osmolarität nur allmählich im Verlauf mehrerer Stunden, sodass diese intrazellulären Anpassungsvorgänge v.a. zerebral nicht akut zu Koma und Tod führen, haben die meisten Körperzellen Mechanismen entwickelt, die zunächst eingetretene Veränderung der Zellgröße rückgängig zu machen und ihr ursprüngliches Volumen wenigstens einigermaßen wiederherzustellen, sofern nicht extreme Abweichungen von der physiologischen Osmolarität diese Bemühungen überspielen (➤ Abb. 2.29):

- Kommt es im Rahmen eines **hyperosmolaren Serums** bei **Hypernatriämie** oder bei einem Diabetiker mit **hohen Glukosekonzentrationen** zunächst zu einer Schrumpfung der Zellen, indem nun das Zellwasser so lange hinausströmt, bis die intra- der extrazellulären Konzentration entspricht, kann die Zelle in der Folge über einen membranständigen Carrier **Natrium**, **Kalium** und **Chlorid** in der Zelle **anreichern**, bis die intra- der erhöhten extrazellulären Konzentration entspricht. Das Zellvolumen normalisiert sich weitgehend, indem den angereicherten Ionen die entsprechende Wassermenge hinterherströmt.
- Wenn umgekehrt extrazellulär ein **hypoosmolares** Milieu entstanden ist und die Zellen zunächst durch Wasseraufnahme anschwellen, kommt es in der Folge zu einem **Ausstrom** von **Kalium**, **Chlorid** und **Phosphat**, bis eine ausreichende Annäherung an das ursprüngliche physiologische Volumen erreicht worden ist. Der Mechanismus, der den Zellen diese Anpassungsvorgänge ermöglicht, ist nicht bekannt. Man vermutet allerdings **Spannungsfühler** in den Zellmembranen, die das System des Ionentransports aktivieren.

2.2.6 Übersicht über Bedarf und Körpergehalt wichtiger Ionen und Spurenelemente (➤ Tab. 2.3, ➤ Tab. 2.4)

Tab. 2.3 Tagesbedarf der wichtigsten Ionen.

Ionen (Mineralien)	Tagesbedarf	Körpergehalt
Natrium (Na^+)	2 g (5 g NaCl) laut WHO, 550 mg laut DGE	90 g
Kalium (K^+)	2 g	200 g
Calcium (Ca^{2+})	• 1.000 mg • Schwangerschaft, Stillzeit, Osteoporose: 1–1,5 g	1.200 g
Magnesium (Mg^{2+})	• 350 mg • Schwangerschaft: 400 mg	20–25 g
Chlorid (Cl^-)	3 g (5 g NaCl) laut WHO, 830 mg laut DGE	70 g
Phosphat ($H_2PO_4^-$)	700 mg	900 g

Tab. 2.4 Tagesbedarf wichtiger Spurenelemente.

Ionen (Spurenelemente)	Tagesbedarf	Körpergehalt
Zink	10 mg	2 g
Selen	1 µg/kg KG; laut DGE 30–70 µg	20 mg
Eisen	• 10–15 mg • Schwangerschaft: 20 mg	3–5 g
Kupfer	1–2 mg	60–100 mg
Iodid	• 200 µg • Schwangerschaft: 230– µg	10–20 mg
Chrom	30–100 µg	6 mg

Zusammenfassung

Wasserhaushalt

Wasseranteil am Körpergewicht
- Mann: 60%
- Frau: 50%
- Kind: 70%

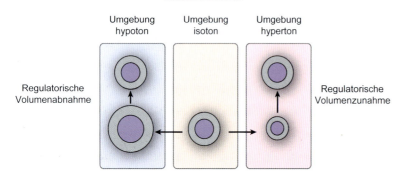

Abb. 2.29 Anpassungsvorgänge der Zellen. [L157]

Verteilung auf die Räume
- intrazellulär ⅔ des Körperwassers (40 % des Körpergewichts)
- extrazellulär ⅓ des Körperwassers (20 % des Körpergewichts)
  - Interstitium ¾ des Extrazellulärraumes (15 % des Körpergewichts)
  - intravasal ¼ des Extrazellulärraumes (5 % des Körpergewichts)

Regulierung des Natriumbestandes
- Messung der Osmolarität (v.a. im Hypothalamus)
- Messung des intravasalen Drucks (Aortenbogen, A. carotis, Nierenarteriolen)
- Feinabstimmung durch Aldosteron

Regulierung der Wasserausscheidung
- durch ADH (in den Sammelrohren)

Isoosmolare Dehydratation
- Ursachen: Blutverlust, Verbrennung, Durchfallerkrankung, Erbrechen
- Folgen: Blutdruckabfall

Hyperosmolare Dehydratation (Exsikkose)
- Ursachen: mangelnde Flüssigkeitszufuhr bis hin zum Verdursten, osmotische Diurese (Diabetes mellitus, Hypercalcämie), starkes Schwitzen, Diabetes insipidus
- Folgen/Symptome: Blutdruckabfall, Schrumpfen der (Hirn-)Zellen mit Bewusstseinsstörungen, halonierte Augen, verminderter Hautturgor, Durstfieber (Kind)

Hypoosmolare Dehydratation
- Ursachen: unzureichende Kochsalzzufuhr, elektrolytarme Getränke, Laxanzienabusus
- Folgen/Symptome: Blutdruckabfall, Anschwellung der Zellen, Hypokaliämie, Alkalose

2.3 Säure-Basen-Haushalt

2.3.1 Energiegewinnung

Das wesentliche Prinzip der Energiegewinnung im menschlichen Organismus besteht in der **Oxidation**. Kohlenstoff (C) und Wasserstoff (H), die in Kohlenhydraten, Fett und Eiweiß – also in **allen** Grundnahrungsmitteln enthalten sind, werden gegessen, Sauerstoff (O_2) wird eingeatmet. In den **Mitochondrien** der Zellen werden **C** und **H** mit O_2 zu Kohlendioxid (CO_2) (Citratzyklus) und H_2O (Atmungskette) verbrannt, woraus riesige Mengen an **ATP** sowie das „Abfallprodukt" **Körperwärme** entstehen (> Abb. 2.30). Das Prinzip des Kachelofens, in dem Papier, Holz und/oder Kohle verbrannt werden, bleibt dabei unverändert erhalten. Dies bedeutet, dass der Energiegewinn aus Kohlenhydraten und Fetten im menschlichen (tierischen) Organismus demjenigen im Kachelofen exakt entspricht: Der **physikalische** Energiegewinn **entspricht** dem **physiologischen**. Lediglich der physiologische Energiegewinn aus Eiweiß ist etwas geringer als der physikalisch mögliche, weil die Aminogruppen der Aminosäuren im Organismus aufwendig als Harnstoff entsorgt werden müssen, während der Kachelofen keine Rücksicht auf toxische Abfallprodukte nimmt.

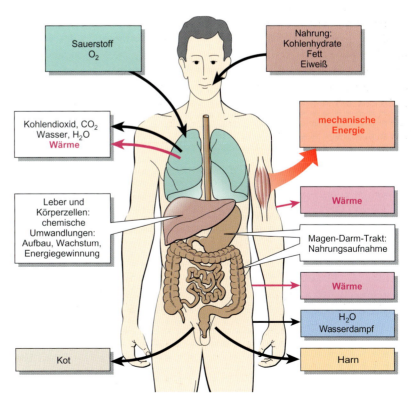

Abb. 2.30 Überführung der Nahrungsbestandteile in Energie (Wärme und ATP), H_2O und CO_2. [L106]

> **MERKE**
> $H_2 + O \rightarrow H_2O$ + große Mengen an Energie
> $C + O_2 \rightarrow CO_2$ + große Mengen an Energie

Das durch die Oxidation der Nahrung gewonnene **Wasser** (ca. 300 ml/Tag) wird über Niere, Darm und Perspiratio (in)sensibilis wieder **ausgeschieden**, sofern keine Hypovolämie besteht. Das CO_2 wird durch die Lunge **abgeatmet**. Bevor es jedoch dorthin gelangt, muss es aus den Zellen hinaus und über den Blutweg zur Lunge transportiert werden.

2.3.2 CO_2 als Säure

Ein jedes Nahrungs-C wird zu CO_2 oxidiert. **Kohlendioxid** aber ist eine **Säure**, weil es da, wo es entstanden ist, sofort zu **Kohlensäure** umgewandelt wird. Das überall im Körper vorhandene Enzym, das diese Reaktion katalysiert (beschleunigt), ist die **Carboanhydrase** (Carboanhydratase). Das Gleichgewicht der folgenden Reaktion liegt sehr weit auf der linken Seite, weil H_2O und CO_2 weit stabiler sind als Kohlensäure und weil auch der geringe Anteil an entstehender Kohlensäure wiederum nur in ganz geringem Umfang in H^+ und HCO_3^- dissoziiert. **Kohlensäure** ist aus diesem Grund eine **schwache Säure** mit einem **pH-Wert** von **6**, die man problemlos z.B. als Sprudel zuführen kann, doch ändert dies überhaupt nichts daran, dass aus jeglicher Nahrung Wasser und Säuren entstehen müssen, sodass die nahrungsbedingte „Übersäuerung" einen höchst physiologischen, evolutionär fein abgestimmten Prozess darstellt:

$$CO_2 + H_2O \rightarrow H_2CO_3 \leftrightharpoons H^+ + HCO_3^-$$

Kohlendioxid + Wasser ⇌ Kohlensäure ⇌ Proton + Hydrogencarbonat

Andererseits wird die extrazelluläre Flüssigkeit außerordentlich penibel auf den sogar schwach **alkalischen** pH-Wert von **7,40** eingestellt, überwacht von einem umfassenden System aus mehreren Organen und zahllosen Reglern und Faktoren, wodurch ein eklatantes Missverhältnis zum Resultat der Energiegewinnung entsteht. Tatsächlich würde der Mensch im eigentlichen Wortsinn keine einzige umfangreiche Mahlzeit überleben, denn bereits das Unterschreiten eines neutralen pH von 7,0 auf dem Weg zum pH-Wert der Kohlensäure wäre mit dem Leben nicht mehr vereinbar. Es ist von daher eines der Themen dieses Kapitels aufzuzeigen, auf welche Weise die „Übersäuerung" vermieden und die Nahrungsaufnahme glücklicherweise doch noch überlebt wird.

Das in jeder Sekunde in jeder menschlichen Zelle entstehende gasförmige CO_2 diffundiert problemlos durch die Zellmembran ins Interstitium. Ein Teil wird jedoch zuvor in Kohlensäure, also H^+, umgewandelt, sodass sich der intrazelluläre pH-Wert so weit vom physiologischen Wert von etwa 7,0–7,2 (*intrazellulär*) entfernen würde, dass dies mit dem Überleben der Zelle nicht vereinbar wäre. Zusätzlich entstehen auch noch in geringerem Umfang Säuren wie **Milchsäure**, **Ketosäuren** oder **Harnsäure**, die erst durch die Zellmembran hindurch nach außen gelangen müssen. Als Folge der pH-Wert-Abnahme würden z.B. die meisten Enzyme ihre Tätigkeit einstellen. Auch die Funktion weiterer Proteine, die Struktur der Zellen oder ihre Membrandurchlässigkeit wären bereits bei geringsten pH-Wert-Verschiebungen bedroht. Es gibt daher in jeder Zelle Mechanismen, die eine **übermäßige Ansäuerung verhindern**.

Ein Teil der entstehenden Protonen (H^+) wird an **Proteine**, **Phosphat** und **Bikarbonat angelagert** und damit abgepuffert. Milchsäure oder Ketonkörper gehen teilweise in den Stoffwechsel der Zellen ein und werden zu Glukose aufgebaut oder vollständig zu CO_2 verbrannt, wodurch auch die entsprechende Säure verschwindet, soweit CO_2 aus der Zelle diffundiert.

Der **wichtigste Mechanismus** zur Säureausscheidung aus der Zelle besteht allerdings in einer Pumpe, die **Protonen aus der Zelle hinaus**, und im Gegenzug **Natriumionen** in die Zelle **hineintransportiert**: der Na^+/H^+-**Antiporter**. Diese Pumpe wird in ihrer Aktivität durch eine **Azidose** der Zelle **stimuliert** und durch einen Anstieg des pH-Wertes gehemmt.

Eine weitere Möglichkeit, überschüssige Protonen (H^+) abzufangen, besteht in einem HCO_3^--Cl^--**Austauschsystem** sowie einem Na^+/HCO_3^--**Symporter**. Beide Systeme reichern das Zytosol mit alkalischem Bikarbonat (HCO_3^-) an, wodurch die Protonen **gebunden und neutralisiert** werden können:

$$(Na^+) + HCO_3^- + H^+ \rightarrow H_2CO_3 \rightarrow H_2O + CO_2$$

2.3.3 Säurebildung unter pathologischen Bedingungen

Die Säure, die in der Form von **Protonen** (H^+) oder als **Kohlendioxid** aus der Zelle hinausgeschafft wurde, **säuert** Interstitium und Blut an. Zusätzlich addieren sich unter besonderen Bedingungen weitere Säuren dazu.

Metabolische Azidose

- Bei der **Ketoazidose** des **Diabetikers vom Typ 1** entstehen kurzkettige Fettsäuren (Ketosäuren) in der Leber, die ins Blut abgegeben werden.
- Die **Muskulatur** bildet unter **Sauerstoffmangel** vermehrt Milchsäure (Laktat), die ebenfalls ins Blut gelangt (**Laktatazidose**).
- Werden Medikamente wie ASS (Aspirin®), aus der **Salicylsäure** entsteht, eingenommen, werden in Abhängigkeit von der Dosis zusätzliche Säuremengen im Blut erscheinen. Dasselbe geschieht nach der Einnahme großer Mengen an Vitamin C (**Ascorbinsäure**).
- Im Rahmen einer ausgeprägten **Hypovolämie** bis hin zum **hypovolämischen Schock** kommt es durch Milchsäurebildung in den mangelversorgten Geweben und unzureichenden Abtransport von CO_2 zur Azidose.
- Durch **Alkohol** sowie im **Hunger** erscheinen zusätzliche Fettsäuren nebst Ketonkörpern im Blut und verursachen evtl. eine Azidose (**Ketoazidose**).

- Bei der **chronischen Niereninsuffizienz** entsteht die Azidose durch die Unfähigkeit der Niere, Säure auszuscheiden.
- Die Leber entgiftet als toxisch bewertete Stoffe u.a. dadurch, dass sie sie an **Glucuronsäure** bindet und damit wasserlöslich macht. Dies gilt auch für Bilirubin als Endprodukt des Erythrozytenabbaus, das in dieser Form z.B. bei einem Stau in den Gallenwegen im Serum erscheinen kann. Natürlich entsteht aus diesen geringen Mengen nicht gleich eine Azidose, doch weist es auf das Grundprinzip und auf die Selbstverständlichkeit, mit der ganz ungeachtet des eingestellten pH-Werts extrazellulärer Flüssigkeit Oxidationen und Säurebildungen in das tierische Leben integriert wurden.
- Wenn bei ausgeprägtem **Durchfall** das alkalisierende Bikarbonat des Dünndarms verloren geht, kommt es ebenfalls zur metabolischen Azidose. Entsprechend entsteht andererseits bei rezidivierendem Erbrechen durch den Verlust der Salzsäure des Magens eine Alkalose.

Respiratorische Azidose

Neben den Formen einer metabolischen Azidose (oder Alkalose) gibt es auch die durch Lunge bzw. Atemwege verursachte respiratorische Azidose, bei der entweder durch eine willentlich gesteuerte **Hypoventilation** oder durch **Stenosierung der Atemwege (Asthma bronchiale, COPD)** oder auch einmal bei einer fortgeschrittenen **Lungenfibrose** das angefallene CO_2 nicht ausreichend abgeatmet werden kann, sodass es zur Erhöhung des Plasmaspiegels kommt (Hyperkapnie).

2.3.4 Zusätzliche Säuren der Nahrung

Die **Kohlenhydrate** und die **Fette** der Nahrung werden durch Oxidation **vollständig** in **Wasser** und **Kohlendioxid** umgewandelt. Dies gilt für die **Eiweiße** nur teilweise, indem deren Aminosäuren saure, aber auch basische Molekülanteile enthalten, sodass neben der Säure CO_2 zusätzliche Protonen H^+ sowie die Base OH^- im Organismus gebildet und wieder entsorgt werden müssen (> Abb. 2.31). Daneben entsteht aus der Aminogruppe die Base **Ammoniak** (NH_3), die überwiegend in der Leber im Harnstoffzyklus, zu etwa 5 % aber über die Niere ausgeschieden wird.

Entsprechendes gilt für Nahrungsbestandteile wie Laktat, Citrat, Acetat oder Malat – also die **Salze der entsprechenden Säuren** Milchsäure, Zitronensäure, Essigsäure oder Apfelsäure. Diese Salze stellen Säureanionen dar und besitzen **basische Eigenschaften** entsprechend dem Anion Bikarbonat (HCO_3^-) der Säure Kohlensäure (H_2CO_3).

Aus einer üblichen, gesunden Mischkost entstehen auf diese Weise insgesamt etwa **210 mmol Protonen** (H^+) pro Tag und gleichzeitig ca. **160 mmol OH^--Ionen**. H^+ und OH^- neutralisieren sich gegenseitig. Es verbleibt demnach ein Überschuss von rund 50 mmol Protonen H^+, der zusätzlich zu den > 20.000 mmol CO_2 mit daraus hervorgehendem H^+ aus dem oxidativen Abbau ausgeschieden werden muss.

2.3.5 Puffersysteme

Zum Neutralisieren der mit der Nahrung aufgenommenen bzw. physiologischerweise anfallenden großen Mengen an Säuren gibt es **Puffersysteme**, die im Normalfall eine Azidose von Zytosol und Extrazellulärraum so lange zuverlässig verhindern, bis diese Säuren

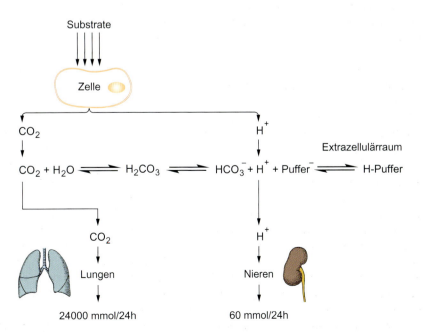

Abb. 2.31 Jegliche Nahrung („Substrate") wird in Säure umgewandelt. [L190, L252]

als CO_2 über die Lunge bzw. als H^+ über die Nieren ausgeschieden worden sind.

Ein **Puffer** ist also ein Molekül, das **Protonen** (H^+) oder **Basen** wie OH^- **anlagern** kann.

MERKE
H^+ säuert eine wässrige Lösung so lange an, wie es als H^+ vorhanden ist. Wird es an ein Molekül gebunden, existiert es also **nicht** mehr in **freier** Form, kann es die Lösung auch nicht ansäuern. Werden die aufgenommenen oder im Organismus entstandenen Säuren für ihren Transportweg zu Lunge oder Niere an einen Puffer gebunden, kann der **pH-Wert** der Körperflüssigkeiten in einem ganz engen Rahmen **konstant** gehalten werden.

Natriumbicarbonat-Puffer

Das **wichtigste Puffersystem** des Organismus ist das **Natriumbicarbonat** (= Natriumhydrogencarbonat; $NaHCO_3$). Natriumbicarbonat dissoziiert (zerfällt) in wässriger Lösung **vollständig** in Na^+ und HCO_3^-, sodass die Base HCO_3^- für das Abfangen von Protonen (H^+) zur Verfügung steht. Das hieraus gebildete CO_2 kann dann zur Lunge transportiert und abgeatmet werden, womit das ursprünglich entstandene Proton vollständig aus dem Organismus eliminiert worden ist. HCO_3^- wurde dabei allerdings **verbraucht**, sofern das H^+ nicht aus Kohlendioxid entstanden ist, und muss in der Niere regeneriert werden:

$$HCO_3^- + H^+ \leftrightharpoons H_2CO_3 \leftrightharpoons H_2O + CO_2$$

Hydrogencarbonat + Proton ⇌ Kohlensäure ⇌ Wasser + Kohlendioxid (→ Lunge)

H^+ *aus* CO_2 wird *als* CO_2 über die **Lunge** entsorgt. In Bezug auf die Puffersubstanzen ist dies **neutral**, denn so, wie aus Kohlendioxid und Wasser Säure entsteht, wird aus der Säure auch wieder Kohlendioxid, das aus dem Organismus eliminiert wird. Der zunächst verbrauchte Puffer wird vollständig regeneriert und steht für die nächste Mahlzeit zur Verfügung.

Dies gilt jedoch nicht für zusätzlich in den Körper eingebrachte oder in ihm entstandene Säuren, z. B. in der Form von **Milchsäure** oder **Ketosäuren**. Deren Protonen werden zwar auf entsprechende Weise vom **Bikarbonatpuffer** abgefangen, doch wird derselbe hierbei **verbraucht**. Dies ist einer der zahlreichen Gründe, warum die Niere den **Harn ansäuern** muss: Mit der Ausscheidung der Säuren entsteht gleichzeitig **neuer Bikarbonatpuffer**, sodass sich das System auf diese Weise regenerieren kann:

$$CO_2 + H_2O \text{ (Tubuluszelle)} \rightarrow H_2CO_3 \rightarrow$$
$$H^+ (\rightarrow \text{Urin}) + HCO_3^- (\rightarrow \text{Blut})$$

Gleichzeitig dient die ausgeschiedene Säure der Reabsorption des im Primärharn vorhandenen Bikarbonat, aus dem in Umkehrung der obigen Gleichung CO_2 entsteht, das als gasförmiges Molekül aus dem Tubuluslumen zurückdiffundieren und mit OH^- **Bikarbonat** bilden kann:

$$H_2O \text{ (Tubuluszelle)} \rightarrow H^+ (\rightarrow \text{Urin}) + OH^-$$
$$H^+ \text{ (Urin)} + HCO_3^- \text{ (Ultrafiltrat)} \rightarrow$$
$$H_2CO_3 \rightarrow CO_2 (\rightarrow \text{Tubuluszelle}) + H_2O$$
$$OH^- \text{ (Tubuluszelle)} + CO_2 \rightarrow HCO_3^- (\rightarrow \text{Blut})$$

Es wurde oben bereits dargestellt, dass dieser regelmäßig auf diese Weise (mit OH^-) beschriebene Vorgang chemisch nicht korrekt definiert ist, also formal anders formuliert werden muss, doch ist das Ergebnis identisch.

Nichtbikarbonat-Puffer

In Bezug auf Säuren, die **respiratorisch** (durch eine mangelhafte Lungenfunktion) als CO_2 entstanden sind, hat der **Bikarbonat-Puffer keine Wirkung**, denn er kann lediglich H^+ vorübergehend in CO_2 verwandeln, um dasselbe kurz darauf über die Lunge wieder zu entsorgen. Wenn ein Zuviel an CO_2 (Hyperkapnie) selbst zur Azidose führt, müsste das aus CO_2 entstandene Proton in CO_2 zurückverwandelt werden, was nicht möglich ist, weil es gerade aus CO_2 entstanden ist und von der Lunge nicht ausreichend abgeatmet werden konnte (z.B. bei Asthma bronchiale, Lungenfibrose, Hypoventilation). Hieraus geht hervor, dass in Blut und Geweben weitere Puffersysteme existieren müssen, welche die Säure CO_2 zu neutralisieren vermögen. Man spricht hier von den **Nichtbikarbonat-Puffern**.

Die wichtigsten Nichtbikarbonat-Puffer sind **intrazellulär** der **Phosphatpuffer** ($HPO_4^{2-}/H_2PO_4^-$) und die **Proteine** mit ihren Aminogruppen. **Extrazellulär** sind es die **Proteine** sowie das **Hämoglobin** der Erythrozyten. In der **Niere** wird neben **Phosphat** auch das NH_3/NH_4^+-**System** zur Pufferung bzw. Ausscheidung von Säuren benutzt (➤ Abb. 2.32).

NH_3/NH_4^+-System

Neben seiner **immunologischen** Funktion (**Säureschutz**) und der **Rückgewinnung des Bikarbonatpuffers** dient der **saure Urin** auch der **Ausscheidung des toxischen Ammoniaks** und Umwandlung in die atoxische Form des Ammoniumions (NH_4^+). Gleichzeitig wird ein Teil der ausgeschiedenen Säure durch **Ammoniak** abgepuffert, sodass der physiologische **pH-Wert** des ausgeschiedenen **Urins zwischen 4,5 und 6,5** angesiedelt ist. Neben Ammoniak sorgt auch das ausgeschiedene **Phosphat** dafür, dass der pH-Wert die Grenze von 4,5 nicht unterschreitet.

Der als Ammoniumion (NH_4^+) in den Urin ausgeschiedene Ammoniak (NH_3) bzw. das NH_3/NH_4^+-System besitzen eine weitere Funktion, indem es dazu dient, eine **metabolische Azidose abzumildern:** Aus dem Abbau der Proteine/Aminosäuren fallen täglich etwa 1.000 mmol (13 g) **Ammoniak** (NH_3) an. Etwa **95%** davon werden in der **Leber** über den **Harnstoffzyklus** entsorgt. Je nach der mit der Nahrung aufgenommenen Menge an Eiweiß entstehen so pro Tag rund 30–50 g **Harnstoff**, die im Serum eine Konzentration von 2–8 mmol/l (= Referenzbereich) erzeugen und über die

2.3 Säure-Basen-Haushalt

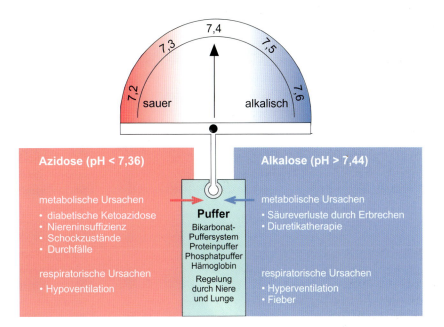

Abb. 2.32 Ursachen von pH-Wert-Verschiebungen und ihre Pufferung. [L190]

Niere ausgeschieden werden. Dieser übliche Bereich kann bei übermäßiger Eiweißzufuhr auch problemlos und völlig ohne nachteilige Folgen überschritten werden, sofern Leber und Niere störungsfrei arbeiten.

Energiegewinn aus Aminosäuren bzw. Eiweiß

Für die Herstellung eines Moleküls Harnstoff benötigt die Leber 3 ATP-Moleküle. Neben diesem zusätzlichen Energieverbrauch entsteht aus Aminosäuren von vornherein weniger Energie, weil die Moleküle nicht vollständig verbrannt werden können. Dies bedeutet, dass der Energiegewinn aus **Aminosäuren** im **Körper** (physiologischer Brennwert) **geringer** ausfällt als bei ihrer Verbrennung im **Ofen** (physikalischer Brennwert), während sich die beiden Brennwerte bei Fetten und Zuckern genau entsprechen. Dies wurde oben im Zusammenhang bereits angesprochen.

Funktion der Niere

Etwa **5 %** des pro Tag anfallenden **Ammoniaks** bindet die **Leber** an die Aminosäure **Glutaminsäure**. Das entstehende **Glutamin** wird dann auf dem Blutweg zur Niere transportiert (➤ Abb. 2.33).

Die **Niere** kehrt den Prozess um. Das in der Leber entstandene **Glutamin** wird von den Zellen des proximalen Tubulus sowohl aus dem Lumen als auch basolateral (aus dem Blut bzw. Interstitium) aufgenommen. Das Enzym **Glutaminase** dieser Zellen spaltet Glutamin wieder in **Glutaminsäure** und **Ammoniak** (NH_3). Glutaminsäure wird im nächsten Schritt unter Vermittlung des Enzyms Glutamatdehydrogenase **(GLDH)** in α-Ketoglutarsäure und ein weiteres Molekül Ammoniak gespalten. Aus der α-Ketoglutarsäure entsteht schließlich **Glukose** (Glukoneogenese), während die nun insgesamt **2 Ammoniakmoleküle** (NH_3) in das Tubuluslumen ausgeschieden und mit den **Protonen** (H^+) des sauren Urins in **Ammonium-Ionen** (NH_4^+) umgewandelt werden (➤ Abb. 2.34).

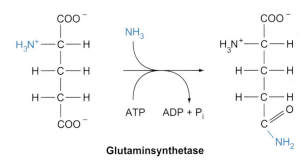

Abb. 2.33 In der Leber wird Ammoniak an Glutaminsäure gebunden, wodurch Glutamin entsteht. [L157]

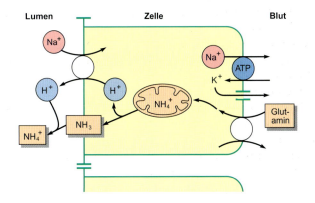

Abb. 2.34 Bildung von Ammoniak aus Glutamin; Pufferung des Urins. [L106]

Über diesen Mechanismus ist also mit der Niere – neben der eigentlich „zuständigen" Leber – ein weiteres Organ in der Lage, zumindest in geringem Umfang neue Glukose bereitzustellen (Glukoneogenese).

Bei einer **Azidose** des Extrazellulärraumes, z.B. beim längeren **Fasten** mit Verbrennung von Aminosäuren und vermehrt entstandenen und teilweise zu **Ketosäuren (Ketonkörpern)** abgebauten **Fettsäuren**, übernimmt die **Niere** einen **Großteil der Ammoniakausscheidung** (> Abb. 2.35). Der Harnstoffzyklus der Leber wird heruntergefahren, während die Niere die zusätzlich ausgeschiedene Säure (Ketosäuren) mit NH_3 puffert. Gleichzeitig entstehen aus diesem Vorgang große Mengen an Glukose.

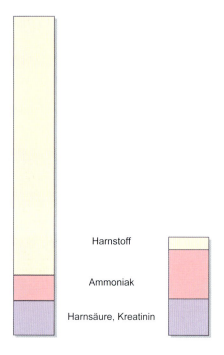

Abb. 2.35 Harnstoffbildung in der Leber unter normalen Bedingungen (links) und bei Azidose des Serums (rechts). [L157]

EXKURS

Man könnte nun vermuten, dass die Leber den pH-Wert des Serums misst und beim Entstehen einer Azidose über Enzymsysteme auf diesen so bewundernswert effektiven und konsequenten Stoffwechselweg umschaltet. Tatsächlich ist es jedoch sehr viel naiver: Für die Harnstoffbildung benötigt die Leber Bikarbonat als zentralen Teil des Moleküls, an den dann 2 Aminogruppen angebunden werden. Der Puffer Bikarbonat wurde jedoch in einem azidotischen Serum verbraucht und steht für die Harnstoffbildung nicht mehr ausreichend zur Verfügung. Und so entstand aus der Not eine Tugend, indem der ohnehin zu entsorgende Ammoniak nun der Pufferung des Harns dient und ganz nebenbei auch noch neuer Brennstoff gewonnen wird.

MERKE
Gerade beim **Fasten** mit möglichen hypoglykämischen Phasen kommt es in der **Niere** zu einer durchaus erwähnenswerten **Glukoneogenese**.

Kooperation von Lunge und Niere

MERKE
Niere und Lunge ergänzen sich in ihrer Funktion der Ausscheidung von Säuren aus dem Organismus.

Primär ist die **Lunge** für die rund 24.000 mmol CO_2 zuständig, die aus der Oxidation entstanden sind, und die **Niere** für die üblichen 50–60 mmol H^+, die aus der Nahrung oder aus dem Stoffwechsel z. B. in der Form von Ketosäuren, Milchsäure, Harnsäure, aus Alkohol oder aus Medikamenten wie Salicylsäure entstehen. Kommt es jedoch zur Abweichung vom physiologischen pH-Wert von 7,40 im extrazellulären Raum, helfen beide Organe gemeinsam, diese Abweichung auszugleichen.

- Ist z. B. eine **Laktatazidose** (vermehrte Muskelarbeit, Schock) oder **Ketoazidose** (Diabetes mellitus Typ 1, Hunger, Alkoholabusus) entstanden, die durch die vorhandenen Pufferbasen nicht ausreichend kompensiert werden konnte, **stimuliert der Überschuss an H^+** das **Atemzentrum** zur vertieften Atmung (sog. **Kussmaulatmung**). Hierdurch bedingt wird von der Lunge vermehrt CO_2 abgeatmet, die übliche CO_2-Konzentration im arteriellen Blut (40 mmHg) also vermindert (Hypokapnie), sodass ein Teil der metabolisch erhöhten H^+-Konzentration respiratorisch aus dem Körper entfernt wird und sich die Azidose abschwächt.
- Wenn metabolisch entstandenes H^+ an Bikarbonat bindet und von der Lunge als CO_2 aus dem Organismus entfernt wird, muss hieraus eine **Abnahme** des physiologischen **Bikarbonat-Spiegels** resultieren. Die Niere wird durch eine **vermehrte Ausscheidung von H^+**, aus der Bikarbonat entsteht, über die Säureausscheidung hinaus auch für eine **Regeneration des Bikarbonatpuffers** sorgen.
- Wenn die Azidose **respiratorisch** verursacht wird (unzureichende Abatmung z. B. beim Asthma-Patienten), springt die **Niere** ein, indem sie einerseits vermehrt H^+ **ausscheidet**, das die Azidose abschwächt, hierdurch aber auch verstärkt Bikarbonat bildet, das nun zur zusätzlichen Pufferung der noch im Überschuss vorhandenen Protonen zur Verfügung steht. Gleichzeitig stimuliert sie die Glutaminase-Aktivität, sodass das in der Folge vermehrt ausgeschiedene NH_3 (aus der Aminosäure Glutamin) den pH-Wert des Urins nicht unter 4,5 absinken lässt. Auch der Phosphatpuffer hilft, diese physiologische Untergrenze des Harn-pH einzuhalten (> Abb. 2.36).
- Eine **metabolisch** oder **respiratorisch** entstandene **Alkalose** wird entsprechend durch **Minderatmung** bzw. **vermehrte Ausscheidung von Bikarbonat** durch die Niere beantwortet, wodurch der Urin in solch pathologischen Fällen vorübergehend alkalisch werden kann.

2.3.6 pH-Wert des Serums

Der **physiologische pH-Wert** des arteriellen Blutes liegt bei **7,40** und damit im schwach alkalischen Bereich. Er wird außerordentlich penibel und **auf die 2. Kommastelle genau** eingestellt, fällt z. B. in Zeiten starker (körperlicher) Tätigkeit mit zusätzlich anfallenden Säuren höchstens bis **7,36** und steigt durch übliche physiologische Störungen (basische Nahrung wie Bikarbonat, Laktat oder Citrat; Erbrechen; Hypokaliämie) auf maximal pH **7,44**. Werte **oberhalb** 7,44 bezeichnet man als **Alkalose**, bei **weniger** als 7,36 spricht man von der **Azidose**.

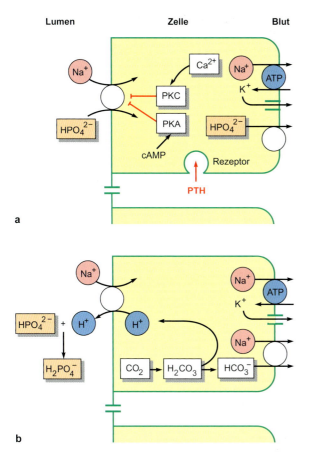

Abb. 2.36 Phosphatpuffer der Niere. [L106]

> **MERKE**
> - Azidose: < 7,36
> - Alkalose: > 7,44

HINWEIS DES AUTORS
Eine Azidose oder Alkalose ist **nur unter pathologischen Bedingungen** erreichbar (Ketoazidose des Diabetikers Typ 1 usw.) und dies gilt gleichermaßen für den interstitiellen Raum, der mit dem intravasalen Raum auch hinsichtlich des pH-Werts eine **Einheit** bildet. Es ist nicht möglich, dass der pH-Wert in einem offenen System, z.B. in einem Gefäß, an verschiedenen Stellen abweichende Werte annehmen und beibehalten kann. Aber selbst wenn diese Ersatzkonstruktion der Anhänger dieser Theorie möglich wäre, so müsste man die einschlägigen Therapien ein weiteres Mal in Frage stellen, denn die zugeführten Basen gelangen auf oralem Weg ins **Blut** und werden dem Patienten eben gerade nicht in diesen ominös „übersäuerten interstitiellen Raum" infundiert. Sollten sie aber nun doch aus dem Blut dorthin gelangen, hätte das ohnehin alkalische Blut dies längst selbst erledigen müssen – ganz und gar ohne Basenzufuhr. Therapeuten, die der **„Übersäuerung"** ihrer Patienten zu Leibe rücken wollen, bekämpfen eine Situation, die nicht existiert, denn sie behandeln nicht schwerstkranke Patienten auf Intensivstationen, sondern solche mit funktionellen bzw. alltäglichen Störungen, die vergleichsweise munter und auf eigenen Beinen ihre Praxisräume betreten. Die im Rahmen dieser „Therapien" durchgeführte Zufuhr von basischen Substanzen verschiebt den pH-Wert des Blutes in Richtung Alkalose, wodurch das **Atemzentrum** mit dem Ergebnis einer Hypoxie (Sauerstoffmangel) **gehemmt** wird und die Niere zur **Ausscheidung von Bikarbonat** gezwungen wird.

Allerdings vermag der Sauerstoffmangel durchaus ein (vorübergehendes) Wohlbefinden (**hypoxische Euphorie**; ➤ Fach Atmungssystem) zu erzeugen, woraus evtl. eine gewisse Dankbarkeit seitens des Patienten entsteht. Andererseits kann man einen Sauerstoffmangel auch kostenlos zustande bringen. Neben der **Alkalisierung des Urins** mit ungenügender Pufferung des Ammoniaks und **Begünstigung aufsteigender Harnwegsinfekte** gehen so wertvolle **Pufferbasen verloren**, die für die folgende Nahrungsaufnahme (kurzfristig) nicht mehr zur Verfügung stehen. Im ungünstigsten Fall erreicht der „Therapeut der Übersäuerung" eine **Azidose** seines Patienten. Er hat damit das bewirkt, was er bekämpfen wollte.

2.3.7 Kaliumstoffwechsel

Der Stoffwechsel des Kalium ist eng mit dem **pH-Wert** des **extrazellulären Raumes verknüpft** und wird deshalb an dieser Stelle besprochen.

Kalium (K^+) ist das wesentliche Kation des **intrazellulären Raumes** (ca. 145–150 mmol/l) und hält damit auch die jeweilige physiologische Zellgröße konstant. Im Serum liegt es (mit weitem Abstand hinter Natrium) an zweiter Stelle. Durchschnittlich enthält **Serum** 4,5 mmol/l Kalium (Referenzbereich **3,6–5,4 mmol/l**). Etwa **98%** des gesamten Kaliumbestandes von 200 g befinden sich **intrazellulär**, nur 2% außerhalb der Zellen. Aufrecht erhalten wird dieses extreme Ungleichgewicht durch die Tätigkeit der Natrium-Kalium-Pumpe.

Aufnahme und Ausscheidung

Der **Tagesbedarf** an Kalium ist mit **2 g** definiert, die durchschnittliche Kaliumaufnahme liegt bei 2–4 g/Tag. Reichlich enthalten ist es in **zellreicher Nahrung** (z.B. Fleisch), frischem **Gemüse** und **Obst** (Bananen, Aprikosen, Feigen) sowie in **Kartoffeln**. Werden die Lebensmittel allerdings zu lange gekocht, löst sich ein Teil des Kalium im Kochwasser und geht damit verloren.

Ausgeschieden wird Kalium überwiegend durch die **Niere**, in geringem Umfang auch über **Stuhl** und **Schweiß** (5–9 mmol/l). Bei vermehrtem Schwitzen kann die ausgeschiedene Menge erheblich sein. Dies gilt v.a. für eine entstehende Hypovolämie, weil Aldosteron auch an den Schweißdrüsen (und am Darm) wirkt und die Kaliumkonzentration erhöht. Hilfreich ist die Ausscheidung über den Dickdarm bei einer Niereninsuffizienz, indem hierbei bis zu einem Drittel der auszuscheidenden Menge ins Darmlumen sezerniert wird.

Kalium vermag über mindestens 6 unterschiedlich regulierte **Kaliumkanäle** aus der Zelle ins Interstitium zu strömen. Solch vorübergehende Verluste sind für die Zelle ohne Bedeutung, nicht jedoch für den **Extrazellulärraum**, weil durch dessen geringen Kaliumgehalt (nur 2% Anteil am Gesamtkörperkalium) sehr schnell erhebliche Abweichungen von der Norm entstehen können. Beispielsweise führt die Abnahme des intrazellulären Kalium um lediglich 1 % (= 2 g) zu einer Zunahme des extrazellulären Kalium um nicht weniger als 50% (von 4 g auf 6 g), woraus erhebliche bzw. lebensbedrohliche Störungen resultieren. Von daher ist die uneingeschränkte Funktion der Natrium-Kalium-Pumpe gerade auch hinsichtlich der Kaliumhomöostase von besonderer Bedeutung.

Kalium und pH-Wert

Ein Teil der Kaliumkanäle reagiert auf den pH-Wert des Interstitiums (Blutes). Bei einer Azidose werden sie weniger durchlässig. Dies wird allerdings dadurch weit überkompensiert, dass die **Na+-K+-ATPase** noch weit empfindlicher reagiert und durch eine **Azidose gehemmt** wird. In der Folge dieser Pumpenhemmung wird weniger Kalium in die Zelle zurücktransportiert und reichert sich in Blut und Interstitium an. Es resultiert eine **Hyperkaliämie** mit Auswirkungen auf das Ruhepotenzial des Herzens und weiterer Strukturen.

Diese sog. **hyperkaliämische Azidose** kann auch von umgekehrten Vorzeichen aus betrachtet werden, indem eine **Hyperkaliämie zur Azidose führt**. Ursache für diese pH-Wert-Verschiebung des Serums sind die Niere sowie die Tätigkeit der Hormone **Insulin**, **Aldosteron** und **Adrenalin**. Physiologisches Stimulanz der Insulin-Sekretion ist neben der Serumglukose und der Aufnahme von Nahrung auch die Hyperkaliämie. Dies gilt entsprechend für die NNR, in der die Hyperkaliämie direkt an der Zona glomerulosa eine Mehrsekretion von Aldosteron veranlasst. Schließlich reagiert auch das NNM mit einer Sekretion von Adrenalin. Alle 3 Hormone **stimulieren** die **Na+-K+-ATPase**, sodass sich das extrazelluläre Kalium normalisiert. Gleichzeitig jedoch erfolgt eine **Stimulation** des membranständigen **Na+/H+-Antiporters**, sodass H+-Ionen aus der Zelle ins Interstitium verschoben werden. Der biologische Sinn ist darin zu sehen, dass die nun entstehende **intrazelluläre Alkalose** die Aufnahme von Kalium in die Zellen begünstigt. Gleichzeitig wird durch die Verschiebung von Natrium ins Zytosol einer extrazellulären Hypernatriämie und Hypervolämie durch die Aldosteronwirkung an der Niere entgegengewirkt.

An den Sammelrohren der **Niere** bewirkt die Hyperkaliämie eine **Hemmung** des **K+/H+-Antiporter** (H+/K+-ATPase), sodass vermehrt **Kalium ausgeschieden**, das Serum jedoch durch die zurückbehaltenen Protonen angesäuert wird (➤ Abb. 2.37).

Der **K+/H+-Antiporter** der Sammelrohre reagiert auf eine **Hypokaliämie** mit einer verstärkten **Rückresorption** von Kalium im Austausch gegen H+. Der Urin wird also zusätzlich angesäuert, im **Serum** kommt es zur **Alkalose**. Umgekehrt wird der Antiporter durch eine Alkalose gehemmt, weil es in dieser Situation keine Protonen gibt, die er ausscheiden könnte. In der Folge entsteht aus dem Verlust an Kaliumionen eine **Hypokaliämie**. Gleichzeitig **stimuliert** eine extrazelluläre **Alkalose** die **Na+-K+-ATPase**, sodass Kalium intrazellulär angehäuft wird und im Serum eine **Hypokaliämie** entsteht. Auch hier gilt also, dass sich Hypokaliämie und Alkalose gegenseitig bedingen, was z.B. bei rezidivierendem Erbrechen bedacht werden sollte.

> **MERKE**
> Es spielt also letztendlich keine Rolle, welche Störung zuerst vorlag: **Hyperkaliämie** und **Azidose** bedingen sich genauso gegenseitig wie **Hypokaliämie** und **Alkalose**. Man kann deshalb Ursache und Folge auch schlagwortartig zusammenfassen und von der **hypokaliämischen Alkalose** und **hyperkaliämischen Azidose** sprechen.

Zusätzliche Auswirkungen abweichender Kaliumserumspiegel

Herzmuskulatur

Eine **Hyperkaliämie** verkleinert die übliche Relation des Kalium intra- zu extrazellulär von den üblichen 30 : 1 (150 : 4,5 mmol/l) auf z.B. 25 : 1. Dies hat zur Folge, dass das **Ruhepotenzial** an den Herzmuskelzellen von den üblichen -85 mV **absinkt** und sich nun bei einzelnen Zellen dem Schwellenpotenzial der Natriumkanäle von -65 mV nähert (➤ Fach Herz-Kreislauf-System). Dies bedeutet, dass nun einzelne Zellen **selbstständig** ein **Aktionspotenzial** bilden und in die Kammermuskulatur weiterleiten, obwohl sie vom Sinusknoten bzw. dem Erregungsleitungssystem gar nicht dazu „ermächtigt" worden sind. Es bilden sich **Extrasystolen**, die je nach Entstehungsort und Häufigkeit bis hin zum Tod im **Kammerflimmern** führen können. Besonders gefährdet ist hierbei ein Herzmuskel, der ohnehin durch eine Mangelsituation (KHK, Insuffizienz, Myokarditis) ein erniedrigtes Ruhepotenzial aufweist, das nun durch die Hyperkaliämie zusätzlich abgesenkt und dem Natriumschwellenpotenzial angenähert wird.

Umgekehrt könnte man bei einer **Hypokaliämie** vermuten, dass sich das Ruhepotenzial durch die nun von den üblichen 30 : 1 vergrößerte Differenz Zytosol : Interstitium auf noch negativere Werte von z.B. -90 mV absenken sollte, sodass ein derart betroffenes Herz hierdurch stabilisiert würde. Tatsächlich ist jedoch das Gegenteil der Fall, indem einzelne **Kaliumkanäle** in der Folge dieser Hypokaliämie (etwa ab 3,5 mmol/l) ihre **Durchlässigkeit verlieren**, sodass sich aus einem Aktionspotenzial heraus **kein ausreichendes Ruhepotenzial** mehr aufbauen kann. Dies bedeutet, dass sich das Ruhepotenzial auch hier bei einzelnen Zellen so weit dem Natriumschwellenpotenzial annähert, dass es zu **ventrikulären Extrasysto-**

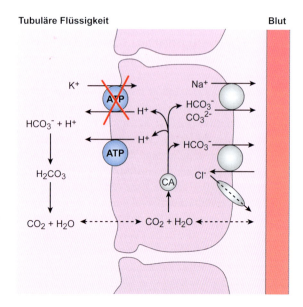

Abb. 2.37 Hemmung der H+/K+-ATPase der Sammelrohre, was zu einer vermehrten Ausscheidung von Kalium führt. [L157]

len bis hin zum **Kammerflimmern** kommen kann. Spätestens ab einer Hypokaliämie von 2,5 mmol/l besteht Lebensgefahr – bei vorgeschädigten Herzen deutlich früher.

> **ACHTUNG**
>
> **Jede** ausgeprägte **Kaliumverschiebung** (< 3,5 bzw. > 6 mmol/l) von Serum bzw. Interstitium führt zu einer **Absenkung des Ruhepotenzials** am Herzen, woraus besonders bei vorgeschädigter bzw. ischämischer Herzmuskulatur eine **Gefährdung des Patienten** resultiert. Besonders ausgeprägt wird diese Gefahr bei **digitalisierten Patienten**, weil es hier durch die Pumpenhemmung ohnehin bereits zu einem erniedrigten Ruhepotenzial kommt. Zusätzlich konkurrieren Digitalis und Kalium an der Bindungsstelle der Natrium-Kalium-Pumpe miteinander (kompetitiver Antagonismus), wodurch die Medikamentenwirkung entweder verloren geht (Hyperkaliämie) oder sehr schnell toxisch werden kann (Hypokaliämie). Bei diesen Patienten ist also neben der Überwachung des Digitalis-Serumspiegels eine peinible Kontrolle der Kaliumhomöostase von besonderer Bedeutung.

Arterien und Arteriolen

An den glatten Muskelzellen der kleinen Arterien und Arteriolen entsprechen die Auswirkungen einer **Hypokaliämie** den Auswirkungen am Herzen. Die Muskulatur der Media wird leichter erregbar, der Tonus erhöht sich mit der Folge einer Verengung, wodurch **Gefäßwiderstand** und (diastolischer) **Blutdruck steigen**. Gesteigert wird dieser Effekt durch den dem jeweiligen Kalium-Serumspiegel folgenden Magnesiumspiegel (➤ Fach Endokrinologie). In der Konsequenz lässt sich sowohl durch eine **Kalium-** als auch durch eine **Magnesiumsubstitution** der **Blutdruck senken** – zumindest bei Serumspiegeln unterhalb der Norm. Dagegen würde eine Kaliumsubstitution bei normalen oder bereits erhöhten Serumspiegeln den Blutdruck anheben, weil die Hyperkaliämie an der NNR zur Sekretion von Aldosteron führt und am NNM zur Ausschüttung von Adrenalin.

Darm

An der Muskulatur des Darmes ist der gegenteilige Effekt zu beobachten, indem die **Hypokaliämie** dort zu einer **geringeren Erregbarkeit** führt – entsprechend dem, was ohne Lähmung der Kaliumkanäle überall zu erwarten wäre. Ein **Laxanzienabusus** bei vorbestehender Obstipation führt zu einem vermehrten Flüssigkeitsverlust über den Darm. Wenn, was bei den Betroffenen regelhaft zu beobachten ist, die **Flüssigkeitszufuhr unzureichend** ist, kommt es reaktiv zum **Hyperaldosteronismus** mit der Folge eines zusätzlichen **Kaliumverlustes** über Niere, Darm und Schweiß. Die **Hypokaliämie** wird also **verstärkt**, sodass in deren Folge auch die **Obstipation** weiter zunimmt. Es entsteht ein Circulus vitiosus, aus dem die Patienten nur herauskommen, wenn sie sowohl die Flüssigkeits- als auch die Kaliumzufuhr intensivieren.

Zusammenfassung

Säure-Basen-Haushalt

- Säurebildung aus jeglicher Nahrung (ca. 1 kg CO_2/Tag → Kohlensäure)
- zusätzlicher Säureüberschuss aus üblicher Mischkost (Eiweiß, Essig, Oxalsäure, Vitamin C, Fettsäuren)
- zusätzliche physiologische oder pathologische Säurebildung (Milchsäure, Ketosäuren, Harnsäure, Fettsäuren aus dem Fettgewebe)
- Pufferung durch Bikarbonat, Proteine und Hämoglobin auf dem Weg zur Lunge (CO_2)
- Ausscheidung organischer Säuren durch die Niere (Milchsäure, Ketosäuren, Harnsäure)
- Ansäuerung des Harns: Rückgewinnung des Bikarbonatpuffers, immunologische Barriere, Ausscheidung von Ammoniak (als Ammonium)
- Verknüpfung der Kaliumhomöostase mit dem pH-Wert:
  – hypokaliämische Alkalose
  – hyperkaliämische Azidose
  – überragende Bedeutung eines normgerechten Serumspiegels (3,6–5,4 mmol/l) im Hinblick auf das Ruhepotenzial der Zellen

KAPITEL 3
Untersuchung

3.1	Anamnese	57	3.3.8	Sediment	63
			3.3.9	Kreatinin-Clearance	63
3.2	Palpation	57	3.3.10	Diagnostik von Steinen	63
3.3	Urinuntersuchung	58	3.4	Apparative Untersuchungen	64
3.3.1	Geruch und Aussehen des Urins	58	3.4.1	Sonographie	64
3.3.2	Mittelstrahlurin	58	3.4.2	Röntgen, CT und MRT	64
3.3.3	Zweigläserprobe	59	3.4.3	Pyelographie	64
3.3.4	Dreigläserprobe	59	3.4.4	Zystoskopie	64
3.3.5	Katheterisierung	59	3.4.5	Miktionszystourethrographie	65
3.3.6	Blasenpunktion	59	3.4.6	Angiographie	66
3.3.7	Teststreifen	59	3.4.7	Nierenbiopsie	66

3.1 Anamnese

Niere und ableitende Harnwege können gemeinsam oder isoliert erkranken. Die jeweilige Erkrankung kann Teil oder Folge eines systemischen Krankheitsgeschehens sein, aber auch mehr oder weniger ausschließlich Niere und/oder Harnwege betreffen. Dementsprechend findet man urologische Symptome, die der Patient schildert, isoliert oder als Teil eines komplexen Geschehens.

Urologische Symptome sind häufig sehr typisch und hinweisend. Zum Beispiel sind Symptome wie **Pollakisurie**, **Dysurie** oder **Kolikschmerzen**, die von der Flanke bis in Leiste oder Genitalbereich ausstrahlen, problemlos zuzuordnen. Andererseits gibt es zahlreiche Symptome, die urologisch bedingt sein können, aber differenzialdiagnostisch zahlreiche Alternativen offenlassen. Hier ist u.a. an Ödeme oder eine neu entstehende bzw. erstmals diagnostizierte Hypertonie zu denken, aber auch an nur scheinbar gut definierte Symptome wie eine Oligurie oder eine Hämaturie, z.B. bei marcumarisierten Patienten. Manche urologischen Symptome sind vorwiegend **psychosomatisch** definiert, weil mit den üblichen Untersuchungsmethoden keine somatische Ursache zu eruieren ist. Hierher gehört z.B. die Enuresis nocturna oder die sog. Reizblase, bei der die Medizin oft vergeblich nach dem Reiz fahndet.

Wesentliche Beschwerden und Symptome, die ursächlich oder sekundär urologisch entstehen können, sind in ➤ Tab. 3.1 aufgelistet.

3.2 Palpation

Palpatorisch sind weder die Niere noch Anteile der Harnwege zu erfassen, doch kann man bei einer Entzündung der Blase (Zystitis) einen **suprapubischen Druckschmerz** auslösen und bei einer Entzündung der Niere (Pyelitis, Pyelonephritis, Nephritis) **Klopfschmerzen** über dem betroffenen **Nierenlager**. Da hierbei erhebliche Schmerzen entstehen können, hat diese Untersuchung mit äußerster Zurückhaltung zu erfolgen. Andererseits können Klopfschmerzen in der Flanke auch im Rahmen einer Interkostalneuralgie bzw. – besonders häufig – einer Blockade des entsprechenden Wirbelsäulensegmentes ausgelöst werden, weil in deren Folge schmerzhafte Myogelosen der zugehörigen Muskulatur entstehen. Der Patient berichtet zumeist pauschal von „Nierenschmerzen". Die Unterscheidung gelingt am sichersten dadurch, dass man nun auf derselben Segmenthöhe **von ventral untersucht:** Während dabei eine Nierenbeteiligung unverändert schmerzhaft imponiert, lässt sich bei einer vertebragenen Ursache kein Druck- oder Klopfschmerz mehr erzeugen. Daneben gehen Entzündungen der Niere in der Regel mit zumindest mäßigem Fieber einher, was bei einer vertebragenen Ursache im Allgemeinen nicht möglich ist.

Ansonsten ist die körperliche Untersuchung lediglich dazu geeignet, **indirekte Hinweise** auf eine **mögliche Nierenerkrankung** zu erfassen. Zu denken ist hierbei an Ödeme (evtl. nur in Form von Lidödemen), Blutdruckerhöhung, Hautverfärbungen (fahl) oder Geruch des Patienten nach Urin bei der Urämie. Eine Nierenarterienstenose ist manchmal als Stenosegeräusche auf Höhe L1/L2 zu auskultieren, wobei natürlich auch die Aorta selbst betroffen sein könnte.

Bei Frauen ist an einen vaginalen Abstrich, bei Männern an die Palpation der Prostata über das Rektum zu denken. Eine vaginale Kontamination (mit entsprechendem Fluor vaginalis) ist häufig die Quelle rezidivierender Harnwegsinfekte. Bei einer Prostatitis tastet sich die Prostata weich oder prall-elastisch, in jedem Fall aber druckschmerzhaft. Anamnestisch wird der Patient evtl. von Dysurie und Pollakisurie sowie von Schmerzen berichten, die in Dammregion, Rücken und Unterbauch ausstrahlen.

Tab. 3.1 Urologische Symptome und deren mögliche Ursachen.

Symptome	Mögliche Ursachen	Klinik, Labor
Harndrang, Algurie, Dysurie, Pollakisurie, Nykturie, evtl. Makrohämaturie, suprapubische Schmerzen	Infektion der unteren Harnwege (Zystitis – eventuell im Verein mit einer Urethritis)	Druckschmerz über der Blase, kein Flankenklopfschmerz, kein Fieber; Bakteriurie (> 10^5 Keime/ml), Leukozyturie, Hämaturie
Fieber mit Schüttelfrost, Schmerzen im Nierenlager, Übelkeit – evtl. mit Erbrechen	Infektion der oberen Harnwege (Nierenparenchym und/oder Hohlraumsystem)	Klopfschmerz über dem Nierenlager, Fieber; Bakteriurie > 10^5 Keime/ml, Leukozyturie, Hämaturie, Zylinder im Urinsediment
Polyurie – evtl. verbunden mit Exsikkose und Blutdruckabfall	osmotische Diurese (Glukose, Ca^{2+}, Harnstoff), ADH-Mangel (Diabetes insipidus), Morbus Addison, Polydipsie, Diuretika	Bestimmung der Konzentration von Elektrolyten, Glukose und Harnstoff in Serum und Urin, Serumspiegel von ADH und Aldosteron
symmetrische Ödeme	Eiweißverlust über die Niere bis hin zum nephrotischen Syndrom; DD: Rechtsherzinsuffizienz, CVI, primäres Lymphödem, Myxödem	Bestimmung der Proteine in Plasma und Urin, Ultraschall, Entzündungsparameter
Hypertonie	Glomerulopathie, Nierenarterienstenose; DD: unzählige weitere Ursachen	Ultraschall, Angiographie, Harnuntersuchung, Prüfung der Nierenfunktion (Kreatinin usw.), Abklärung der DD
Flankenschmerzen	Stein im Nierenbecken, Pyelonephritis ohne Fieber, muskulär (z. B. bei Blockaden der Wirbelsäule)	körperliche Untersuchung, Harnuntersuchung, Ultraschall, Serumparameter
kolikartige Schmerzen vom Nierenlager oder vom seitlichen Oberbauch zu Leiste oder Genitalregion	Ureterkolik (Steine, Blutkoagel)	Harn- und Blutuntersuchung z. B. auf Calcium, Harnsäure, Oxalat, Phosphat und Cystin, Ultraschall, i.v.-Pyelographie

3.3 Urinuntersuchung

3.3.1 Geruch und Aussehen des Urins

Die Urinuntersuchung (Urinstatus) bietet einen Hinweis auf ein breites Spektrum an möglichen Erkrankungen. Sie ist im Alltag leicht und schnell durchzuführen, weil hierfür eine Reihe von **Teststreifen** zur Verfügung stehen (z. B. **Combur**® 10, Medi Test Uryxxon®, Multistix® 10, Servo® 10). Zuvor sollten allerdings **Farbe** und **Geruch** der Harnprobe dazu benutzt werden, mögliche Pathologika zu erkennen und zuzuordnen.

Normaler Urin riecht durchaus schwach **aromatisch**, teilweise nach **Fleischbrühe**, jedenfalls nicht unangenehm, ist klar und je nach Flüssigkeitsaufnahme und entsprechender Ausscheidungsrate **hell- bis dunkelgelb**. Diese physiologische Färbung resultiert aus Hämoglobinabbauprodukten wie Urobilin und sog. Urochromen (Chroma = Farbe). Das ebenfalls über den Harn ausgeschiedene Urobilinogen ist farblos, auch wenn es meist als gelb bezeichnet wird.

Häufig sind die folgenden pathologischen **Abweichungen:**
- Erscheint der Urin, bei reichlichen Mengen, als extrem **blass**, ist an einen Diabetes insipidus bzw. an eine osmotische Diurese (Diabetes mellitus, Hyperkalzämie) zu denken.
- Für eine auffallend **intensive** Färbung könnte neben einer Konzentrierung des Urins oder einer Mehrausscheidung von Urobilin bei der hämolytischen Anämie auch die Einnahme von B-Vitaminen ursächlich sein.
- **Hellbraun** („bierbraun") bis **dunkelbraun** wird der Urin durch wasserlösliches (glukuronidiertes) Bilirubin – abhängig vom Serumspiegel und der entsprechend ausgeschiedenen Menge (➤ Fach Verdauungssystem).
- **Dunkelbraune** bis **schwarze** Verfärbungen entstehen bei umfangreicher Hämolyse bspw. beim Schwarzwasserfieber im Rahmen einer Malaria tropica oder durch ausgeschiedene Porphyrine.
- Die **Rotfärbung** des Urins resultiert meistens aus einer **Makrohämaturie**. Im Einzelfall kommen aber auch Nahrungsbestandteile wie Rote Bete (sog. **Beturie**), Hämoglobin (**Hämoglobinurie**) oder Medikamente (u. a. Metronidazol und Chinin) in Frage.
- Einer **Trübung** könnte beigemischter Eiter, Schleim oder Lipide im Rahmen einer Glomerulopathie zugrunde liegen. Eine wolkige Trübung kann, v.a. bei Abkühlung des Urins, von Schleim oder reichlich enthaltenen Phosphaten herrühren.

3.3.2 Mittelstrahlurin

Die zu untersuchende Urinprobe wird am besten als sog. Mittelstrahlurin gewonnen, indem der Patient den ersten Harnstrahl verwirft, um erst die folgende **(mittlere)** Portion in einem sauberen Gefäß aufzufangen. Dadurch werden Verunreinigungen aus dem äußeren Genitalbereich bzw. der Harnröhre vermieden und hauptsächlich der Urin aus Harnblase bzw. Niere erfasst. Wenn immer möglich, sollte der Patient vor Gewinnung der Harnprobe den äußeren Genitalbereich mit warmem Wasser gereinigt haben.

Wegen der üblicherweise raschen Veränderung des Urins bei Zimmertemperatur bzw. auch wegen der schnellen Vermehrung evtl. enthaltener bakterieller Keime sollte die **Untersuchung** möglichst **direkt** im Anschluss an die Uringewinnung erfolgen. Ist das nicht möglich, muss die Harnprobe kühl (Kühlschrank) und dunkel aufbewahrt werden.

Bei **Säuglingen** bzw. **Kleinkindern** erfolgt die Uringewinnung mittels spezieller **Plastikbeutel**, die auf den Genitalbereich „geklebt" werden.

MERKE
Die **selbstständige Differenzierung** der möglichen **bakteriellen Ursache** einer Infektion mittels Bakterienkultur (Uricult® bzw. Agarplatte) ist dem Heilpraktiker **nicht erlaubt** (§ 44 IfSG). Allerdings dürfen Urin bzw. Uricult® zur weiteren Abklärung ans Labor weitergeleitet werden.

3.3.3 Zweigläserprobe

Beim Verdacht auf eine **isolierte Urethritis**, z. B. im Rahmen einer Gonorrhö, kann man den Urin auch fraktioniert mittels der sog. Zweigläserprobe gewinnen. Hierbei wird der erste Anteil (ca. 15–20 ml) vom Patienten im ersten Glas aufgefangen, die nachfolgende Portion (ca. 200 ml) im zweiten. Im Fall einer eitrigen Urethritis (Gonorrhö) wäre die erste Portion eitrig-trübe, die nachfolgende (aus der Harnblase) klar. Es sei daran erinnert, dass der Heilpraktiker beim dringenden Verdacht auf eine meldepflichtige oder sexuell übertragene Erkrankung (Gonorrhö) nach § 24 IfSG keine Untersuchungen durchführen darf, die über eine erste Kenntnisnahme der Situation hinausgehen (➤ Fach Infektionskrankheiten, ➤ Fach Gesetzeskunde).

3.3.4 Dreigläserprobe

Bei der Dreigläserprobe wird, v. a. beim Verdacht auf eine **Prostatitis**, der Harn in drei getrennten Portionen aufgefangen und untersucht. Erste und zweite Portion werden Urethra und Harnblase zugeordnet. Die dritte wird abschließend nach (rektaler) Prostatamassage gewonnen und erfasst damit deren Exprimat. Diese Untersuchung darf auch vom Heilpraktiker prinzipiell durchgeführt werden, doch ist hier wiederum daran zu denken, dass die bakteriellen Keime einer Prostatitis in der Regel sexuell übertragen werden (§ 24 IfSG).

3.3.5 Katheterisierung

Die Katheterisierung (➤ Abb. 3.1) beinhaltet stets die **Gefahr einer Keimeinschleppung**, weil die Urethra zumindest distal bakteriell besiedelt ist. Sie bleibt deshalb bei diagnostischer, nicht therapeutischer Indikation **besonderen Fragestellungen** vorbehalten – z. B. Situationen, bei denen eine suprapubische Punktion nicht möglich ist.

3.3.6 Blasenpunktion

Eine Urinprobe kann auch **steril** durch eine suprapubische Blasenpunktion gewonnen werden (➤ Abb. 3.2). Die Punktion der Harnblase direkt oberhalb der Symphyse bleibt als invasive Methode üblicherweise dringenden diagnostischen Fragestellungen oder der Entlastung des Patienten bei akutem Harnverhalt vorbehalten, wenn eine Katheterisierung z. B. wegen einer massiv vergrößerten Prostata nicht mehr möglich ist, alternativ auch der Ableitung des Urins an Stelle eines Dauerkatheters. Bei der Blasenpunktion ist **jeder Keimnachweis** als **pathologisch** anzusehen, während bei der

üblichen Uringewinnung definitionsgemäß die Anzahl von 10^5 Keimen überschritten werden muss.

ACHTUNG
Die leere Harnblase überragt den oberen Symphysenrand nicht. Eine **Harnblasenpunktion** darf deshalb ausschließlich bei **gut gefüllter Harnblase** erfolgen.

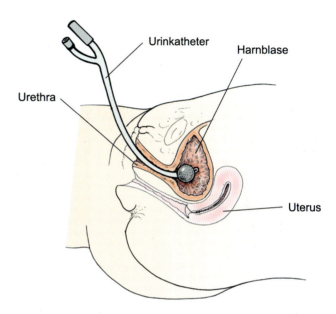

Abb. 3.1 Katheterisierung der Blase zur Uringewinnung. [E611]

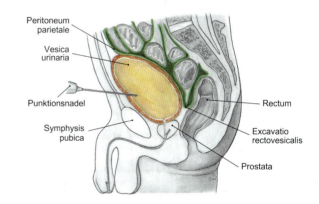

Abb. 3.2 Suprapubische Blasenpunktion bei gefüllter Harnblase. [S007-22]

3.3.7 Teststreifen

Man taucht den Teststreifen für einen kurzen Augenblick in den frischen Urin. Alternativ zum Abtrocknen des Teststreifens mit Papier reicht dessen Abstreifen am Becherrand vollkommen aus. Nach 1–2 Minuten wird der Farbumschlag der einzelnen Felder gemäß der Farbskala des Röhrchens gedeutet (➤ Abb. 3.3). Wie schon die Bezeichnungen der konfektionierten Urinteststreifen erwarten lassen (z. B. Combur® 10, Medi Test Uryxxon®, Multistix® 10, Servo® 10), werden damit bis zu 10 verschiedene Parameter erfasst.

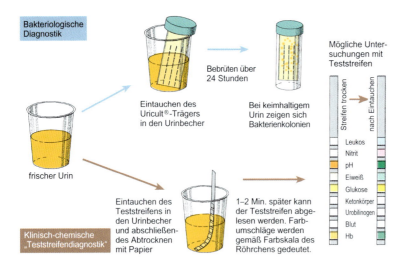

Abb. 3.3 Urinuntersuchung mit Teststreifen. [L190]

> **MERKE**
> Die mit Urin-Teststreifen erfassten Parameter kann man gedanklich als **GELENKBUSS** auflisten:
> - **G**lukose
> - **E**rythrozyten, Blut
> - **L**eukozyten
> - **E**iweiß
> - **N**itrit
> - **K**etonkörper
> - **B**ilirubin
> - **U**robilinogen
> - **s**pezifisches Gewicht (Dichte)
> - **S**äure (pH-Wert)

Glukose

Glukose erscheint im Urin, wenn die **Nierenschwelle** von ca. **180 mg/dl** im Serum **überschritten** ist, weil es dann zur Sättigung des Glukose-Carriers im proximalen Tubulus kommt. Von den seltenen angeborenen Störungen mit Insuffizienz des Glukose-Carriers im proximalen Tubulus abgesehen ist die Ausscheidung von Glukose demnach ein Hinweis auf einen **Diabetes mellitus**.

Hämaturie (➤ Abb. 3.4)

Blut kann als Mikro- (nur mikroskopisch erkennbar) oder Makrohämaturie (Rotfärbung des Urins bei > 50 Erythrozyten/Gesichtsfeld im Mikroskop) erscheinen. **Einzelne Erythrozyten** im Urin sind (entsprechend einzelner Leukozyten oder Tubulusepithelien) **physiologisch**, weil die Niere bis zu 2 Mio./Tag durch ihren Filter passieren lässt. Dies ist mit den Teststreifen noch nicht nachweisbar.

Eine (nachweisbare) **isolierte Mikro-** (ab 2 Erythrozyten pro Gesichtsfeld) oder **Makrohämaturie ohne Leukozyturie** oder weitere Veränderungen weist auf eine **Blutungsquelle** hin (Stein, Tumor, Tuberkulose, Verletzungen). Auch bei **marcumarisierten** Patienten oder als Verunreinigung während der **Menses** ist eine isolierte Blutung möglich. Entsprechend der orthostatischen Proteinurie findet man eine sporadische Mikrohämaturie sogar manchmal physiologischerweise nach körperlichen Anstrengungen. Dies bedarf einer Kontrolle nach vorausgehender Ruhephase, am besten also morgens, bevor man sich vorschnell mit dieser Erklärung einer Hämaturie zufrieden gibt.

Ist die Hämaturie dagegen mit **Leukozyturie** und evtl. einer **Bakteriurie** vergesellschaftet, ist die Ursache eine **Entzündung** im oberen und/oder unteren Harntrakt.

Beim Nachweis **fehlgestalteter** (sog. **dysmorpher**) **Erythrozyten** liegt die Ursache zumeist im Glomerulus, zumindest jedoch pauschal in der Niere, weil eine mechanische Veränderung der Zellen in den Harnwegen nicht mehr in Frage kommt. Die Konstellation aus dysmorphen Erythrozyten, Erythrozytenzylindern und einer Proteinurie > 500 mg/Tag ist besonders typisch für eine **Glomerulonephritis**. (Erythrozyten-) Zylinder entstehen, wenn Erythrozyten (oder weitere Zellen) im Tubulus von Tamm-Horsfall-Protein (➤ 3.3.8) eingeschlossen werden.

Leukozyten

Leukozyten erscheinen im Urin in der Regel vergesellschaftet mit einer Hämaturie und Proteinurie, oft auch einer Bakteriurie als Hinweis auf die **entzündliche**, evtl. bakterielle Ursache.

Eiweiß (➤ Abb. 3.5)

Proteine erscheinen beim Gesunden nur in geringsten Mengen im Urin (< 150 mg/24 Std. bzw., auf **Albumin** bezogen, < **30 mg/24 Std**.). Dies wird von den Teststreifen noch nicht angezeigt (erst ab > 300 mg/24 Std.). Die glomeruläre Barriere aus Kapillarporen, Basalmembran, Schlitzporen sowie deren negative Ladungen verhindern den Übertritt von Albumin und noch größeren Eiweißen nahezu vollständig. Die geringen Mengen, die dieses Filter passieren, werden üblicherweise von den proximalen Tubulusepithelien mittels

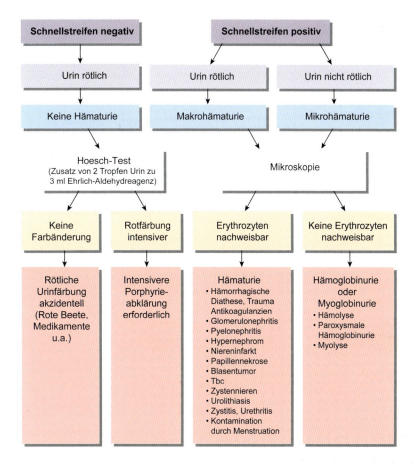

Abb. 3.4 Differenzialdiagnosen der Hämaturie. [L157]

Endozytose reabsorbiert. Dies gilt auch für Proteine, die kleiner sind als Albumin (z. B. Peptidhormone, Apoproteine oder Enzyme).

Lediglich dann, wenn solch kleine Proteine in großen Mengen im Organismus entstehen und die Kapazität des proximalen Tubulus überfordern, erscheinen auch bei unveränderten Glomeruli größere Mengen an Eiweiß im Urin. Diese Formen einer **prärenal** verursachten Proteinurie kann man mit dem Begriff der „**Überlaufproteinurie**" belegen. Erkrankungen, bei denen dies regelhaft geschieht, sind z. B. das **Plasmozytom** (Morbus Kahler, multiples Myelom) mit seinen unvollständigen Immunglobulinen (Leichtketten, sog. Bence-Jones-Protein), die **Amyloidose** sowie manche **Lymphome**.

Wesentliche **renale** Erkrankungen, bei denen der glomeruläre Filter für Eiweiße durchlässig wird, sind verschiedene Formen der **Glomerulonephritis, Schäden am Glomerulus** bei Hypertonie oder Diabetes mellitus (Mikroangiopathie), bei **Rechtsherzinsuffizienz** infolge des Rückstaus oder im **Fieber**.

Daneben existieren aber auch Formen, die nicht unbedingt als pathologisch anzusehen sind wie die sog. **orthostatische Proteinurie** (synonym mit **Marschalbuminurie**), die hauptsächlich Jugendliche betrifft und **nur** nach angestrengten **körperlichen Tätigkeiten** auftritt. Die eigentliche Ursache ist unklar.

Wenn der Eiweißverlust über die Niere die Grenze von **3,5 g/24 Std.** überschreitet, spricht man von einer **großen Proteinurie**. Es entsteht das **nephrotische Syndrom** (➤ 4.4), das sich aus dem Eiweißverlust und dessen Folgen zusammensetzt. Die wesentlichen Ursachen sind eine fortgeschrittene Glomerulonephritis, eine Hypertonie, Medikamentenwirkungen sowie die Folgeschäden eines Diabetes mellitus (Glomerulosklerose). Hierbei entsteht trotz reaktiv gesteigerter Lebersynthese eine **Hypalbuminämie**, deren verminderter onkotischer Druck im Verein mit gesteigerter Natriumrückresorption zu **Ödemen**, evtl. auch zu einem **Aszites** führt. Wird die große Proteinurie durch die Ausscheidung eines exzessiv produzierten **Bence-Jones-Proteins** beim Plasmozytom verursacht, entstehen logischerweise **keine Ödeme**.

> **MERKE**
> Es ist möglich, dass die Leichtketten des Plasmozytoms oder weitere Paraproteine dem Nachweis durch die Uninteststreifen entgehen, weil dieselben hauptsächlich für **Albumin** entwickelt worden sind. Beim klinischen Verdacht sollte also der Urin laborchemisch untersucht werden – z. B. mit Sulfosalicylsäure oder Trichloressigsäure.

Neben der prärenalen sowie renalen Proteinurie entsteht vereinzelt auch die **postrenale** Form, bei der im Rahmen einer **ausgeprägten Zystitis** unter Beteiligung der Blasenwandung mit lokal freigesetzten Immunglobulinen oder auch **tumorbedingt** Eiweiß im Urin erscheint. Im Einzelfall kommt auch eine Verunreinigung durch einen Fluor vaginalis in Frage.

Neben den üblichen Teststreifen (Combur® 10 usw.) sind inzwischen auch besonders empfindliche Urinteststreifen auf dem Markt, die eine **Mikroalbuminurie**, also den Bereich von 30–300

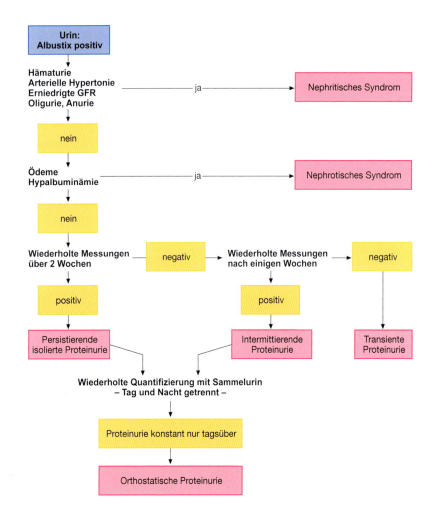

Abb. 3.5 Abklärung einer Proteinurie. [L141]

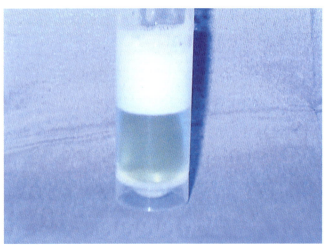

Abb. 3.6 Schüttelschaum bei Proteinurie. [R132]

mg Ausscheidung pro Tag anzeigen. Dies ist ein früher und empfindlicher Hinweis auf **Nierenschäden** durch einen Diabetes mellitus, eine arterielle Hypertonie oder eine Glomerulonephritis.

Ähnlich der Situation bei der Anwesenheit von Bilirubinglukuronid im Urin **schäumt** die Flüssigkeit beim **Schütteln** auch bei der Anwesenheit von **Eiweiß**, weil zahlreiche Proteine bzw. die Aminosäuren, aus denen sie bestehen, **amphiphil** sind, also Seifenmoleküle bzw. Syndets darstellen (➤ Abb. 3.6).

Nitrit

Nitrit ist ein Hinweis auf eine **bakterielle Infektion**, weil die wesentlichen Verursacher von Harnwegsinfekten (Escherichia coli, Enterokokken, Proteus usw.) das Nitrat des Serums in den Harnwegen zu Nitrit reduzieren. Es gibt allerdings auch Bakterien wie **Chlamydien** oder **Mykoplasmen**, die **kein Nitrat** verstoffwechseln und deshalb dem Streifentest entgehen. Da gerade diese beiden Spezies als intrazellulär lebende Keime weder auf Agarplatten wachsen noch im Harnsediment nachzuweisen sind, entgehen sie regelhaft den üblichen Nachweismethoden.

Ketonkörper

Ketonkörper entstehen bei der **Ketoazidose** des Typ-1-Diabetikers, im **Hunger** (Lipolyse mit vermehrtem Abbau von Fettsäuren zu Ketonkörpern) sowie beim **Alkoholabusus** (Ethanol → Acetaldehyd → Essigsäure → Ketonkörper) und werden dann vermehrt mit dem

Urin ausgeschieden. Auch bei der **Hyperkaliämie** (z. B. Addison-Krankheit) mit resultierender metabolischer Azidose erscheinen zusätzliche Ketonkörper im Harn. Eine tägliche Ausscheidung zwischen 30 und 150 mmol gilt als normal.

Bilirubin

Bilirubin erscheint im Ultrafiltrat, wenn es durch Glukuronidierung wasserlöslich gemacht wurde. Dies gehört zu den Funktionen der Leber. Wenn also Bilirubin im Urin erscheint, muss es sich zuvor in der Leber befunden haben. Ursachen sind demnach intrahepatische (z.B. Hepatitis, Zirrhose) oder posthepatische Störungen (Rückstau bei Verschluss der Gallenwege). Der Urin ist je nach Bilirubin-Serumspiegel hell- bis dunkelbraun verfärbt, mit gelbem Schüttelschaum, weil das glukuronidierte Bilirubin ein sog. amphiphiles Molekül entsprechend einem Seifenmolekül darstellt und deswegen gemeinsam mit Wasser und Luft Schaum bildet. Der Patient ist ab einem Serumspiegel von 2 mg/dl ikterisch.

Urobilinogen

Urobilinogen und Urobilin entstehen im Dickdarm durch bakterielle Umwandlung aus Bilirubin und werden nach Rückresorption teilweise in der Leber verstoffwechselt und teilweise mit dem Urin ausgeschieden. Eine erhöhte Ausscheidung ist ein Hinweis auf eine **Leberfunktionsstörung** (z.B. Hepatitis, Zirrhose) bzw. v.a. auf einen **Mehranfall von Bilirubin** und damit auch seinen bakteriellen Umwandlungsprodukten, z. B. bei **hämolytischer Anämie**.

Spezifisches Gewicht

Das spezifische Gewicht ist abhängig vom **Gehalt an gelösten Teilchen**. Deren Konzentration kann physiologischerweise zwischen 50 mmol/l (Wasserdiurese) und 1.200 mmol/l (Antidiurese) schwanken. Dies entspricht einem spezifischen Gewicht zwischen 1,005 und 1,40. Beim **Gesunden** liegt das spezifische Gewicht üblicherweise zwischen **1,016** und **1,025**.

Deutliche **Abweichungen** von den üblichen Werten weisen meist auf einen spezifischen, zugrunde liegenden Zusammenhang:
- Stark konzentrierten, sog. „hochgestellten Harn" (= **Hypersthenurie** mit einem spezifischen Gewicht > 1,025) sieht man bei **Flüssigkeitsmangel** (Fieber, starkes Schwitzen, Durchfall).
- Das Gegenteil einer **Hyposthenurie** (spezifisches Gewicht < 1,006) findet man bei ursächlichem oder resultierendem (Alkoholabusus, große Trinkmengen) **ADH-Mangel.**
- Ist die Niere bei einer Insuffizienz nicht mehr in der Lage, den Harn zu konzentrieren oder zu verdünnen, entspricht die Osmolarität mit 290 mmol/l dem Serum. Dies bezeichnet man als **Isosthenurie** oder **Harnstarre**, entsprechend einem spezifischen Gewicht von **1,011**.

pH-Wert

Der pH-Wert des Urins liegt beim Gesunden **zwischen 4,5 und 6,5**. Bei einer Azidose des Serums erreicht er die physiologisch mögliche Untergrenze von 4,5. Bei einer Alkalose bzw. reichlicher Zufuhr basischer Substanzen ist auch ein pH-Wert von 7 bzw. sogar im alkalischen Bereich möglich, bis der Überschuss an Basen ausgeschieden worden ist.

3.3.8 Sediment

Nach **Zentrifugieren** der Urinprobe (ca. 10 ml) lassen sich aus dem Sediment (Bodensatz) unter dem Mikroskop **zelluläre Elemente** (Bakterien, Erythrozyten, Leukozyten, abgeschilferte Epithelien, Trichomonaden) und weitere Parameter wie z. B. Kristalle oder Zylinder erfassen. **Zylinder** entstehen als Tubulusausgüsse in der Form von
- Erythrozytenzylindern (➤ Abb. 3.7b)
- Leukozytenzylindern (➤ Abb. 3.7c)
- Tubuluszellzylindern
- Fettzylindern.

Der Entstehungsort von Zylindern ist also die **Niere**. Das sog. **Tamm-Horsfall-Protein**, ein aus unklarer Ursache im distalen Tubulus sezerniertes Protein (durchschnittlich 50 mg/Tag), das bei größerem Anfall präzipitieren („verklumpen") kann, dient zumeist als **Träger** dieser Zylinder. Während einzelne Erythrozyten oder Leukozyten (maximal 5/Gesichtsfeld) als physiologisch anzusehen sind, weisen **Zylinder stets** auf eine **pathologische Ursache** hin. Dies sind in der Regel entzündliche Veränderungen der Niere. Der Nachweis von **Fettzylindern** ist als Hinweis auf ein **nephrotisches Syndrom** zu verstehen.

3.3.9 Kreatinin-Clearance

Zur Bestimmung der Kreatinin-Clearance wird der Harn **24 Stunden** lang **gesammelt** und gemessen. Ungefähr in der Mitte der Sammelperiode bestimmt man das Serumkreatinin. Aus 10 ml des Sammelurins wird dann im Labor das Kreatinin bestimmt und auf die ausgeschiedene Gesamtmenge umgerechnet.

Mit der Kreatinin-Clearance kann man die **glomeruläre Filtrationsrate** und damit die **Funktion der Niere** beurteilen. Dies ist sinnvoll v.a. bei grenzwertigen Kreatinin-Serumspiegeln, bei denen keine klare Aussage über die Nierenfunktion möglich scheint. Grund hierfür ist allerdings der wie allgemein üblich viel zu weit gefasste Normbereich von bis zu **1,2 mg Kreatinin/dl Serum**, der bei muskelstarken Individuen tatsächlich normal ist, während er bei einem 60 kg wiegenden älteren Patienten längst die Niereninsuffizienz beweist.

3.3.10 Diagnostik von Steinen

Beim Nachweis von Steinen in den Harnwegen sollte man, sofern der Stein noch nicht abgegangen und untersucht worden ist, nach der möglichen Ursache fahnden. Besonders in Frage kommen erhöhte Spiegel in Blut und/oder Urin an **Calcium** (evtl. Hyperpara-

3 Untersuchung

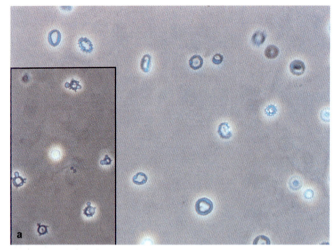
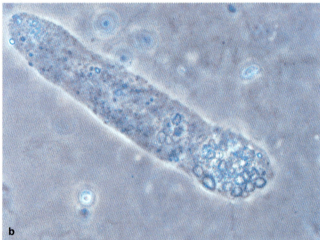
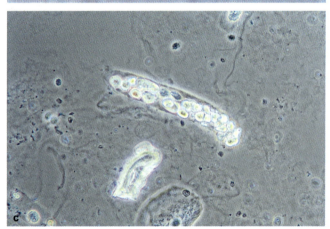

Abb. 3.7 Urinsediment mit dysmorphen Erythrozyten (**a**), Erythrozytenzylinder (**b**) und Leukozytenzylinder (**c**). [a, b: M552; c: R132]

thyreoidismus), **Oxalat** (aus Spinat, Rhabarber, rote Bete usw.), **Harnsäure** und **Phosphat**. Weil bei einigen prädisponierten Menschen aufgrund eines Enzymdefektes aus Vitamin C Oxalat entsteht, könnte man anamnestisch nach entsprechender Substitution fragen bzw. die Vitamin-C-Serumspiegel bestimmen. Eine gesteigerte Eiweißzufuhr hat ebenfalls einen vermehrten Anfall von Oxalsäure zur Folge. Auch **Cystinsteine** sind bei entsprechendem Chromosomendefekt möglich (Cystinurie bei Defekt eines Aminosäuren-Carriers). Idealerweise wird man allerdings den abgegangenen oder chirurgisch gewonnenen Stein im Labor auf seine Zusammensetzung hin untersuchen lassen.

3.4 Apparative Untersuchungen

3.4.1 Sonographie

Die Ultraschalluntersuchung ist für die Beurteilung der Niere **auf besondere Weise geeignet**, da sie einfach und schnell durchführbar ist, weder Schmerzen verursacht noch Risiken birgt sowie sämtliche Strukturen und Veränderungen des Organs ausreichend genau darstellt. Natürlich bleibt diese Untersuchung üblicherweise dem Arzt überlassen, doch könnte sich aus rechtlicher Sicht auch der Heilpraktiker jederzeit ein solches Gerät in sein Sprechzimmer stellen. Im Fall des Falles müsste er ausreichende Kompetenz und Erfahrung nachweisen können, doch gilt dies auch für den sonographisch tätigen Arzt.

Erkennbar werden im Ultraschall **Form**, **Lage** und **Größe** der Niere (➤ Abb. 3.8). **Zysten**, **Erweiterungen des Nierenbeckens** bei einem Rückstau aus den Harnwegen oder **Steine** können zweifelsfrei erkannt und beurteilt werden. **Tumoren** sind etwa ab einer Größe von 0,5 cm nachweisbar.

3.4.2 Röntgen, CT und MRT

Mittels eines Röntgenbildes sieht man größere Steine, große Tumoren und angeschwollene Lymphknoten im Bereich von Niere und Harnwegen. Die Niere selbst ist nur schemenhaft darstellbar. Dafür erhält man mit CT, MRT oder der i.v.-Pyelographie genauere Einblicke in ihre Strukturen.

3.4.3 Pyelographie

Bei der i.v.-Pyelographie (Ausscheidungsurographie) wird im Anschluss an die intravenöse Gabe eines wasserlöslichen, iodhaltigen **Kontrastmittels** eine Reihe von **Röntgenaufnahmen** angefertigt. Das über die Niere ausgeschiedene Kontrastmittel füllt Kelche, Nierenbecken, Ureter und Harnblase, sodass sich diese Strukturen exakt darstellen und beurteilen lassen (➤ Abb. 3.9). Ein Hindernis in den oberen Harnwegen (Stein, Tumor) würde zu einem Kontrastmittelabbruch bzw. einer umschrieben verdünnten Kontrastmittelsäule führen. Ebenso ist die Struktur von Kelchen und Nierenbecken beurteilbar. Exakte Aussagen sind hier dennoch oftmals nicht zu machen, weil zahlreiche physiologische Abweichungen möglich sind.

3.4.4 Zystoskopie

Die Zystoskopie (Blasenspiegelung; ➤ Abb. 3.10) mittels durch die Harnröhre eingeführten Instrumentariums zeigt das Innere der

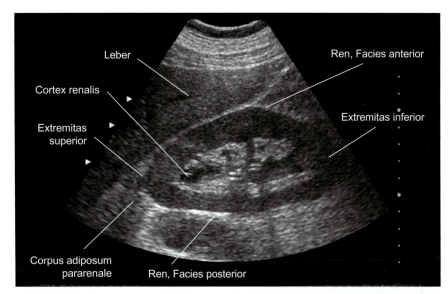

Abb. 3.8 Niere im Ultraschall. [E464]

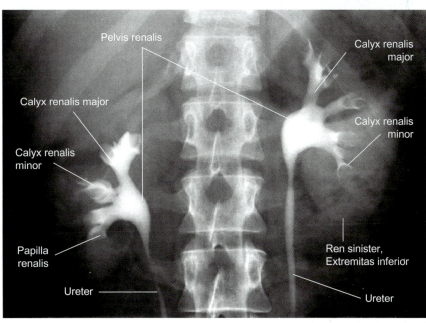

Abb. 3.9 Kontrastmittelgefülltes Nierenbecken, Kelchsystem und Ureter im Röntgenbild (i.v.-Pyelographie). [G130]

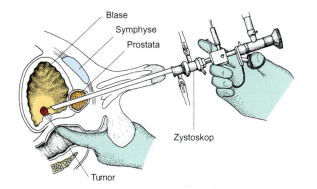

Abb. 3.10 Zystoskopie [L157]

Harnblase einschließlich eventueller pathologischer Strukturen. Von **Blasentumoren** lässt sich dabei eine Biopsie gewinnen, kleinere **Steine** kann man entfernen.

3.4.5 Miktionszystourethrographie

Diese Untersuchungsmethode stellt eine **Röntgenkontrastuntersuchung** von Blase, Harnröhre und evtl. Harnleiter **während der Miktion** dar (> Abb. 3.11). Sie dient dem Nachweis von Anomalien der Harnröhre sowie der Darstellung eines **vesikoureteralen Refluxes**. Das erforderliche Kontrastmittel wird durch die Harnröhre in die Blase eingebracht. Anschließend werden während der Miktion des Patienten Röntgenaufnahmen angefertigt. Alternativ lassen sich die Aufnahmen auch im direkten Anschluss an eine i.v.-Pyelographie durchführen.

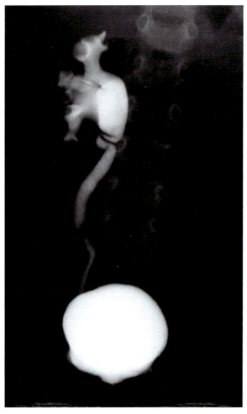

Abb. 3.11 Vesikoureteraler Reflux in der Miktionszystourethrographie. [M552]

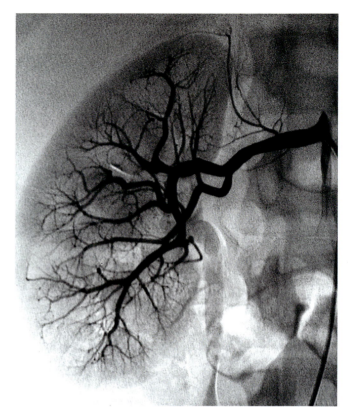

Abb. 3.12 Unauffällige Angiographie der Niere. [E509]

Mit weiteren urologischen Untersuchungen wie der Zystomanometrie u. a. lassen sich (Miktions-)Drücke, ein Reflux in Ureter und Nierenbecken usw. erfassen. Derlei Spezialuntersuchungen sind weder prüfungsrelevant noch für den Nicht-Urologen alltagsrelevant.

3.4.6 Angiographie

Indikationen für die Angiographie der Nierengefäße sind z. B. der Verdacht auf eine **Nierenarterienstenose** oder weitere **Gefäßanomalien**, z. B. bei unklarer Hypertonie. Auch umschriebene Mehr- oder Minderdurchblutungen von Nierenanteilen, z. B. bei Tumorerkrankungen, lassen sich darstellen. Über eine Punktion der A. femoralis führt man einen Katheter bis oberhalb des Abgangs der Nierenarterien. Das hierüber infundierte Kontrastmittel lässt sich dann über Röntgenaufnahmen darstellen (➤ Abb. 3.12).

3.4.7 Nierenbiopsie

Die Nierenbiopsie (zumeist perkutan unter Ultraschallkontrolle) ist v. a. zur Differenzierung einer ursächlich unklaren **Glomerulopathie** oder eines **nephrotischen Syndroms** unverzichtbar, weil es keine alternativen Untersuchungsmöglichkeiten gibt und weil die Therapie je nach Ursache der Schädigung und Verlaufsform sehr unterschiedlich sein kann.

Zusammenfassung

Untersuchung von Niere und Harnwegen

Palpation
- Palpation der Blasenregion bei Verdacht auf Zystitis
- rektale Palpation der Prostata
- Klopfschmerzhaftigkeit des Nierenlagers bei Pyelonephritis oder sonstigen entzündlichen Nierenerkrankungen

Harnuntersuchung
- mit konfektionierten Teststreifen („GELENKBUSS")
- üblicherweise aus Mittelstrahlurin
- ergänzend evtl. mikroskopische Untersuchung des Sediments nach Zentrifugation der Urinprobe
- mit speziellen Teststreifen zusätzlich Erfassung einer Mikroalbuminurie und damit früher Schäden der Glomeruli (Hypertonie, Diabetes mellitus)

Kreatinin-Clearance
- Abklärung der Nierenfunktion bei grenzwertigen Kreatinin-Serumspiegeln

Ultraschall von Niere, Harnwegen, Harnblase und Prostata
- bevorzugte apparative Untersuchungsmethode, mit der sich die Strukturen der Niere problemlos darstellen lassen, häufig auch Steine der ableitenden Harnwege

Röntgenaufnahme der Niere
- sinnvoll nur bei Steinverdacht

Pyelographie (Urographie)
- Röntgenaufnahme von Nieren und ableitenden Harnwegen nach intravenöser Gabe eines wasserlöslichen Kontrastmittels
- dient der Darstellung des Hohlraumsystems

Zystoskopie
- Blasenspiegelung über ein durch die Urethra eingeführtes Instrumentarium
- dient der Erkennung von Anomalien bzw. Tumoren einschließlich einer Biopsiegewinnung

Miktionszystourethrographie
- Röntgenkontrastaufnahmen während der Miktion
- dient in erster Linie dem Nachweis eines vesikoureteralen Refluxes

Angiographie
- Nachweis von Stenosen der Nierenarterien über Röntgenaufnahmen nach Kontrastmittelgabe
- Darstellung der Segmentarterien und ihrer Folgegefäße
- umschriebene Mehr- oder Minderdurchblutungen einzelner Nierenanteile können erkannt werden

Nierenbiopsie
- Punktion unter Ultraschallkontrolle
- nur bei besonderen Fragestellungen, z. B. Abklärung eines Tumors oder einer unklaren Glomerulopathie

KAPITEL 4 Krankheitsbilder

4.1 Harnwegsinfekt 69	4.6 Nephrolithiasis 92
4.1.1 Infekte der unteren Harnwege (unkomplizierte Infekte) 69	4.7 Nierenzysten 96
4.1.2 Infekte der oberen Harnwege (komplizierte Infekte) 71	4.8 Harninkontinenz 97
4.2 Enuresis nocturna 73	4.9 Karzinome des Harnapparats 98
4.3 Glomerulonephritis 74	4.9.1 Harnblasenkarzinom 99
	4.9.2 Nierenkarzinom 99
	4.9.3 Wilms-Tumor 100
4.4 Nephrotisches Syndrom 82	
4.5 Niereninsuffizienz 83	
4.5.1 Akute Niereninsuffizienz 84	
4.5.2 Chronische Niereninsuffizienz 86	

4.1 Harnwegsinfekt

Infektionen der Harnwege werden in solche des **oberen Harntrakts** (Pyelonephritis, renale Abszesse) und in Infektionen der **unteren Harnwege** (Zystitis, Urethritis) unterteilt. Während bei einer Zystitis bzw. Urethritis in der Regel lediglich oberflächliche Schleimhautschichten betroffen sind und deswegen im Normalfall **keine allgemeinen Entzündungsreaktionen** (Fieber, Leukozytose, BSG-Beschleunigung) entstehen, erfasst die Infektion der oberen Harnwege tiefere Gewebeareale, sodass sich meist **Allgemeinsymptome** einschließlich Krankheitsgefühl dazuaddieren. Aus diesem Grunde kann man die Prostatitis, die mit allgemeinen Entzündungszeichen einhergeht, dem oberen Harntrakt zuordnen.

Dennoch gilt pauschal, dass Infektionen des Harntraktes auch **symptomlos** verlaufen können und dann nur durch Nachweis einer Bakteriurie erkennbar werden ($> 10^5$ Keime im sorgfältig gewonnenen Mittelstrahlurin).

4.1.1 Infekte der unteren Harnwege (unkomplizierte Infekte)

Krankheitsentstehung

Anatomische Ursachen
Die Anatomie der beiden Geschlechter bedingt, dass **Frauen** weit häufiger von Harnwegsinfekten betroffen sind als Männer. Darmkeime wie Escherichia coli werden wegen der **Nachbarschaft** zwischen **Darm** und **Urethraöffnung** immer wieder von Neuem eingeschleppt, was beim Mann so nicht möglich ist. Indem Scheide und Scheidenvorhof mit Urethraöffnung eine anatomische Einheit bilden und eine mehr oder weniger **chronische Kolpitis (Vaginitis)** eine ungemein häufige Angelegenheit darstellt, kommt es daneben bei zahlreichen Frauen zu ständigen Rezidiven auch aus diesem Reservoir. Dazu addiert sich als weiterer Risikofaktor die wesentlich **kürzere Harnröhre** der Frau. Sexuell aktive Frauen sind häufiger von einer Zystitis betroffen, oft mehrmals pro Jahr, weil beim **Geschlechtsverkehr** durch die Mitbewegung der Urethra Keime in die Blase eingeschleppt werden (sog. Honeymoon-Zystitis). Besonders diesen Patientinnen ist zu empfehlen, möglichst bald nach dem Verkehr die Blase zu entleeren. Man geht davon aus, dass bis zu 10 % aller Frauen an rezidivierenden Harnwegsinfekten leiden. Der Therapeut sollte sich in diesen Fällen auch anamnestisch von der korrekten Reinigungstechnik auf der Toilette (von vorne nach hinten) überzeugen.

> **HINWEIS DES AUTORS**
> Selbst eine Ansteckung im Schwimmbad mit resultierender Kolpitis und nachfolgender Zystitis ist bei der Frau (nach der Prüfung) keine Seltenheit. Eine wirksame Prophylaxe kann mit Tampons erfolgen, die man zuvor in Biojoghurt hat quellen lassen und nach dem Schwimmbadbesuch wieder entfernt. Biojoghurt bzw. „Joghurt mild" enthält die Acidophilus-Bakterien (Döderleinstäbchen) der gesunden Scheide.

Beim **Mann** ist dagegen neben einer **absteigenden Infektion** aus den oberen Harnwegen oder aus einer **chronischen Prostatitis** heraus die **Ansteckung an der Partnerin** die einzig mögliche Ursache für einen Harnwegsinfekt, führt dann aber in der Regel lediglich zu einer **asymptomatischen** Besiedelung der Harnröhre, eher selten auch einmal zu einer Prostatitis. Isolierte Infekte der unteren Harnwege (ohne Prostatabeteiligung) stellen deshalb bei Männern in der **ersten Lebenshälfte** eine **Rarität** dar. Erst im Alter erhöht sich das Risiko in der Folge von Harnabflussbehinderungen (Prostatahyperplasie) oder durch Blasenkatheter deutlich.

Im Alltag sollte daran gedacht werden, dass Männer in der ersten Lebenshälfte zwar extrem selten einen manifesten Infekt der Harnwege entwickeln, jedoch in Folge der Keimbesiedlung der distalen Urethra jederzeit als **Infektionsquelle** für (neue) Partnerinnen in Frage kommen. Dementsprechend entsteht die weibliche Zystitis und/oder Adnexitis besonders häufig im zeitlichen Zusammenhang mit einer neuen Partnerschaft. Wenn also der Gynäkologe eine pathologische vaginale Besiedelung konstatiert und therapiert, sollte der Partner stets mitbehandelt werden. Dies ist bis heute trotz aller Logik immer noch eine eher seltene Ausnahme.

Grunderkrankungen wie ein **Diabetes mellitus** oder eine **Immunsuppression** begünstigen bei beiden Geschlechtern das Risiko für Harnwegsinfektionen.

Infektiöse Ursachen

Infekte der unteren Harnwege (Harnblase und Harnröhre) werden üblicherweise durch **Bakterien** verursacht. Als wichtigster Keim gilt, in bis zu 80 % der Fälle, **Escherichia coli**. Auch eine Reihe weiterer (physiologischer) Darmkeime kommt in Frage – z. B. **Enterobakterien** wie Proteus, Klebsiella und Serratia oder die ebenfalls physiologischen **Enterokokken**. **Staphylokokken** (Staphylococcus *epidermidis*) werden sporadisch nachgewiesen. Beim Nachweis von Staphylococcus *aureus* ist an eine Nierenbeteiligung zu denken. Andere wesentliche Keime, die nicht zur Darmflora gehören, sondern üblicherweise sexuell übertragen werden, sind **Chlamydien**, **Mykoplasmen** und **Ureaplasmen** (Ureaplasma urealyticum). In ⅓ der Fälle wird **keine Ursache** gefunden, der Urin ist scheinbar steril. Hier stellen Mykoplasmen und v.a. **Chlamydien** die Haupterreger dar.

Häufigste nichtbakterielle Erreger, ebenfalls sexuell übertragen, sind **Trichomonas vaginalis** und **Candida albicans**. Viral kommen **Adenoviren** und v.a. **Herpesviren** (Herpes simplex Typ 2), evtl. auch **Zytomegalieviren** in Frage.

Eintrittspforte für die Erreger ist in der Regel die Harnröhre, doch kann auch ein Infekt der Niere (Pyelonephritis) auf die unteren Harnwege übergreifen. Dies lässt sich meist anhand der zusätzlichen Symptome (Fieber, Flankenschmerzen) unterscheiden. Auch eine hämatogene oder lymphogene Einschleppung von Erregern ist möglich, wenn auch sehr selten.

Erreger von Harnwegsinfekten

- Escherichia coli (50–80% der ursächlich erkennbaren Fälle)
- weitere Enterobakterien wie Proteus, Klebsiella oder Serratia
- Enterokokken (20%)
- Ureaplasma urealyticum
- Trichomonaden
- Candida albicans (nur bei Immunschwäche)
- Adenoviren, Herpesviren, Zytomegalieviren
- In ⅓ der Fälle wird keine Ursache gefunden, der Urin ist scheinbar steril. Hier stellen Mykoplasmen und v.a. Chlamydien die Haupterreger dar.

Symptomatik

Die wesentlichen Symptome von **Zystitis** und **Urethritis** sind **Harndrang**, **Algurie**, **Dysurie** und **Pollakisurie** einschließlich **Nykturie**. Eine **Dranginkontinenz** ist möglich. *Algos* ist der Schmerz, *dys* die Missempfindung bzw. Störung und *pollakis* heißt viel. Die Harnentleerung ist also schmerzhaft, erschwert und gehäuft, wobei dann aber jeweils nur sehr geringe Mengen entleert werden. Der Urin kann unverändert erscheinen, aber je nach Heftigkeit der Entzündung und Ursache auch blutig verfärbt sein (**Hämaturie**). In seltenen Fällen, v.a. bei einer Gonokokkeninfektion, kann er sogar Eiter enthalten.

> **MERKE**
> **Fieber** gehört **nicht** zu einem Infekt der **unteren Harnwege**. Wenn es zur Temperaturerhöhung kommt, ist dies ein Hinweis auf ein Übergreifen auf weitere Organe (Uterus, Adnexe, Prostata) oder auf ein Aufsteigen des Infektes zur Niere.

Diagnostik

Die Palpation erzeugt einen **suprapubischen Druckschmerz**. **Nitrit** wird auf den Teststreifen häufig positiv sein, im Uricult® bzw. im **Mikroskop** gelingt der bakterielle Nachweis (definitionsgemäß > 10^5 Keime/ml). Zumeist bestehen daneben eine milde **Hämaturie** und **Proteinurie**.

Differenzialdiagnose Reizblase

In rund ⅓ der Fälle ist **kein bakterieller Nachweis möglich**. Der Urin scheint steril und auch hinsichtlich weiterer Parameter unauffällig zu sein, abgesehen vielleicht von einer Leukozyturie. Die Betroffenen klagen über **Harndrang**, **Dysurie** und **Pollakisurie**, häufig mehrmals pro Jahr über Tage bis Wochen, erhalten jedoch keine Diagnose zur Erklärung ihrer Symptomatik. Für diese Situation wurde der Begriff der **Reizblase** (sog. **überaktive Blase**) geprägt, was bedeutet, dass die Klagen der Patienten glaubhaft erscheinen, um dann aber notgedrungen in die große Schublade der Psychosomatik abgelegt zu werden, weil der Doktor weder den Reiz in der Blase noch eine eventuelle Ursache hierfür findet. Laut Pschyrembel [2007] handelt es sich um eine „somatoforme, autonome Funktionsstörung … bei Abwesenheit von Harnweginfektion und lokalen pathologischen Faktoren". Allen Ernstes und ohne Reflexion der enthaltenen Komik wird dann weiter erklärt: „Trotz wiederholter negativer Untersuchungsergebnisse und der Versicherung der Ärzte, dass die Symptome nicht körperlich begründbar sind, werden vom Patienten weitere medizinische Untersuchungen gefordert."

HINWEIS DES AUTORS
Das Ganze erinnert sehr an zahlreiche weitere psychosomatische Krankheiten wie Reizdarm und Reizmagen (➤ Fach Verdauungsapparat), Herzneurose (➤ Fach Herz-Kreislauf-System), Globus hystericus (➤ Fach Bewegungsapparat), Dyspareunie (➤ Fach Gynäkologie), Enuresis nocturna (➤ 4.2) usw., bei denen die vorherrschende Medizin ersatzweise die Psyche des Patienten zur Hand nimmt und in Kindheiten oder Partnerschaften herumirrt.

Häufiger **Auslöser** der Symptome einer Reizblase ist das Sitzen auf kaltem Untergrund und das Anbehalten nasser Badeklamotten bzw., was reflektorisch ebenfalls zur Minderdurchblutung des Beckens führt, die „**Empfindung kalter Füße**" bei entsprechenden Temperaturen bzw. auf kaltem Boden. Die Minderdurchblutung schwächt lokal die Immunabwehr und begünstigt dementsprechend die Vermehrung von Keimen, die zwar chronisch vorhanden sind, jedoch in den Zwischenphasen nicht in Erscheinung treten. Der wesentliche Keim (> 90 % aller Fälle) ist **Chlamydia trachomatis** (➤ Fach Infektionskrankheiten). Seltenere Keime sind **Mykoplasmen** oder auch einmal **Trichomonaden**. Trichomonaden erinnern im Urinsediment an Leukozyten und werden deshalb regelhaft übersehen. Chlamydien und Mykoplasmen sind aufgrund ihrer geringen Größe (0,2 µm) und ihres intrazellulären Wachstums überhaupt nicht darstellbar. Da sie sich auch auf der Agarplatte nicht vermehren lassen, entgehen sie grundsätzlich jedem Nachweisversuch, sofern der Untersucher nicht gezielt mittels der PCR-Methode nach ihnen fahnden lässt. Die Polymerase-Kettenreaktion (PCR), bei der geringe Mengen an DNA (oder RNA) zunächst vermehrt werden, damit eine nachweisbare Mindestmenge erreicht wird, ist jedoch teuer und u. a. deswegen im Alltag ungebräuchlich.

Die bei der Reizblase eingesetzte **antibiotische** Therapie reduziert zwar die Keimflora, sodass die Beschwerden verschwinden, doch vermag sie das Reservoir nicht vollständig abzutöten. Eine chronisch gewordene Chlamydieninfektion kann antibiotisch nicht mehr ausgeheilt, sondern lediglich in ihren Auswirkungen begrenzt werden, weil Chlamydien Ruheformen ausbilden, die nicht antibiotikasensibel sind.

HINWEIS DES AUTORS
Umso erfolgreicher kann man mit **geeigneten Testmethoden** (z. B. mit dem Tensor oder der Kinesiologie; ➤ Fach Pharmakologie) diese Infektionen ursächlich erkennen und mit **Nosodenpräparaten** ausheilen. Gesetzesverstöße im Hinblick darauf, dass Chlamydien & Co. als sexuell übertragene Keime dem § 24 IfSG unterliegen, sind nicht zu erkennen, da der anerkannte Fachmann (Urologe bzw. Gynäkologe) zuvor klar gemacht hat, dass dem Patienten gar nichts fehlt – abgesehen natürlich von einer traumatischen Kindheit mit liebloser Mutter und alkoholkrankem Vater. Doch sind die weder meldepflichtig noch fallen sie unter den § 24 IfSG.

Therapie

Die sog. unkomplizierten Infekte der unteren Harnwege werden **antibiotisch** behandelt – zumeist pauschal über 3 Tage. Als **unkompliziert** gelten Infekte, die lediglich **oberflächliche Schleimhautschichten** betreffen, also die weit überwiegende Mehrzahl der Zystitiden und Harnröhreninfektionen. **Kompliziert** nennt man im Gegensatz dazu Infekte von Niere oder Prostata, wo tiefer liegende Parenchymanteile betroffen sind, die dann auch zu **allgemeinen Entzündungszeichen** führen.

Wichtig sind daneben eine besonders reichliche **Flüssigkeitszufuhr**, damit die Keime ausgeschwemmt werden, sowie das **Warmhalten der Beckenregion** mittels geeigneter Kleidung. Geeignet zur Ausschwemmung, mit zusätzlich positiven Wirkungen auf den Harntrakt, sind **Teemischungen**, die z. B. Bärentraubenblätter (Folia uvae ursi), Brennnesselkraut bzw. -blätter (Herba urticae), Hauhechelwurzel (Radix ononidis), Orthosiphonblätter (Folia Orthosiphonis), Schachtelhalmkraut (= Zinnkraut; Herba equiseti), Goldrutenkraut (Herba solidaginis) bzw. Echtes Goldrutenkraut (Herba virgaureae) u. a. enthalten. Diese besitzen teilweise desinfizierende Wirkungen, teilweise mild diuretische sowie nicht näher definierte bzw. erforschte.

Patientinnen mit mehr als **3 Infektionen/Jahr** wird eine **antibiotische Prophylaxe** empfohlen. Nach bisherigen Studienergebnissen könnte auch die Prophylaxe mit **Cranberry**-Präparaten wirksam sein. Die prophylaktische **Ansäuerung des Urins** mit der essenziellen Aminosäure **Methionin** (z. B. Acimethin® bzw. Methionin® von AL, Stada usw.) stellt eine sinnvolle Zusatztherapie dar. Eine signifikante (> 10^5 Keime/ml), gleichzeitig jedoch asymptomatische Bakteriurie sollte – sofern keine Risikofaktoren (z. B. Steine, Schwangerschaft, Reflux) bestehen – versuchsweise **ohne Antibiotika** lediglich durch eine Erhöhung der Flüssigkeitszufuhr, Teemischungen, Cranberry und/oder Methionin behandelt werden. Nicht so selten ist der Urin dann bei Kontrollen wieder unauffällig.

4.1.2 Infekte der oberen Harnwege (komplizierte Infekte)

Die Infektion der oberen Harnwege betrifft in der Regel Nierenbecken (Pyelitis) *und* Nierenparenchym (Nephritis) und wird daher als **Pyelonephritis** bezeichnet.

Krankheitsentstehung

Die Ursachen entsprechen denen der unteren Harnwege, sind also zumeist **bakterieller** Natur. Die Bakterien können das Organ über eine **Bakteriämie** aus einem entfernten Herd besiedeln, gelangen jedoch hauptsächlich über eine **Aszension** aus den unteren Harnwegen zur Niere. Entsprechend den unteren Harnwegen vermag auch diejenige der Niere asymptomatisch zu verlaufen (selten), sodass dann nur über die Bakteriurie und weitere Pathologika ein Nachweis geführt werden kann.

Der Harntrakt stellt für mikrobielle Erreger eine anatomische Einheit dar. Blase und Nieren sind über die Ureteren miteinander verbunden. Indem der Harn ständig produziert wird und über Nierenbecken und Ureteren abfließt, sind dieselben stets mit Harn gefüllt, sodass eine **durchgehende Flüssigkeitssäule** entsteht, in der die Bakterien einer Zystitis retrograd zur Niere wandern können – entsprechend natürlich auch Bakterien aus einer Pyelonephritis zur Blase. Allerdings ist die Uretermündung in der Blasenwand mehr

4 Krankheitsbilder

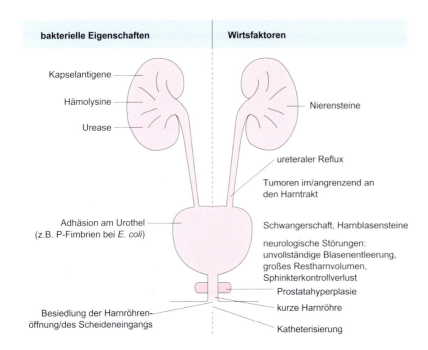

Abb. 4.1 Begünstigende Faktoren für Harnwegsinfektionen. [R172]

oder weniger verschlossen, der Flüssigkeitsstrom nach distal gerichtet, sodass das **Aufsteigen** von Bakterien im Rahmen einer Zystitis üblicherweise nur dann erfolgt, wenn **anatomische Anomalien** vorliegen oder eine Zystitis mangels adäquater Therapie oder z. B. bei katheterisierten Patienten **chronisch** verläuft. Daraus geht hervor, dass die Pyelonephritis im Vergleich zur Infektion der unteren Harnwege ein deutlich selteneres Ereignis darstellt.

Während man davon ausgeht, dass erwachsene, sexuell aktive Frauen statistisch betrachtet und im Durchschnitt alle 2 Jahre eine Zystitis erleiden, gibt es für die Pyelonephritis keine statistischen Angaben. Dem medizinischen Alltag ist jedoch zu entnehmen, dass dies vergleichsweise eher selten ist, sofern nicht **prädisponierende Faktoren** vorliegen (➤ Abb. 4.1). Hierzu gehören u. a. **Abflussbehinderungen** des Urins bei Steinbildungen, Strikturen oder Prostatahyperplasie, **Immundefizite** bei entsprechenden Ursachen bis hin zu Diabetes mellitus oder HIV bzw. AIDS, rezidivierende **Bakteriämien** aus Herden wie Osteomyelitis, Zahnwurzelabszessen u. a., ein **vesikoureteraler Reflux** (➤ Abb. 4.2) bei anatomischen Anomalien und die **Schwangerschaft**.

Wie bei der Infektion der unteren Harnwege stellt auch bei der Pyelonephritis **Escherichia coli** den wesentlichen Keim dar. Daneben kommen weitere bakterielle Verursacher der Zystitis in Frage – u. a. Proteus, Klebsiella, Pseudomonas, Staphylokokken und Enterokokken. Bei **Nierenabszessen** ist an **Staphylococcus aureus** zu denken. Candida albicans hat nur bei schwerkranken, immungeschwächten Patienten eine Bedeutung.

Chronische Pyelonephritis

Die chronische Pyelonephritis ist genau genommen nichts anderes als das ständige **Rezidiv** der **akuten Form**. Die wesentliche Ursache dieser Rezidive ist ein **vesikoureteraler Reflux** (➤ Abb. 4.2), z. B. bei angeborenen anatomischen Anomalien oder Abflussbehinderungen. In der Folge der rezidivierenden Entzündungen kommt es

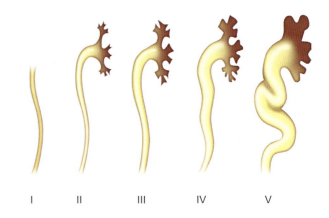

Abb. 4.2 Grade des vesikoureteralen Refluxes. [L238]

zu Parenchymzerstörungen und schließlich zur **pyelonephritischen Schrumpfniere** mit **terminaler Niereninsuffizienz**.

Symptomatik

Teilweise greift die Infektion auf die unteren Harnwege über, sodass dann auch deren Symptome entstehen. Häufiger wird der Infekt der Harnblase zusätzlich in die Niere aszendieren. Der Pyelonephritis selbst zugeordnet sind **Fieber** (z. T. sehr hoch) mit **Schüttelfrost**, oft sehr heftige **Schmerzen im Nierenlager** mit Übergreifen auf Muskelgruppen, **Übelkeit** mit Erbrechen, eher selten eine begleitende Diarrhö und ein ausgeprägtes **Krankheitsgefühl**.

Die Symptome entwickeln sich zumeist zügig **innerhalb von Stunden**. Es ist daran zu denken, dass manche Patienten kein wesentliches Fieber entwickeln können, doch führen dann die weiteren Symptome zur Verdachtsdiagnose.

Diagnostik

Über dem **Nierenlager** kann man bereits durch leichtes Beklopfen mit den Fingern einen meist **erheblichen Klopfschmerz** erzeugen. Bei Patienten mit „Nierenschmerzen", die begleitend weder Fieber noch weitere Hinweise auf eine Pyelonephritis zeigen, sollte man nicht versäumen, den seitlichen Oberbauch **von ventral** zu palpieren. Während man dabei wegen der vorliegenden Kapselspannung einer Pyelonephritis unverändert Schmerzen erzeugt, ist die Palpation bei einem muskulären Schmerz unauffällig. Die Hauptursache muskulär erzeugter Flankenschmerzen stellen Blockaden der Wirbelsäule dar. Im Einzelfall ist an einen beginnenden **Herpes Zoster** im betroffenen Segment oder an weitere Differenzialdiagnosen bis hin zu **Metastasen** im Wirbelsäulenabschnitt zu denken.

Labordiagnostisch findet man eine Leukozytose, BSG-Beschleunigung, CRP-Erhöhung sowie teilweise auch eine Bakteriämie. Im **Urin** erscheinen neben Bakteriurie (und Nitrit), Leukozyturie, Hämaturie und Proteinurie in einem Teil der Fälle auch **Zylinder** aus Erythrozyten, Leukozyten und Tubulusepithelien. Vor allem **Leukozytenzylinder** stehen beweisend für eine Pyelonephritis. Apparative Diagnostiken, zumindest über Ultraschall, werden begleitend vorgenommen.

Therapie

Entsprechend der üblichen bakteriellen Ursache wird **antibiotisch** behandelt, zumeist über 1–2 Wochen. Wichtig ist in jedem Fall der vorherige Nachweis der Bakterien samt **Resistenzbestimmung**. Nach Eintreffen des Ergebnisses muss die umgehend begonnene Therapie dann evtl. dem Laborergebnis angepasst und umgestellt werden. Wichtig sind Urinkontrollen im zeitlichen Abstand nach eingetretener Beschwerdefreiheit, um Rezidiven vorzubeugen – auch deswegen, weil im Einzelfall eine Bakteriurie bestehen bleiben kann.

Sofern keine Komplikationen bestehen, klingen die Symptome unter adäquater Therapie innerhalb von 3 Tagen ab. Dauern sie länger an, sollte nach **Steinen** oder sonstigen **Abflussbehinderungen** gesucht werden. Auch eine **Abszessbildung** (zumeist durch **Staphylococcus aureus**) oder eine **Papillennekrose** komplizieren den Verlauf. Zur Papillennekrose kommt es manchmal bei Patienten, bei denen sich im Rahmen der Pyelonephritis die Markpyramiden entzünden und gleichzeitig aufgrund einer Nierengefäßerkrankung bzw. eines Diabetes mellitus eine Mangelsituation dieses Gewebes besteht.

Die weit überwiegende Mehrzahl aller Infektionen heilt unter angemessener Therapie folgenlos aus. Bei der **chronischen** Form wird versucht, die **Ursache** zu finden und zu sanieren.

4.2 Enuresis nocturna

Das nächtliche Einnässen (**Bettnässen**) ist definiert als unwillkürlicher, zumeist auch nicht bemerkter Urinabgang während des Schlafes bei Kindern **ab dem 5. Lebensjahr**. Zu diesem Zeitpunkt besteht physiologischerweise längst eine vollständige Kontrolle über die Schließmuskelfunktion. Die Enuresis kann **primär** in Erscheinung treten, also von Anfang an bestehen, oder **sekundär** nach einer Trockenperiode von definitionsgemäß mindestens 6 Monaten neu entstehen.

Krankheitsentstehung

Ursächlich wird in der Medizin pauschal von **Reifungsverzögerungen** der Blasenkontrolle oder Harnröhrenanomalien gesprochen, ein gestörter Tag-Nacht-Rhythmus der **ADH-Sekretion** für möglich gehalten, als wesentlich jedoch **psychosoziale Probleme** zugrunde gelegt.

Nach den Leitlinien der Deutschen Gesellschaft für Kinder- und Jugendpsychiatrie sollen vor der Diagnosestellung zunächst über Ultraschall von Niere und ableitenden Harnwegen sowie einen Urinstatus körperliche Ursachen ausgeschlossen werden. Anschließend wird über spezielle Fragebögen, Verhaltensbeobachtungen des Kindes und Explorationen von Eltern und Kind eine weiterführende Diagnostik versucht, die sich zuletzt in ausführlichste Beratungen, positive Verstärkungen, „Entlastungen", Motivationsaufbau und Kalenderführung (z. B. Sonne-und-Wolken-Kalender) fortsetzt.

> **HINWEIS DES AUTORS**
>
> In der persönlichen Hitliste des Autors stehen ursächlich **Chlamydien** an erster Stelle (im Geburtskanal der Mutter erworben, was inzwischen auch schulmedizinisch definiert ist). Darauf folgen **Trichomonaden** und die **Geopathie** (Bett auf einer „Wasserader"). Eher selten fanden sich weitere infektiöse Ursachen wie v. a. Mykoplasmen.
>
> Der Autor hatte zahlreiche Kinder mit einer Enuresis nocturna zu behandeln, die teilweise bereits mit einer Klingelhose versorgt waren. Unvergesslich bleibt eine Patientin, die im Alter von **27 Jahren** erstmals in der Praxis erschien, um zu berichten, keine einzige Nacht ihres Lebens „trocken" überstanden zu haben (primäre Enuresis nocturna über 22 Jahre). Natürlich war sie x-fach urologisch und gynäkologisch abgeklärt, auch stationär. Die in diesem Fall ursächlichen Chlamydien waren über Nosoden anbehandelt, aber noch nicht einmal vollständig beseitigt, als die Patientin bereits trocken war. Sie hat von diesem Zeitpunkt an niemals wieder eingenässt; die begleitende Dysmenorrhö war entsprechend Ursache und Wirkung ebenfalls verschwunden (➤ Fach Gynäkologie).

Enuresis diurna

Neben dem nächtlichen gibt es auch ein **Einnässen bei Tag** (Enuresis diurna), das ursächlich eine andere Qualität besitzt, häufig z. B. bei **geistig behinderten Kindern** zu beobachten ist.

Therapie

Entsprechend den Möglichkeiten der Schulmedizin bzw. Psychosomatik werden neben antidiuretisch wirkenden **ADH-Analoga** auch **trizyklische Antidepressiva** eingesetzt, v. a. aber **erzieherische Maßnahmen** („apparative Verhaltenstherapie") mit **Klingelhose** oder **Klingelmatte**, durch die das Kind „rechtzeitig" nach dem Einnässen geweckt wird, um seine Schuld zu erkennen. Hiermit sind nach monatelanger Anwendung durchaus häufig Besserungen, manchmal sogar Heilungen zu erreichen.

HINWEIS DES AUTORS

Ist der **Schlafplatz saniert** und sind **infektiöse Ursachen** chemotherapeutisch oder über Nosoden (bei Chlamydien) **beseitigt**, ist der Patient trocken. Der Autor kann sich nicht daran erinnern, dass diese Therapien auch nur ein einziges Mal versagt hätten, soweit der Patient zur Mitarbeit bereit gewesen ist. Psychosomatische Aspekte wurden niemals berücksichtigt, weil sie nicht ursächlich sind; auf Kalenderführungen und sonstige Motivationen wurde aus demselben Grund verzichtet. Das einzige Erfordernis bestand im Lutschen homöopathischer Globuli bis zum Ausheilen der Infektion und/oder im Umstellen des Bettes.

Zusammenfassung

Harnwegsinfektionen

Infekte der unteren Harnwege (unkomplizierte Infekte)
- weit überwiegend nur bei Frauen oder bei Männern im fortgeschrittenen Lebensalter

Begünstigende Faktoren bei der Frau:
- kurze Harnröhre
- Urethramündung im Scheidenvorhof (vaginale Keime bei Kolpitis)
- Nähe zum Darmausgang
- Honeymoon-Zystitis

Begünstigende Faktoren beim Mann:
- Restharnbildung bei Prostatahyperplasie
- Dauerkatheter
- Harnröhrenstriktur

Ursachen:
- weit überwiegend Bakterien (Hauptkeim Escherichia coli), deutlich seltener Trichomonaden oder Viren (Herpesviren, Adenoviren)
- ⅓ der Fälle: keine Ursache auffindbar, Urin scheinbar steril („Reizblase")

Symptome:
- Harndrang mit Dysurie und Schmerzen
- häufige Entleerung kleiner Mengen (Pollakisurie), Nykturie, evtl. Dranginkontinenz
- bei ausgeprägten Entzündungen Hämaturie
- keine allgemeinen Entzündungsreaktionen (z. B. Fieber, Leukozytose)

Diagnostik:
- Palpation der Blasenregion und (zum Ausschluss) der Nierenlager
- Urinstatus (Mittelstrahlurin): Nitrit, evtl. Blut und Eiweiß

Therapie:
- Antibiotika (3 Tage)
- reichliche Flüssigkeitszufuhr – u. a. spezifische Teemischungen
- Beckenregion warm halten

Prophylaxe:
- reichliche Flüssigkeitszufuhr
- Becken und Füße warm halten
- Blasenentleerung nach dem Verkehr
- Säuberung nach Miktion oder Defäkation „von vorne nach hinten"

Infekte der oberen Harnwege (komplizierte Infekte, meist als Pyelonephritis)

Begünstigende Faktoren:
- Abflusshindernisse in den Harnwegen (vesikoureteraler Reflux), Steine, Prostatahyperplasie
- Immunschwäche (AIDS, Diabetes mellitus u. a.)
- Schwangerschaft (Abflusshindernis und Immunschwäche, bedingt v.a. durch den hohen Cortisol-Spiegel)
- bakterielle Streuherde (Zahnwurzel, Osteomyelitis, Endokarditis, Cholezystitis)

Ursachen:
- Bakterien (Hauptkeim Escherichia coli), bei Abszessen meist Staphylococcus aureus
- aufsteigende Infektion – seltener über eine Bakteriämie

Symptome:
- (hohes) Fieber mit Schüttelfrost, Krankheitsgefühl
- Schmerzen im Nierenlager
- Übelkeit mit Erbrechen (peritoneale Reizung)
- evtl. zusätzliche Symptome der unteren Harnwege

Diagnostik:
- Palpation der Nierenlager
- Urinstatus mit Isolierung der Keime
- im Blut: Leukozytose, BSG-Beschleunigung, CRP-Erhöhung
- Ultraschall
- Suche nach Abflussbehinderungen oder sonstigen Ursachen (bakterielle Streuherde)

Therapie:
- Bettruhe
- Antibiotika – möglichst gezielt nach Antibiogramm
- reichliche Flüssigkeitszufuhr
- Urinkontrollen nach Beschwerdefreiheit

Enuresis nocturna: nächtliches Einnässen bei Kindern ab dem 5. Lebensjahr – primär oder sekundär

Ursachen
- anatomische Anomalien
- „Reifungsverzögerungen"
- psychosoziale Probleme

Therapie
- ADH-Analoga
- Klingelhose (Klingelmatte)
- psychosomatische Aufarbeitung und Betreuung
- Antidepressiva

4.3 Glomerulonephritis

Die **G**lomerulo**n**ephritis (GN) bezeichnet die entzündliche Veränderung der Glomeruli und wird zumeist synonym mit dem Begriff der **G**lomerulo**p**athie (GP) verwendet. Genauer und sinnvoller ist die ebenfalls gebräuchliche Unterscheidung zwischen der **GP** als einer allgemeinen Schädigung (Pathia = Erkrankung) bzw. als Bezeichnung einer **nichtentzündlichen, degenerativen** Veränderung der Glomeruli sowie der **GN** mit ihren spezifisch **entzündlichen Veränderungen** (-itis).

Etliche Erkrankungen spielen sich exklusiv in der Niere ab (**primäre** oder **idiopathische** GN bzw. GP), andere sind Teil eines umfassenderen, systemischen Prozesses (**sekundäre** GN und GP), sodass man GN und GP mit ihren jeweiligen beiden Unterformen in insgesamt vier Gruppen einteilen kann (**Vierfelder-Schema**):

primäre Glomerulopathie	primäre Glomerulonephritis
sekundäre Glomerulopathie	sekundäre Glomerulonephritis

Es gibt **akute** Formen, die sich innerhalb von Tagen oder wenigen Wochen entwickeln, **subakute** bzw. „**rapid-progressive**" Veränderungen, die über längere Zeiträume von Wochen bis Monaten verlaufen und schließlich die **chronischen** Formen, deren Erkrankungsdauer bei Monaten bis hin zu mehreren Jahren liegt. Sind nur wenige, jedenfalls aber weniger als die Hälfte der Glomeruli geschädigt, spricht man von einer **fokalen** Schädigung, sind es viele oder alle, nennt man die entsprechende Form **diffus** (➤ Abb. 4.3).

Hinsichtlich des allgemeinen Auftretens von GN und GP gibt es keine statistischen Angaben, sehr wohl jedoch, was die Zahl derjenigen Patienten angeht, die aus diesem Grund in eine **terminale Niereninsuffizienz** münden. Danach ist unverändert in den westlichen Ländern der **Diabetes mellitus** mit seiner **diabetischen Nephropathie** (= GP) die Hauptursache einer dialysepflichtigen Niereninsuffizienz (Anteil knapp 50 %). Mit einem Anteil von 15 % folgt die **Glomerulonephritis** aber bereits auf dem zweiten Platz diesbezüglicher Ursachen, woraus die Tragweite der Erkrankung abzulesen ist. Zusätzlich entsteht gerade bei Patienten **nach Nierentransplantation** besonders häufig eine Glomerulonephritis.

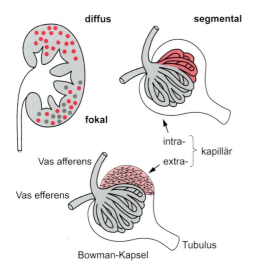

Abb. 4.3 Nomenklatur bei glomerulären Erkrankungen. [L106]

Krankheitsentstehung

Der glomeruläre Filter, bestehend aus Kapillarporen, Basalmembran und den Schlitzporen zwischen den aneinander liegenden Podozytenfortsätzen, ergänzt durch die negativen Ladungen der enthaltenen Proteine, hält an Blutbestandteilen lediglich die Zellen sowie großen Eiweiße zurück, während alle weiteren Serumanteile in den Bowman-Kapselraum abfiltriert werden. Eine Schädigung im Bereich der Glomeruli hat demnach entweder zur Folge, dass diese **Barriere dichter** wird und die Filtration beeinträchtigt ist, **oder** es wird dadurch (häufiger!) die **Durchlässigkeit erhöht**, sodass auch große Proteine und sogar Blutzellen hindurchtreten können und im Urin erscheinen.

Es gibt eine große Anzahl von Ursachen mit unterschiedlichsten Auswirkungen auf die glomeruläre Barriere, entsprechend auch divergierende Diagnosen und Prognosen hinsichtlich des Ausgangs von Glomerulonephritis und Glomerulopathie. Manche Formen sind zeitlich und örtlich begrenzt, andere schreiten voran bis hin zur terminalen, dialysepflichtigen Niereninsuffizienz. So gibt es z. B. eine fokal-proliferative Glomerulonephritis oder eine fokal-segmentale Glomerulosklerose, aber eben auch eine diffus-proliferative Glomerulonephritis. Glücklicherweise sind die zahlreichen Unterformen, deren Definition in der urologischen bzw. inneren Medizin hinsichtlich Therapie und Prognose durchaus Konsequenzen nach sich zieht, für den Heilpraktiker wie für den Allgemeinmediziner ohne wirkliche Bedeutung. Hier geht es mehr um ein allgemeines Verständnis möglicher Ursachen und deren Folgen. Lediglich einzelne Unterformen wie z. B. die typischen Folgen eines Diabetes mellitus oder auch einer Streptokokken-Angina werden deshalb im Folgenden besprochen.

Faktoren, welche die Glomeruli schädigen, können **entzündlicher** Natur sein – z. B. in Form von Viren oder bakteriellen Toxinen, Antikörpern oder auch Immunkomplexen, die sich dort ablagern und Komplement sowie weitere Anteile des Immunsystems aktivieren. **Metabolische** (diabetische Mikroangiopathie, Ablagerungen von Proteinen) oder **toxisch** wirkende Faktoren (EHEC-Toxine; ➤ Fach Infektionskrankheiten) kommen genauso in Betracht wie **hämodynamische** bei der arteriellen Hypertonie oder (selten) Störungen bei (angeborenem) **Gendefekt** (z. B. Alport-Syndrom bei fehlerhaftem Kollagen u. a. in den Basalmembranen der Glomeruli).

> **MERKE**
> Die **häufigsten Ursachen** von GN und GP nach der **diabetischen Nephropathie** sind die **Immunkomplex-Nephritis** sowie die systemische **Hypertonie**.

Neben der **Schädigung von Kapillarwandung, Basalmembran** und **Podozyten** kommt es häufig zusätzlich oder auch bei manchen Formen ausschließlich zur Beteiligung der **Mesangiumzellen** bzw. der **Epithelzellen der Bowman-Kapsel**. Besonders bei einer Proliferation der letzteren findet man des Öfteren sog. **Halbmonde** – halbmondartige Ansammlungen aus Epithelien, Makrophagen und abgelagertem Fibrin im Kapselraum.

Zusammengefasst existieren **3 Hauptformen** einer glomerulären Schädigung:
1. entzündliche (immunologische) Schädigung
2. metabolisch verursachte Veränderungen
3. mechanisch bedingte Schäden

Entzündliche Schädigungen

Bei den entzündlichen Formen bleiben **Antikörper** (teilweise als Autoantikörper gegen Nierengewebe) lumenseitig am Endothel der Glomerulusschlingen haften und aktivieren Komplement und weitere Immunfaktoren. Häufig erfolgt diese Ablagerung auch, wie u. a. bei der Poststreptokokkennephritis, in der Form von zirkulierenden Immunkomplexen (Antigen-Antikörper-Komplexen). Die entstehende Entzündung führt dann zu variablen Folgeschäden: Sind die verursachenden Antigeneiweiße überwiegend negativ geladen, vermögen sie die ebenfalls negativ geladene Basalmembran des glomerulären Filters nicht zu passieren und lagern sich dementsprechend im Bereich des Kapillarendothels und im Mesangium ab. Antigenproteine, die einen Überschuss an positiven Ladungen tragen, überwinden dagegen diese Barriere und gelangen in den Bereich der Basalmembran bzw. denjenigen der Podozyten.

Antikörperablagerungen im Bereich von Endothel und Mesangium (Poststreptokokken-Glomerulonephritis, Purpura Schönlein-Henoch) bedingen ausgeprägte Entzündungsreaktionen (sog. **nephritischer Reaktionstyp**). Dagegen kommt es bei Ablagerungen jenseits der Basalmembran zum sog. **nephrotischen Reaktionstyp** ohne ausgeprägte Entzündung, weil offensichtlich die angelockten Leukozyten aus dem Blut der Glomeruli die Barriere der Basalmembran nur unwesentlich durchdringen können. Hauptursache der stattfindenden Entzündung scheint hierbei fast ausschließlich das Komplement zu sein. Die Folge ist in diesem Fall eine Proteinurie ohne wesentliche Leukozyturie, während es im Rahmen des nephritischen Reaktionstyps neben der Proteinurie auch zur ausgeprägten Leukozyturie (Pyurie) und Hämaturie kommt. Natürlich sind derlei Feinheiten nicht prüfungsrelevant. Sie sollen lediglich aufzeigen, dass eine Glomerulonephritis mit geringgradiger, aber eben auch massiver Leukozyturie einhergehen kann.

Entzündungen im Bereich der Glomeruli induzieren gewöhnlich eine **Proliferation von Mesangiumzellen**, teilweise auch eine der kapillären Endothelzellen. Eine solch **proliferative Glomerulonephritis** kann in manchen Fällen innerhalb von **Tagen** oder wenigen **Wochen** ein **Nierenversagen** auslösen. Bei einem geringgradigen, chronifizierten Anfall von Immunkomplexen erfolgt die Proliferation des Mesangium und/oder Verdickung der Basalmembran entsprechend langsamer, sodass es erst im Verlauf von Monaten oder Jahren zur Glomerulosklerose und Niereninsuffizienz kommt.

Ist die **Ursache** der entzündlichen Vorgänge **beseitigt**, ist eine vollständige Wiederherstellung der Struktur möglich. So **heilt** eine Poststreptokokken-Glomerulonephritis im **Kindesalter** in der Regel spontan und **vollständig aus**. In der Mehrzahl der Fälle einer Glomerulonephritis beim **Erwachsenen** bleiben dagegen **Vernarbungen** zurück, wodurch eine mehr oder weniger ausgeprägte **Niereninsuffizienz** entstehen kann.

Ursachen einer Glomerulonephritis (➤ Abb. 4.4):
- **Antibasalmembran**-**Antikörper** zirkulieren im Blut und binden an die Basalmembranantigene.

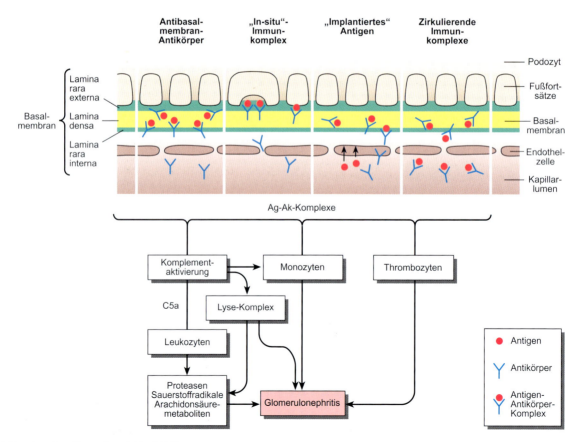

Abb. 4.4 Ursachen einer Glomerulonephritis. [L112]

- **„In-situ"-Immunkomplexe** bilden sich, wenn zirkulierende Antikörper auf ein Antigen treffen, das an der Oberfläche von Podozytenmembranen sitzt und von diesen hergestellt wird.
- **„Implantiertes" Antigen** liegt vor, wenn ein Antigen aufgrund seiner physikalischen Eigenschaften aus dem Blutstrom in die Basalmembran gelangt, dort hängen bleibt und erst dann von einem Antikörper gebunden wird.
- **Zirkulierende Immunkomplexe** lagern sich an der Basalmembran ab und ergeben dort ein granuläres Reaktionsmuster in der Immunfluoreszenz.

Immunkomplexnephritis

Die Immunkomplex-Glomerulonephritis entsteht im Rahmen einer bakteriellen Endokarditis, einer Hepatitis B oder C, eines Lupus erythematodes oder einer Purpura Schönlein-Henoch, ganz besonders häufig allerdings im Anschluss an eine Infektion mit Streptokokken der Gruppe A. Die **Poststreptokokken-Glomerulonephritis** entwickelt sich rund 2 Wochen nach einer Angina tonsillaris bzw. Scharlach oder auch infolge einer Hautinfektion mit A-Streptokokken. Ursächlich kommen nur bestimmte Serotypen von **β-hämolysierenden Streptokokken der Gruppe A** (➤ Fach Mikrobiologie, ➤ Fach Infektionskrankheiten) in Frage. Da sich diese Serotypen weitgehend von denjenigen unterscheiden, die ein rheumatisches Fieber auszulösen vermögen, sind die beiden Erkrankungen nur äußerst selten miteinander kombiniert.

Symptomatik

Die Patienten (zumeist Kinder im Alter zwischen 2 und 10 Jahren) klagen über **Krankheitsgefühl** mit **Appetitlosigkeit**, **Kopfschmerzen**, **Flankenschmerzen**, **Übelkeit** mit **Erbrechen**, zumeist verbunden mit einer **Makrohämaturie**. Die beginnende Niereninsuffizienz führt zu **Ödemen** und einer **Hypertonie** (gemeinsam mit der Hämaturie auch als **Vollhard-Trias** bezeichnet).

Diagnostik

Bei der körperlichen Untersuchung zeigen sich neben dem **Klopfschmerz im Nierenlager** häufig eine **Hypervolämie** mit erhöhtem Blutdruck und Ödemen. Im Urinstatus findet man neben der **Makrohämaturie** mit **dysmorphen Erythrozyten** und **Erythrozytenzylindern** eine **Leukozyturie**, teilweise mit Leukozytenzylindern, sowie eine **Proteinurie**. Nur selten wird bei der letzteren der Bereich des nephrotischen Syndroms erreicht (> 3,5 g/24 Std.). Ebenfalls selten führt die Erkrankung innerhalb von Wochen zum Nierenversagen. Sehr viel häufiger findet man die Erkrankung subklinisch ohne wesentliche Symptome.

Im Serum kann ein mäßig erhöhter **Kreatininspiegel** erkennbar werden als Hinweis auf die beginnende Niereninsuffizienz, daneben auch erhöhte Werte u. a. für **Antistreptolysin** (ASL) und Immunglobuline. ASL ist einer von mehreren nachweisbaren Streptokokkenantikörpern. Das Komplement ist wegen des umfangreichen Verbrauchs in der Niere meist erniedrigt.

Sofern eine, in diesen Fällen in der Regel überflüssige Nierenbiopsie durchgeführt wird, findet man in der lichtmikroskopischen und elektronenmikroskopischen Aufarbeitung das typische Bild einer **diffus-proliferativen Glomerulonephritis** (➤ Abb. 4.5) mit abgelagerten Immunkomplexen und Antikörpern subendothelial (intrakapillär) sowie im Bereich von Basalmembran und viszeralem Epithel (Podozyten) unter Beteiligung des Mesangium.

Ergänzt werden soll, dass diese Form einer Glomerulonephritis in den westlichen Ländern nur noch selten anzutreffen ist – höchstwahrscheinlich deswegen, weil Angina und Scharlach in aller Regel und seit vielen Jahren angemessen therapiert werden (Penicillin).

> **MERKE**
> Das klinische Bild der Poststreptokokken-Glomerulonephritis, einschließlich der Urinbefunde, kann mit kleineren oder größeren Abweichungen bei jeder Form einer Glomerulonephritis gefunden werden.

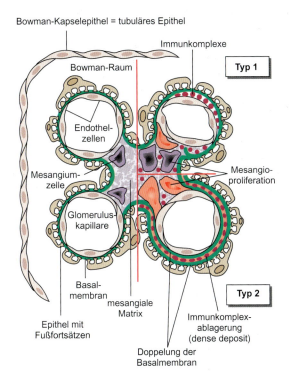

Abb. 4.5 Diffuse membranös-proliferative Glomerulonephritis. Typisch sind die subendotheliale Ablagerung von Immunkomplexen mit Doppelung der Basalmembranen beim Typ 1 sowie intramembranöse Ablagerungen beim Typ 2. [L112]

Goodpasture-Syndrom

Bei dieser Form einer Glomerulonephritis handelt es sich um eine (seltene) **Autoimmunerkrankung**, bei der sich der Angriff des Immunsystems gegen einen bestimmten Kollagentyp (Typ IV) richtet, der in der **Basalmembran** des glomerulären Filters enthalten ist. Da dasselbe Kollagen auch Teil der Basalmembran der Lungenalveolen ist, kommt es auch in der **Lunge** zu ernsthaften Störungen (z. B. Lungenblutungen).

In der Niere entsteht eine **rapid-progressive Glomerulonephritis** (➤ Abb. 4.6) mit Proteinurie und Hämaturie, die im Verlauf von Wochen in ein Nierenversagen mündet. In der Nierenbiopsie zeigt sich eine massive diffus-proliferative Entzündung außerhalb der Kapillaren mit umfangreicher **Halbmondbildung** im Bowman-Kapselraum. Die Erkrankung betrifft mehrheitlich **junge Männer**.

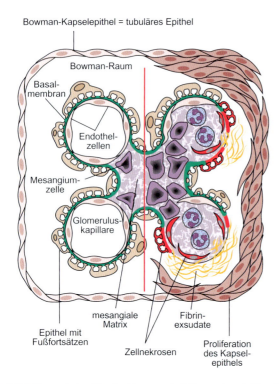

Abb. 4.6 Diffuse extrakapilläre (rapid progressive) Glomerulonephritis mit Halbmondbildung. [L112]

Minimal-changes-Glomerulopathie

Die Minimal-changes-Glomerulopathie ist eine v.a. im **Kindesalter** besonders häufige Form einer Glomerulopathie bzw. Glomerulonephritis, bei der im **Lichtmikroskop keine Schäden** zu erkennen sind („Minimalläsionen"; ➤ Abb. 4.7) und bei der auch die **Ursache unbekannt** ist.

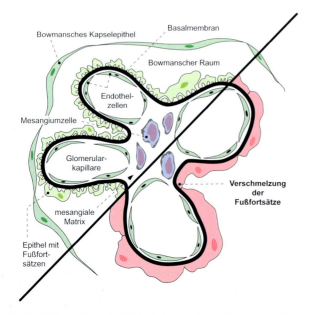

Abb. 4.7 Minimalläsionen bei Minimal-changes-Glomerulopathie. [L106]

Trotz der nur geringen Schäden, v.a. an den Podozyten, entsteht eine ausgeprägte **Proteinurie**. Die Prognose ist unter angemessener Therapie (Glukokortikoide) zumindest im Kindesalter sehr gut.

Metabolisch entstandene Schäden

Metabolische Schädigungen des Glomerulus entstehen durch die **Ablagerung von Proteinen** einschließlich sog. Paraproteine (Immunglobuline ohne Immunfunktion) bei der **Amyloidose**, häufig aus unklarer Ursache heraus, und in der Mehrzahl der Fälle bedingt durch einen **Diabetes mellitus**.

Diabetische Nephropathie

Der Mechanismus, der bei jedem dritten Diabetiker zur **Glomerulosklerose** (diabetische Nephropathie = **Kimmelstiel-Wilson-Syndrom**) führt, ist letztendlich immer noch nicht geklärt. Die wesentliche Ursache besteht wahrscheinlich in der Glykierung (Glykosylierung) zahlreicher Proteine – u. a. in der Basalmembran, wodurch dieselbe zwar verbreitert, gleichzeitig aber auch durchlässiger wird. Zusätzlich kommt es zur Proliferation der Mesangiumzellen samt ihrer Matrix sowie zur Mitbeteiligung der afferenten und efferenten Arteriolen mit Wandverdickung und Minderdurchblutung. Damit entspricht die Auswirkung auf Arteriolen und Kapillaren derjenigen in der Peripherie (→ diabetische Mikroangiopathie; ➤ Fach Endokrinologie). Auch für die Nierenschäden gilt, dass sich Typ 1 und Typ 2 des Diabetes mellitus hinsichtlich der Folgen nicht voneinander unterscheiden lassen.

Man unterscheidet bei der diabetischen Glomerulosklerose eine **diffuse Form**, bei der es neben der Basalmembranverdickung zunächst lediglich zur mesangialen Proliferation kommt, von einer **nodulären Form**, bei der darüber hinaus die Arteriolen mit ihrer Wandverdickung sowie die Kapillaren mit Ausbildung von Mikroaneurysmen beteiligt sind und bei der es im Mesangium umschrieben zu Fibrosierungen und Sklerosierungen (= **Glomerulosklerose**) kommt (➤ Abb. 4.8). In beiden Fällen, die auch ineinander übergehen können, schreitet die Erkrankung üblicherweise fort, sofern der Diabetes nicht penibel eingestellt wird, bis nach langjähriger Dauer der Endzustand der **dialysepflichtigen Niereninsuffizienz** erreicht ist.

Gleichzeitig entwickelt sich eine systemische **Hypertonie**, die aus der RAAS-Aktivierung infolge mangelhafter Nierendurchblutung erklärt werden kann. Dies muss in diesem Fall nicht die A. renalis mit ihren direkten Folgegefäßen betreffen, sondern lässt sich aus der Arteriolosklerose der afferenten Arteriolen (diabetische Mikroangiopathie) mit ihrer unelastisch gewordenen Gefäßwand ableiten. Der **verminderte Druck** auf die Barorezeptoren der Gefäßwand führt zur **Mehrsekretion von Renin**. Daneben bedingt die zunehmend eingeschränkte glomeruläre Filtrationsrate (GFR) eine gesteigerte Rückresorption von Salz und Wasser im proximalen Tubulus, sodass sich eine **Hypervolämie** mit **Ödembildung** und systolischer Hypertonie entwickeln muss. Zusätzlich beschleunigt wird die Ausbildung einer Hypertonie durch die diabetische **Makroangiopathie**, sofern sie die A. renalis mit einbezieht und dadurch zur Minderversorgung der afferenten Arteriolen unter Aktivierung des RAAS führt.

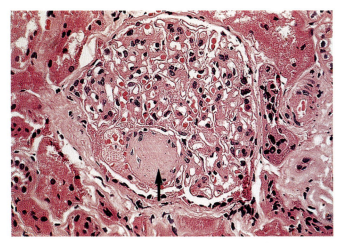

Abb. 4.8 Noduläre diabetische Glomerulosklerose: Basalmembranverdickung, mesangiale Proliferation und knötchenförmige Vernarbung (Sklerose) der Kapillarschlingen mit Einlagerung von strukturlosem, hylinem Material (Pfeil). [E570]

Mechanisch bedingte Schäden

Arterielle Hypertonie

Mechanisch verursachte Schäden am Glomerulus sind in der Regel die Folge einer systemischen **arteriellen Hypertonie**. Definitionsgemäß sind die Glomeruli vor einem hohen Blutdruck geschützt, weil die Autoregulation der Aa. interlobulares im Verein mit derjenigen der afferenten Arteriolen bis zu einem *Mitteldruck* von mindestens 170 mmHg alles abfängt. Im Rahmen der Physiologie (> 2.1.2) wurde bereits erörtert, dass diese übliche Darstellung nicht korrekt sein kann und tatsächlich scheint die Autoregulation bei einer chronischen Hypertonie mit **systolischen** (!) Drücken lediglich **oberhalb 170 mmHg** auch gar nicht zu funktionieren. Jedenfalls kommt es in diesen Fällen neben einer **Arteriolosklerose** der **afferenten Arteriolen** auch zum **erhöhten Druck** im Bereich der **Glomerulusschlingen**.

Natürlich könnte man sich vorstellen, dass die Starrheit der Gefäßwand der Arteriolen in der Folge ihrer Arteriolosklerose eine Autoregulation zunehmend unmöglich macht, sodass es nun zu einem erhöhten Druck in den Glomeruluskapillaren kommen muss. Zusätzlich bewirkt **Angiotensin II**, soweit das RAAS bei der systemischen Blutdruckerhöhung involviert ist, eine Engerstellung der **efferenten** Arteriolen, woraus ein **Rückstau** in die Glomeruluskapillaren resultiert. Im Ergebnis entstehen dort aufgrund der erhöhten Drücke, besonders zügig und ausgeprägt bei der malignen Hypertonie (> Fach Herz-Kreislauf-System), über die sich ausbildende **Hyperfiltration** und **Proteinurie** in den Bowman-Kapselraum **fibrinoide Nekrosen** und **Sklerosierungen** der Filterstrukturen einschließlich der Podozyten, eine **Proliferation der Mesangiumzellen** sowie – im Zuge der Gefäßwandschäden der glomerulären Kapillaren – **Thrombenbildungen**. Die Sklerosierung der Glomeruli führt zu deren Atrophie und Insuffizienz und damit letztendlich auch zur **Insuffizienz der gesamten Nierenfunktion** (> Abb. 4.9).

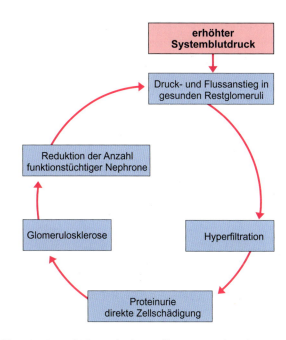

Abb. 4.9 Nierenschädigung durch arterielle Hypertonie. [L106]

> **EXKURS**
>
> Aus der Funktion der Macula densa kann abgeleitet werden, dass die durch **Angiotensin II** erzwungene **Verengung der efferenten Arteriolen** auch dann wirksam wird und zur Hyperfiltration beiträgt, wenn die systemische Blutdruckerhöhung unabhängig vom RAAS, beispielsweise aufgrund einer Aortenklappeninsuffizienz zustande kam (> Fach Herz-Kreislauf-System). Die als Folge zunehmender Drücke im Bowman-Kapselraum beschleunigte Passage des Primärharns durch den proximalen Tubulus verhindert dort die übliche Rückresorption von etwa 60% des filtrierten NaCl. Damit ist die Natriumkonzentration an der Macula densa erhöht und führt über die Stimulation der Renin-produzierenden Zellen zur Aktivierung des RAAS. Dieses System ist damit in jedem Fall beteiligt – primär oder sekundär.

Glomeruläre Hypertonie

Ein weiterer Faktor im Hinblick auf die Entwicklung einer Niereninsuffizienz, der sich **bei jeder Form** einer Glomerulonephritis oder Glomerulopathie, die nicht beizeiten ausheilt oder hinsichtlich der entstehenden Schäden begrenzt ist, irgendwann einstellt, ist die sog. glomeruläre Hypertonie. Damit meint man den **Hochdruck** in den **Glomeruluskapillaren**, der sich ganz **unabhängig** von einer eventuellen **systemischen Hypertonie** dann einstellt, wenn der größere Teil der Nephrone (> 70 %) zugrunde gegangen ist. Die verbliebenen Nephrone scheinen die Tätigkeit der fehlenden Nephrone mit übernehmen zu wollen. Verständlicher werden die Folgen, wenn man sich vor Augen führt, dass sich das Blut der A. renalis nun auf eine sehr viel geringere Querschnittsfläche verteilt, wodurch die verbliebenen Nierenkörperchen nicht nur zusätzliches Blut, sondern eben auch Blut mit höheren Drücken erhalten. Es kommt zur **glomerulären Hypertonie** und **Hyperfiltration** sowie nachfolgend zur **Hypertrophie** des verbleibenden **Nierengewebes** – also nicht zur Zellvermehrung (Hyperplasie), sondern zur Größenzunahme der verbliebenen Zellen und Strukturen einschließlich des Tubulussystems. Es entsteht also letztendlich dieselbe Situation, wie sie beim systemischen Hochdruck für alle Glomeruli gilt. Die nachfolgende **progressive Glomerulosklerose** mündet damit ganz unabhängig vom systemischen Blutdruck in Niereninsuffizienz und Nierenversagen.

Die Mechanismen, die zur Hypertrophie führen, sind letztendlich unklar. Wesentlich ist, dass der **Verlust einer Niere** (z.B. traumatisch, wegen eines Tumors oder aufgrund einer Lebendspende) oder auch die mäßig ausgeprägte Hyperfiltration in der **Schwangerschaft** nicht dazu ausreichen, die resultierende Hypertrophie bis zur Grenze einer beginnenden Schädigung der verbliebenen Nephrone zu treiben. So kann die GFR einer Einzelniere bis zu 80 % der Leistung zweier gesunder Nieren betragen, ohne dass eine Insuffizienz entstehen würde.

EXKURS

Dies erhellt sich allein schon aus dem Umstand, dass die Einzelniere unverändert aus derselben A. renalis wie zuvor versorgt wird, während sich das Blut der Gegenseite nun auf **sämtliche** Gewebe und Organe verteilt, die hinter dem Abzweig der A. renalis aus der Aorta bei L1/L2 noch arteriell versorgt werden müssen – u.a. distaler Dickdarm (A. mesenterica inferior), Gonaden (Aa. testiculares bzw. ovaricae), sämtliche Beckenorgane (Aa. iliacae internae) und die Beine (Aa. femorales). Auf diese Weise dürfte die geringe Mehrdurchblutung ohne wesentliche Druckerhöhung in der verbliebenen Niere so gerade eben dazu ausreichen, die Gesamtfunktion auf bis zu 80% zu steigern, ohne nachteilige Folgen.

Beteiligung des Tubulussystems

Ergänzt werden soll, dass es bei **jeder Form** einer Glomerulonephritis regelhaft zu einer **Mitbeteiligung** der **Tubuli** sowie des **Niereninterstitiums** (sog. tubulointerstitielle Entzündung und Fibrose) kommt, wobei die Zusammenhänge noch nicht endgültig geklärt sind. Man geht davon aus, dass die Entzündungsmediatoren (Leukozyten und humorale Immunfaktoren) der Glomerulonephritis auf die benachbarten Tubuli und Gewebeanteile übergreifen und dort zur entzündlichen Reaktion führen. Außerdem scheinen die bei der glomerulären Schädigung in zunehmendem Umfang filtrierten Proteine die Tubulusepithelien zu schädigen – u.a. dadurch, dass die an das filtrierte **Albumin** gebundenen **Zytokine** freigesetzt und wirksam werden. Schließlich könnte es distal einer Glomerulosklerose oder massiven glomerulären Entzündung zur Ischämie mit ihren Auswirkungen auf das interstitielle Gewebe kommen. Allerdings ist eine **Ischämie des Nierenmarks** allein schon deswegen zu erwarten, weil dasselbe ausschließlich aus den Vasa recta der juxtamedullären Nephrone versorgt wird und weil ein Teil dieser Nephrone einschließlich ihrer efferenten Arteriolen an dem Prozess beteiligt ist.

Symptomatik der Nephropathien

Die Symptome des Patienten folgen aus der (systemischen) Grundkrankheit, aus der Entzündung des Nierengewebes, einer sich entwickelnden **Niereninsuffizienz** sowie evtl. aus dem **Verlust von Eiweiß und Blut** über den Urin. Daneben kann es zu **Krankheitsgefühl** mit **Appetitlosigkeit** kommen, bei einer Schwellung der Niere auch zu **Flankenschmerzen**.

Die erhöhte Durchlässigkeit der Basalmembran bei der **diabetischen Nephropathie** führt im Verein mit der Beteiligung der efferenten Arteriole (Arteriolosklerose mit Rückstau in den Glomerulus) und einer evtl. bestehenden Hypertonie zur Hyperfiltration und **Mikroalbuminurie** (30–300 mg/24 Std.). Später entwickeln sich eine **Proteinurie** und teilweise auch ein **nephrotisches Syndrom** (> 3,5 g Eiweiß in 24 Std.). Am Ende steht die **terminale Niereninsuffizienz**. Bis dahin bestehen die Symptome des Patienten neben den Symptomen der Grunderkrankung in einer **osmotischen Diurese**, **Eiweißmangelödemen** – evtl. zunächst als Lidödeme, **muskulärer Schwäche** bei Muskelatrophie (Mangel an Eiweiß) und Neigung zu **Thrombosen** (Verlust von AT III). Die vorbestehende **Hyperlipidämie** wird weiter verstärkt. Der osmotischen Diurese folgt im Rahmen der zunehmenden Niereninsuffizienz die **Oligurie**, später **Anurie**.

Diagnostik

Die eigentliche Diagnose der verschiedenen Formen einer Glomerulonephritis oder Glomerulopathie bedarf häufig einer **Nierenbiopsie**, durch die der Pathologe mit den modernen Methoden der **Immunfluoreszenz** u.a. zumeist eine klare Zuordnung treffen kann (➤ Abb. 4.10).

In zahlreichen Fällen wie z.B. der Glomerulonephritis im Kindesalter **nach eitriger Angina** oder (selten) nach einer Impetigo contagiosa erübrigt sie sich, weil das klinische Bild und der Befund von Urin und Serum zur Diagnose völlig ausreichen. Wegweisend sind Proteinurie, Hämaturie mit dysmorphen Erythrozyten und Zylindern nebst begleitender Leukozyturie. Bakterien werden nicht gefunden, weil nicht die A-Streptokokken, sondern Immunkomplexe ursächlich für die Entzündung sind.

Auch bei der **mechanisch** (systemische Hypertonie) oder **metabolisch** verursachten Glomerulopathie (Glomerulosklerose des langjährigen Diabetikers) ist eine bioptische Diagnostik **überflüssig**. Hier könnte man höchstens zur Beurteilung der Nierenarterien an eine radiologische Kontrastmitteldarstellung der Gefäße (Angiographie) denken.

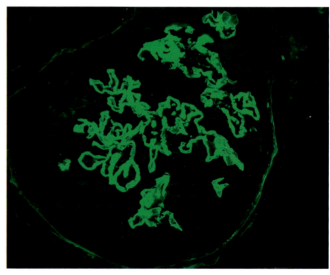

Abb. 4.10 Antibasalmembran-Antikörper in der Immunfluoreszenz. [E724]

Therapie

Mechanisch und **metabolisch** bedingte Schäden einer Glomerulopathie können **nicht behandelt** werden. Um ein Fortschreiten der Erkrankung zu verhindern, sollte eine Hypertonie adäquat therapiert (bevorzugt mit ACE-Hemmern) bzw. ein Diabetes mellitus akribisch eingestellt werden (HbA$_{1c}$ möglichst < 6,5%; ➤ Fach Endokrinologie).

Bei den **entzündlichen** Formen ergibt sich die Therapie ebenfalls aus der **Ursache**. Im Fall der Poststreptokokken-Glomerulonephritis oder einer sonstigen Glomerulonephritis (z.B. im Rahmen einer Endokarditis) steht neben **Bettruhe** die **antibiotische Elimination** der verursachenden Bakterien in Tonsillen bzw. Herzklappen im Vordergrund. Bei begleitenden Ödemen gibt man **Diuretika**. Eine eventuelle Hypertonie wird mit **blutdrucksenkenden Medikamenten** behandelt. Nur selten wird eine **Dialyse** („Blutwäsche") bei fortschreitender Niereninsuffizienz benötigt. Kinder genesen in der Regel vollständig innerhalb einiger Wochen, bei Erwachsenen bleiben dagegen nicht so selten eine Einschränkung der Nierenfunktion und/oder eine Proteinurie bestehen.

Bei der Mehrzahl der übrigen Glomerulonephritiden, bei denen keine kausale antibiotische Therapie zur Verfügung steht, gibt man **Glukokortikoide** und **Immunsuppressiva** (Cyclophosphamid) zur Unterdrückung der entzündlichen Vorgänge. Für einzelne viral – v.a. durch das Hepatitis-B- oder -C-Virus – verursachte Formen existieren virustatisch wirkende Kombinationstherapien mit **Interferon**.

Auch bei angemessener Therapie ist eine erhebliche Zahl an Glomerulonephritiden und Glomerulopathien nicht zu begrenzen und mündet nach Monaten oder Jahren in der **terminalen Niereninsuffizienz** (Anteil unter den dialysepflichtigen Niereninsuffizienzen rund 15 % alleine für die Glomerulonephritis).

> **EXKURS**
>
> Die im Zusammenhang weit im Vordergrund stehende antihypertensive Therapie mit ACE-Hemmern resultiert weniger aus deren grundsätzlichen überragenden Eigenschaften, die sie zur weltweiten Nr. 1 in der Behandlung der arteriellen Hypertonie gemacht hat. Noch wichtiger ist im Zusammenhang ihre spezifische Synthesehemmung des **Angiotensin II**, womit dessen Verengung der efferenten Arteriole mit Rückstau in die Glomeruluskapillaren und resultierender Hyperfiltration nicht mehr zum Tragen kommt.

Zusammenfassung

Glomerulopathie

Degenerative, nichtentzündliche Schädigung der Niere

Ursachen
- metabolisch durch eine Amyloidose und v.a. als diabetische Nephropathie
- mechanisch durch arterielle Hypertonie
- angeborene Defekte
- Rechtsherzinsuffizienz (Stau in die V. renalis)

Krankheitsentstehung
- beim **Diabetiker** (Kimmelstiel-Wilson): Mikroangiopathie (Arteriolen und Glomerulus), dicke, vermehrt durchlässige Basalmembran, Hyperfiltration mit Proteinurie, Mesangium-Proliferation mit Fibrosierung und Sklerosierung, Hauptursache der terminalen Niereninsuffizienz
- bei **Hypertonie**: Arteriolosklerose der afferenten Arteriolen mit Minderung der Autoregulation, Engstellung der efferenten Arteriolen (Angiotensin II), als Resultat Hyperfiltration und Proteinurie in den Bowman-Kapselraum mit Sklerosierung der Strukturen

Symptome
- häufig inapparent (Zufallsbefund)
- Entstehung bzw. Verstärkung einer vorbestehenden arteriellen Hypertonie
- Ödeme

Diagnostik
- Urinstatus (Albuminurie – zunächst als Mikroalbuminurie)
- Ultraschall
- bei Bedarf Nierenbiopsie oder Angiographie der Nierengefäße

Therapie
- penible Einstellung der Grunderkrankung
- bei Bedarf Diuretika, ACE-Hemmer

Prognose
- zumeist schlecht (→ terminale Niereninsuffizienz)

Glomerulonephritis (GN)

Entzündliche Nierenschädigung

Ursachen
- im Bereich der Glomerulusendothelien abgelagerte Antikörper, Immunkomplexe
- Toxine
- Autoantikörper gegen Glomerulusanteile (z. B. Basalmembran)

Krankheitsentstehung
- entzündliche Vergrößerung des glomerulären Filters mit Proteinurie und evtl. Hämaturie und Leukozyturie, Proliferation des Mesangium

Symptome
- Flankenschmerzen durch Schwellung der Niere mit Druck auf die Kapsel
- Krankheitsgefühl mit Appetitlosigkeit, Übelkeit und Erbrechen
- Ödeme und Blutdruckanstieg (und Hämaturie = Vollhard-Trias) durch Eiweißverlust und Aktivierung des RAAS

Diagnostik
- Urinstatus: Proteinurie, Hämaturie (mit dysmorphen Erythrozyten und Zylindern), Leukozyturie
- Serum: evtl. Anstieg des Kreatinin, Nachweis von Antikörpern und Immunkomplexen
- apparativ: Ultraschall, bei Bedarf Nierenbiopsie

Therapie
- Bettruhe
- je nach Ursache Antibiotika, Glukokortikoide und weitere Immunsuppressiva, Diuretika, ACE-Hemmer
- evtl. Dialyse

Prognose
- bei Kindern gut, im Erwachsenenalter häufig bleibende Schäden oder Übergang in eine terminale Niereninsuffizienz

4.4 Nephrotisches Syndrom

Das nephrotische Syndrom bedarf definitionsgemäß einer **großen Proteinurie** von mehr als **3,5 g/24 Std**. Erreichbar ist diese Menge im Wesentlichen nur durch eine Insuffizienz des glomerulären Filters, in der Regel also als Folge einer Glomerulonephritis oder Glomerulopathie.

Krankheitsentstehung

Die wichtigsten Ursachen für ein nephrotisches Syndrom sind **Glomerulonephritis** und **Glomerulopathie**. Dabei sind lediglich 6 verschiedene Formen – darunter die diabetische Glomerulosklerose, Minimal-changes-Glomerulopathie und die Amyloidose – für über 90 % aller nephrotischen Syndrome verantwortlich. Seltene Ursachen bestehen u.a. in einer **Nierenvenenthrombose** und in **Intoxikationen** z.B. durch Quecksilber.

Es gibt zahlreiche Ursachen für eine **Proteinurie**, die über die physiologisch maximal möglichen 150 mg/24 Std. hinausgeht, **ohne** die Definition eines **nephrotischen Syndroms** zu erfüllen:
- Als wichtigste **prärenale** Proteinurie gilt die Ausscheidung von sog. Paraproteinen (Leichtketten) beim **Plasmozytom**.
- **Postrenal** könnte eine mäßige Proteinurie im Rahmen einer **massiven Zystitis** oder eines **Tumors** in den unteren Harnwegen entstehen.
- Mäßige **renale** Proteinurien resultieren, abgesehen von milden Formen einer GP oder GN, u.a. aus entzündlichen Nierenerkrankungen wie einer **Pyelonephritis**.
- Auch **tubuläre** Proteinurien sind möglich – z.B. bei einer Insuffizienz des proximalen Tubulus in Bezug auf die Rückresorption filtrierter Plasmaproteine.

Vom Plasmozytom abgesehen ist all diesen Proteinurien gemein, dass sie kein Ausmaß erreichen, das über 1–2 g/24 Std. hinausgehen würde. Damit erfüllen sie auch nicht die Bedingung einer großen Proteinurie bzw. (Plasmozytom) eines nephrotischen Syndroms.

Folgen

Die wesentliche Folge des **Eiweiß-**, v.a. **Albuminverlustes** ist die Ausbildung von **generalisierten, massiven Ödemen** (Eiweißmangelödemen) bis hin zu **Aszites** und **Pleuraerguss**. Der hydrostatische Druck am Beginn der peripheren Kapillaren (rund 30 mmHg) treibt die Serumflüssigkeit zu den Kapillarporen hinaus ins Interstitium und damit zu den Zellen des Organismus, sodass dieselben ihren Bedarf an Nährstoffen und Informationen decken sowie ihre Abfälle entsorgen können. Es existiert keine Kraft mit Ausnahme des onkotischen Druckes der Eiweiße, die diese Flüssigkeit ins Gefäßlumen zurückholen könnte. Sobald demnach durch Verlust an Eiweiß diese Kraft vermindert ist, muss ein Teil der serösen Flüssigkeit liegen bleiben, weil auch die Kapazität des Lymphsystems hinsichtlich des Abtransports derart großer Flüssigkeitsmengen überfordert wird. Zusätzlich wird durch den Flüssigkeitsverlust ins Gewebe das RAAS aktiviert, sodass nun eine **Hypervolämie** im Extrazellulärraum entsteht, die das **Ödem verstärkt**.

Auch die weiteren Symptome sind ursächlich auf den Proteinverlust zurückzuführen. Die Albuminsynthese der Leber wird reaktiv verstärkt, vermag jedoch mit dem Verlust über die Niere nicht Schritt zu halten. Neben dieser **gesteigerten Albuminsynthese** produziert die Leber auch vermehrt Lipoproteine, sodass einerseits eine **Hyperlipidämie** entsteht und andererseits über die Niere ausgeschiedene Lipide u.a. als **Fettzylinder** im Urin erscheinen. Der Verlust von Antithrombin III (➤ Fach Hämatologie) und weiteren Faktoren bedingt eine **gesteigerte Thrombozytenaggregation**. Weitere Stoffwechselstörungen durch entsprechende Eiweißverluste (Transferrin, TBG u.a.) sind möglich. So entspricht der entstehende **Mangel an Transferrin** funktionell einem Mangel an Eisen, weil dieses ohne Transporteur nicht zu seinen Zielzellen gelangen kann. *Eine* Folge hiervon ist die Ausbildung einer **hypochromen mikrozytären Anämie**.

Symptomatik

Das nephrotische Syndrom besteht aus einem Symptomenkomplex auf der Basis bzw. als Folge der großen Proteinurie. **Leitsymptome** sind **Proteinurie** und generalisierte **Ödeme** (➤ Abb. 4.11), je nach Ausprägung der Hypalbuminämie evtl. einschließlich **Aszites** und **Pleuraerguss**. Der Mangel an Eiweiß führt zu **muskulärer Schwäche**, der funktionelle Mangel an Eisen zu **Müdigkeit** und **Kältegefühl**.

Hyperlipidämie und **Hypercholesterinämie** begünstigen in Verbindung mit dem erhöhten Blutdruck die Entstehung einer Arteriosklerose. Die **Thromboseneigung** (AT III-Mangel, Hyperfibrinogenämie u.a.) zeigt sich in der Entstehung arterieller und venöser **Thrombosen** einschließlich Lungenembolie und Nierenvenenthrombose.

> **MERKE**
> Leitsymptome des nephrotischen Syndroms sind die **große Proteinurie** und **Ödeme**.

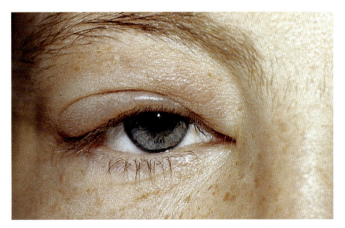

Abb. 4.11 Nephrotisches Syndrom: ödematöses Oberlid. [R246]

Diagnostik

Abgesehen vom Diabetiker und einem nephrotischen Syndrom bei Kindern ist zumeist eine **Nierenbiopsie** erforderlich, um über eine exakte Diagnose der verursachenden Krankheit eine adäquate Therapie einzuleiten.

Im Blut findet sich eine **hypochrome mikrozytäre Anämie** trotz normaler Eisenreserven, eine **Hyperlipidämie**, **Hypercholesterinämie**, **Hypo-** und **Dysproteinämie** (➤ Abb. 4.12). Die **Blutsenkung** ist deutlich **beschleunigt**. Im Urin fallen neben den großen Eiweißmengen v.a. die **Fettzylinder** auf. Je nach Grunderkrankung bestehen zusätzlich eine Hämaturie und Leukozyturie.

Therapie

Die Behandlung eines nephrotischen Syndroms ist im Wesentlichen eine Therapie der **Grunderkrankung**. Häufig werden **Glukokortikoide** und **Immunsuppressiva** benötigt. Ansonsten wird versucht, die Symptome abzumildern. Man gibt also **Diuretika** zur (teilweisen) Ausschwemmung der Ödeme, **ACE-Hemmer** zur Senkung des Blutdrucks und weil damit eine Reduzierung der Proteinurie erreicht werden kann und versucht wegen der Thromboseneigung eine **Antikoagulation**, wobei hier wegen des AT-III-Mangels Heparin nicht allzu wirksam ist. Teilweise wird **Albumin** substituiert, obwohl es nach 1–2 Tagen bereits wieder ausgeschieden ist.

Prognose

Die Prognose ist abhängig von der Grunderkrankung und dem Erfolg der diesbezüglichen Therapie. Glukokortikoide und Immunsuppressiva müssen teilweise über Jahre gegeben werden. Trotzdem mündet ein Teil der Fälle in der terminalen Niereninsuffizienz.

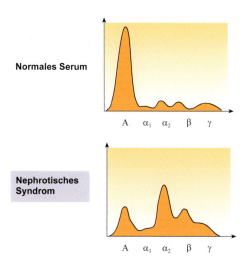

Abb. 4.12 Serumelektrophorese beim nephrotischen Syndrom: deutlicher Abfall des Albumin mit prozentual, zusätzlich auch reaktiv vermehrten Proteinen der Anteile α_2 und β. [L157]

Zusammenfassung

Nephrotisches Syndrom

Erkrankung der Niere mit Schädigung der Filterstrukturen; Leitsymptome: große Proteinurie (> 3,5 g/Tag) und periphere Ödeme

Ursachen
- jede GP und GN, die nicht selbstlimitierend ist oder therapeutisch zum Stehen gebracht wird – u. a. diabetische Glomerulosklerose und Amyloidose
- chronische Pyelonephritis
- Paraproteine, z. B. Plasmozytom: führt ohne begleitende Amyloidose nicht zu Ödemen, also auch nicht zum nephrotischen Syndrom

Symptome
- Ödeme, Aszites, Pleuraerguss bei Hypoproteinämie
- muskuläre Schwäche, Müdigkeit, Kältegefühl
- arterielle Hypertonie
- Hyperlipidämie, Eisenmangelanämie, Thromboseneigung bei AT-III-Mangel (z. B. Lungenembolie)

Diagnostik
- Urinstatus (v.a. Eiweiß und Fettzylinder)
- Ultraschall
- Nierenbiopsie bei unklarer Ursache

Therapie
- Behandlung der Ursache
- Albuminsubstitution, ACE-Hemmer, Diuretika

4.5 Niereninsuffizienz

Niereninsuffizienz bedeutet Funktionsverlust der Niere. Wie bei anderen Organen auch kann sich diese Einschränkung der Funktion milde und ohne erhebliche Auswirkungen darstellen, während am anderen Ende der Skala das Nierenversagen mit vollständiger Funktionslosigkeit steht. Dies ist ohne Dialyse mit dem Leben nicht vereinbar.

In **Deutschland** sind derzeit wegen einer Niereninsuffizienz > **70.000 Menschen** auf die Dialyse angewiesen. Dazu addieren sich jährlich weitere 15.000 Patienten – davon > ⅓ Diabetiker. Dadurch, dass rund 12.000 Dialysepatienten/Jahr versterben, erhöht sich der Bestand „nur" um etwa 3.000 Patienten/Jahr. 25.000 Patienten leben mit einer Spenderniere. Die Wartezeit auf eine Nierentransplantation (ca. 3.000/Jahr) liegt bei 3–6 Jahren.

Niereninsuffizienzen kann man nach dem Zeitraum ihrer Entstehung in akute und chronische unterteilen. Die **akuten** Formen entwickeln sich innerhalb von **Stunden** oder **wenigen Tagen**, die **chronischen** über **Jahre** und **Jahrzehnte**. Entsprechend unterscheiden sich auch Ursachen und Prognose. Während die akuten Formen bei rechtzeitiger Therapie zumeist vollständig reversibel sind, entstehen die chronischen regelhaft auf dem Boden irreversibler Nierenschäden.

4.5.1 Akute Niereninsuffizienz

Krankheitsentstehung

Für eine akute Niereninsuffizienz (akutes Nierenversagen) gibt es zahlreiche mögliche Ursachen, die **vor** der Niere (**prärenal**), **in** (**renal**) sowie **hinter** der Niere (**postrenal**) liegen können. Mehr als 50 % aller Fälle entstehen durch eine **Hypovolämie** bzw. einen **Schock** mit entsprechendem Blutdruckabfall und Minderperfusion der Niere. Da dies vor der Niere verursacht ist, spricht man vom prärenalen Nierenversagen. Allerdings geht diese Form bei zu spät einsetzender Therapie in einen ischämischen Zelluntergang des Nierenparenchyms über, also die renale Form des Nierenversagens.

Prärenales Nierenversagen
Diese Form (Anteil 55 %) ist in der Regel **hypovolämisch** bedingt – entweder durch **Flüssigkeitsverluste** bzw. einen **Kreislaufschock** oder durch eine **kardiale Insuffizienz** (Herzinfarkt, akuter Klappenfehler usw.). Beim **septischen Schock** addieren sich zu den Flüssigkeitsverlusten häufig noch direkte Beeinträchtigungen der Nierenfunktion durch bakterielle oder toxinverursachte Schäden hinzu. Massive Flüssigkeitsverluste sind neben Blutungen, Durchfällen usw. auch endokrin möglich, z. B. durch eine **Hyperkalzämie** beim Hyperparathyreoidismus (osmotische Diurese) oder durch **extremes Schwitzen** bei der **thyreotoxischen Krise**. Bei der **Addison-Krise** kommt es durch den abrupten Aldosteronmangel zur Hypovolämie.

Hepatorenales Syndrom
Das akute **Versagen der Leber**, z. B. im Endstadium einer Zirrhose, führt zu dieser Sonderform eines akuten prärenalen Nierenversagens. Die Zusammenhänge sind unklar, doch kann man sich von den Begleitumständen (z. B. ausgeprägter **Aszites**) und Auswirkungen her vorstellen, dass die periphere **Hypovolämie** im Zusammenhang mit bzw. weiter verstärkt durch den **akuten Mangel an Angiotensinogen**, mit Mangelfunktion des RAAS, zur Minderdurchblutung der Niere bis hin zum Nierenversagen führt. Dies entspräche in etwa einer Addison-Krise, potenziert durch den Flüssigkeitsverlust in die Bauchhöhle.

Renales Nierenversagen
Das renale Nierenversagen (Anteil 40 %) kennt eine Reihe von Ursachen – u. a. **Nierenarterienstenose**, Abflussbehinderung durch eine **Nierenvenenthrombose**, **toxisch** durch Medikamente (u. a. Röntgenkontrastmittel, Aminoglykoside, Sulfonamide) oder eine massive **Hämoglobinurie** oder **Myoglobinurie** bei Hämolyse oder Rhabdomyolyse (Nekrose quergestreifter Muskulatur), eine umfangreiche **Glomerulonephritis** oder interstitielle **Nephritis** (z. B. bakteriell verursacht), **tubuläre Steinbildungen** oder manchmal auch aus unklarer Ursache.

Postrenales Nierenversagen
Postrenale Ursachen für ein akutes Nierenversagen sind eher selten (Anteil < 5 %). In Frage kommen **Abflussbehinderungen** bzw. der entsprechende **Rückstau** in die Niere durch **Steine**, **Tumoren**, **Thromben** oder eine ausgeprägte **Prostatahyperplasie**.

Folgen

Bis zu einem arteriellen Mitteldruck von 80 mmHg genügt die **Autoregulation** der afferenten Arteriolen, um die **GFR konstant** zu halten. Bei weiterem Abfall wird über Sympathikus und RAAS einschließlich der entstehenden Hormone ADH und Aldosteron der Blutdruck stabilisiert. ADH-Vasopressin sorgt bei ausgeprägtem Blutdruckabfall für eine Zentralisation des Kreislaufs mit Umverteilung des Blutes weg von Haut, Muskulatur und Darm und hin zu Herz, Gehirn und z. B. auch Nieren. Zusätzliche Hilfe leistet Angiotensin II, das durch selektive Verengung der efferenten Arteriole den Druck in den Glomeruluskapillaren erhöht und damit die GFR stabilisiert. Auf diese Weise bleibt ein Blutdruckabfall, der die Kriterien eines Schocks noch nicht erfüllt (➤ Fach Herz-Kreislauf-System), ohne Folgen.

Im **Schock** kommt es zum systolischen **Blutdruckabfall** auf weniger als 90 mmHg. Dies kann durch die erwähnten Mechanismen nicht mehr kompensiert werden. Neben der Mangelversorgung von Herz und Cerebrum fällt nun auch in der Niere der Filtrationsdruck und damit die GFR. Es kommt zur **Oligurie**, ab einem Druck von 50 mmHg zur **Anurie**.

Initiale Schädigung und Ischämie der Niere
Oligurie und Anurie stehen hinsichtlich des Nierenversagens nicht im Vordergrund, sondern belegen lediglich die **Mangelsituation des Nierengewebes** insgesamt. Die **Ischämie** mit entsprechendem Sauerstoffmangel führt innerhalb von Stunden bis wenigen Tagen zu **Funktionsstörungen**, schließlich zum **Zelluntergang** zunächst in den Tubulusanteilen, die im äußeren Mark liegen und schon unter Normalbedingungen relativ gering durchblutet werden.

Der entstehende **ATP-Mangel** verursacht einen **Verlust des Ruhepotenzials** und eine **Insuffizienz des Rücktransports von Natrium** und weiteren Faktoren (➤ Abb. 4.13). In der Folge wird vermehrt Natrium ausgeschieden, das nun im distalen Tubulus die Macula densa dazu veranlasst, die afferenten Arteriolen zu verengen (➤ 2.1.5). Die direkte Folge ist eine **weiter zunehmende Ischämie**. Einzelne Tubulusepithelien werden nekrotisch und verstopfen das Tubuluslumen, sodass die Filtration zusätzlich behindert wird.

Aufrechterhaltungsphase
Auf diese initiale Schädigungsphase folgt für **etwa 10 Tage** die sog. Aufrechterhaltungsphase, in der sich die GFR auf einem Tiefpunkt von < 10 ml/min einpendelt, eine **Anurie** vorliegt und erste Symptome der **Urämie** durch Anreicherung nierenpflichtiger Stoffe im Serum entstehen. Dies geschieht auch, wenn – was die Regel ist – der Blutdruck des Patienten durch Ursachenbekämpfung und Flüssigkeitszufuhr längst wieder stabilisiert wurde. Ursache sind verschiedenste **lokale Mechanismen** (u. a. Thrombenbildungen in den Gefäßen des Marks, lokale Mediatoren und die Macula densa), die gemeinsam dafür sorgen, dass die kleinen Nierengefäße in diesem Stadium verengt bleiben. Hauptverantwortlich dürfte die **Macula densa** an diesem Prozess beteiligt sein, weil sie die afferenten Arteriolen so lange verengt, bis die distal ankommende Salzmenge durch Erholung der proximalen Tubulusepithelien abgefallen ist.

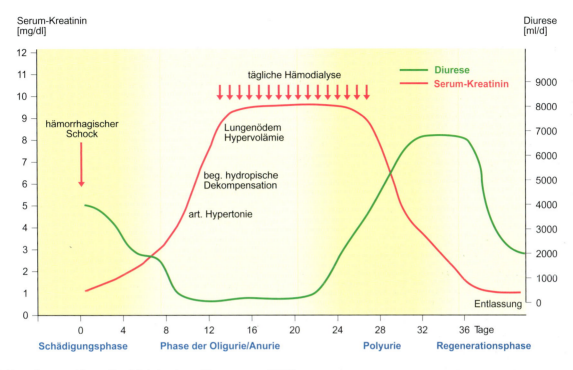

Abb. 4.13 Harnvolumen und Serum-Kreatinin beim akuten Nierenversagen. [L106]

Genesungsphase
Die abschließende Genesungsphase ist durch die zunehmende **Wiederherstellung der Funktion** der Tubulusepithelien gekennzeichnet. Die GFR kehrt allmählich zum Normbereich zurück. In dieser Phase (2–3 Wochen nach Beginn) ist auch häufig eine **massive Diurese** zu beobachten, in der offensichtlich die versäumte Ausscheidung nierenpflichtiger Substanzen und Ionen nachgeholt wird. Zusätzlich kommt jetzt auch die Wirkung der Diuretika (zumeist Furosemid = Lasix®) zum Tragen, die während der Therapie des akuten Nierenversagens gegeben werden.

Einteilung

Trennt man die Diurese von der Genesungsphase ab, lässt sich das akute Nierenversagen in **4 Phasen** bzw. **Stadien** einteilen:
- **Stadium I:** Zeitraum der Schädigung; Dauer: Stunden bis wenige Tage
- **Stadium II:** Aufrechterhaltungsphase mit Anurie; Dauer: etwa 10 Tage
- **Stadium III:** Diurese, evtl. als Polyurie mit Exsikkose; Dauer: 1–2 Wochen
- **Stadium IV:** Genesungsphase; Dauer: Wochen bis Monate

Symptomatik

Leitsymptom ist die **Oligurie** (< 500 ml/Tag) und schließlich **Anurie** (< 100 ml/Tag). Je nach Ursache ist der Blutdruck auf Extremwerte abgefallen; der Patient zeigt die typische **Schocksymptomatik**. Entzündliche Nierenveränderungen verursachen entsprechende Symptome, die Prostatahyperplasie hat eine Vorgeschichte.

Hämoglobinurie und **Myoglobinurie** verfärben den Urin und beinhalten ebenfalls zusätzliche Symptome.

Schwierig wird die Diagnose bei manchen entzündlichen Nierenveränderungen oder bei der **Thrombosierung der V. renalis**. Nur wenn sie **links** entsteht, kann sie beim Mann evtl. über eine **Varikozele** des Plexus pampiniformis (➤ Fach Andrologie) vermutet werden (Abfluss der V. testicularis direkt in die linke V. renalis). Allerdings verursachen arterielle oder venöse Stenosen der Nierengefäße durch zunehmende Kapselspannung auch **Flankenschmerzen**.

Die nach Behebung der Ursache entstehende Hypervolämie führt gemeinsam mit der Aktivierung des RAAS zur **arteriellen Hypertonie**. Die Urämiesymptome beinhalten zusätzlich **Lungenödem** und evtl. **Pleuraerguss**.

Diagnostik

> **MERKE**
> Leitsymptome des akuten Nierenversagens sind **Oligurie** und schließlich **Anurie** in Verbindung mit einem Anstieg des **Serumkreatinins** um **mindestens 50%**.

Im spärlich produzierten **Urin** enthält das Sediment durchsichtige **hyaline Zylinder**, zumindest bei einer prärenalen Ursache. Sie entstehen in einem sehr konzentrierten Urin aus Tamm-Horsfall-Protein. Zellen sind in diesem Fall nicht enthalten, doch könnten neben den hyalinen auch **Tubulusepithelzellzylinder** vorhanden sein. Bei einer Myoglobinurie oder Hämoglobinurie ist der Urin **rot** verfärbt. Bei einer Nierenvenenthrombose kommt es durch den Rückstau zur

Proteinurie und Hämaturie. **Intrarenale** Ursachen zeigen häufig eine **Hämaturie**, je nach Ursache auch **Proteinurie** und **Leukozyturie**. **Postrenal** (Stein) könnte eine **isolierte Hämaturie** imponieren.

Im **Serum** besteht eine **Azotämie** mit erhöhten Werten für Kreatinin und Harnstoff. Die **Elektrolyte** können entgleisen. Mangels Ausscheidung nierenpflichtiger Säuren kommt es zur **Azidose**. Dies gilt verstärkt für das prärenale Versagen wegen der zusätzlichen Laktatazidose.

Die Suche nach der Ursache gestaltet sich, soweit es sich nicht um eine symptomatische prärenale (z. B. Schock) oder postrenale Form (z. B. massiver und schmerzhafter Stau bei Prostatahyperplasie oder Stein) handelt, teilweise schwierig und bedarf dann eines großen anamnestischen und apparativen Aufwands (zunächst Ultraschall und Röntgen bzw. MRT).

Therapie

Ein **prärenales** Nierenversagen ist bei rechtzeitiger Therapieeinleitung in der Regel **vollständig reversibel**. Die Behandlung entspricht der üblichen **Therapie eines Schocks** mit Ausgleich des Flüssigkeitsdefizits, der Behandlung von Azidose und Thrombenbildung usw. Die Nierenfunktion wird mit **Diuretika** in Gang gesetzt, soweit dies im Einzelfall gelingen mag. Bei einer Anurie besitzen sie keine Wirkung, weil an aufsteigender Henle-Schleife, distalem Tubulus und Sammelrohr, an denen die Substanzen wirken, kein Filtrat mehr ankommt.

Postrenale Ursachen werden chirurgisch bzw. über Blasenkatheter oder suprapubische Punktion (Prostatahyperplasie) angegangen. Ansonsten wird ursächlich therapiert. Wenn die Nierenfunktion nicht zügig wiederhergestellt werden kann, ist eine zwischenzeitliche **Dialyse** unumgänglich.

Prognose

Die Prognose ist abhängig von der Ursache. Bei renalen Formen beträgt die Letalität bis zu 40 %, im Endstadium eines Schocks mit Multiorganversagen bis zu 90 % (sog. **Schockniere**). Kann ursächlich und zügig behandelt werden, ist eine völlige Wiederherstellung die Regel. Jedenfalls besitzt die Niere ein sehr ausgeprägtes Potenzial, sich nach einem fast vollständigen Funktionsverlust wieder zu erholen.

4.5.2 Chronische Niereninsuffizienz

Diese Erkrankung stellt einen Prozess dar, bei dem unterschiedliche Ursachen zu einem **allmählichen Verlust von Nephronen bzw. ihrer Fähigkeit** führen, harnpflichtige Substanzen auszuscheiden. Lässt sich die Ursache nicht beheben, folgt auf die Funktionseinschränkung nach Monaten oder Jahren die **terminale Niereninsuffizienz** mit Störungen des Salz- und Wasserhaushalts, des Säure-Basen-Haushalts und den Symptomen der **Urämie**. Schätzungen zufolge sind rund **10 % der Bevölkerung** der westlichen Welt von einer mehr oder weniger ausgeprägten Einschränkung der Nierenfunktion betroffen.

Ursachen

Die wesentlichen Ursachen, v.a. **diabetische Nephropathie** (rund 35 %) und **arterielle Hypertonie** (20 %), sowie weitere **Glomerulonephritiden** und **Glomerulopathien** (18 %) wurden bereits besprochen. Dies gilt auch für die prognostisch ungünstigen Anpassungsmechanismen mit Hyperfiltration in den verbleibenden Glomeruli, die den Prozess durch zusätzliche Schädigungen unumkehrbar machen. Weitere Ursachen sind **zystische Nierenerkrankungen** (6 %) sowie **tubulointerstitielle Erkrankungen** (z. B. die **chronische Pyelonephritis** mit 10 %), Autoimmunkrankheiten, Arteriosklerose, Niereninfarkt, erbliche Faktoren und manche **Medikamente**.

Besonders häufig führte das früher in großem Umfang verwendete Schmerzmittel **Phenacetin** zur Schrumpfniere und terminalen Niereninsuffizienz. Auch moderne NSAR bzw. NSAID (nichtsteroidale Antiphlogistika) wie **ASS** oder **Ibuprofen** können eine bereits bestehende Insuffizienz weiter verstärken, weil sie als Prostaglandinsynthesehemmer auch lokal in der Niere zur Hemmung gefäßerweiternder Prostaglandine führen und damit die Durchblutungssituation weiter verschlechtern. Diese Auswirkungen bestehen beim Gesunden nicht – zumindest nicht in üblichen Dosen.

Einteilung

Die chronische Niereninsuffizienz lässt sich in **5 Stadien** einteilen, die unter Bezug auf einen „Normmenschen" mit einer Körperoberfläche von 1,73 m^2 nach der noch vorhandenen glomerulären Filtrationsrate definiert sind:

- **Stadium I:** die GFR liegt bei mindestens 90 ml/Min.
- **Stadium II:** GFR 60–90 ml/Min.
- **Stadium III:** GFR 30–60 ml/Min.
- **Stadium IV:** GFR 15–30 ml/Min.
- **Stadium V:** GFR < 15 ml/Min., entspricht der terminalen Insuffizienz

Krankheitsentstehung

Die Symptome entwickeln sich aus

- den **Störungen** im **Wasser- und Elektrolythaushalt**,
- **Säure-Basen-Haushalt** und
- der **hormonellen Insuffizienz** (Erythropoetin, D-Hormon).

Spätestens im Stadium V addieren sich Symptome dazu, die sich aus der **Anhäufung toxischer Stoffwechselmetabolite** ableiten lassen.

In den **Stadien I und II** bestehen üblicherweise noch **keine Symptome**, die über die Symptome der Grunderkrankung hinausgehen. Ab dem **Stadium III** entstehen dann subjektive und objektive **Störungen**, die umso ausgeprägter auftreten, je mehr sich die Insuffizienz dem Stadium V annähert. Die Symptomenkonstellation der **terminalen Niereninsuffizienz** (Stadium V) wird auch als **Urämie** („Urin im Blut") bezeichnet. Beim **akuten** Nierenversagen entwickelt sich das Vollbild der Urämie **innerhalb 1 Woche**.

> **MERKE**
> Die **erhöhten Werte** für u. a. **Kreatinin** und **Harnstoff** stehen für das Stadium der Niereninsuffizienz, aber **nicht** für die **Symptome der Urämie**.

Man geht davon aus, dass es die zahllosen toxisch wirkenden Stoffwechselmetaboliten sind, die in ihrer Summe für die Vielzahl der Symptome verantwortlich sind. Dazu zählen z. B. Substanzen wie Polyamine, Phenole oder Benzoate. Ein weiterer Teil der Symptome folgt aus den Verschiebungen bei den Elektrolyten oder dem verminderten Abbau von Hormonen, die nun im proximalen Tubulus der Endozytose entgehen. Schließlich kommt es auch zu vermehrten systemischen Entzündungen, erkennbar an zunehmenden Gefäßschäden oder einer Erhöhung der Akute-Phase-Proteine wie z. B. CRP.

Wasserhaushalt

Der zunehmende Verlust an Nephronen hat eine **Retention von Natrium** und begleitendem **Wasser** zur Folge. Es resultiert eine überwiegend isoosmolare Auffüllung des Extrazellulärraums mit **systolischer Hypertonie** und **Ödemen** ab den Stadien III–IV.

Dabei werden in Abhängigkeit von der Restfunktion der Niere verschiedene Abschnitte durchlaufen. Die abnehmende Zahl funktionierender Nephrone bedingt eine Verlagerung auszuscheidender, osmotisch wirksamer Stoffwechselprodukte auf diesen Nierenanteil, wodurch sowohl die Fähigkeit zur Konzentrierung des Urins verloren geht als auch die Möglichkeit, zusätzliche Stoffe aktiv zu sezernieren. Gleichzeitig geht der osmotische Gradient in Richtung des papillennahen Marks verloren. Im Ergebnis bleibt das **Filtrat** zunehmend gegenüber dem Serum **unverändert**, wodurch der ausgeschiedene Harn mit einer **Osmolarität von 290 mmol/l** dem Serum entspricht. Dies bezeichnet man als **Harnstarre (Isosthenurie)**. Das spezifische Gewicht liegt bei etwa 1,011. Neben der **Polyurie** (ca. 2,5 l/Tag) entsteht eine **Nykturie**. In diesem Stadium muss streng darauf geachtet werden, die Zufuhr von Wasser und Elektrolyten an die ausgeschiedenen Mengen anzupassen, um sowohl einen Natrium- und Wassermangel als auch eine Überwässerung zu vermeiden. Tägliche Gewichtskontrollen dürfen nicht vergessen werden.

Nachfolgend geht mit dem anhaltenden Verlust von Nephronen die Ausscheidungsfähigkeit für Natrium und Wasser allmählich verloren. Lediglich in einer Übergangsphase können Blutdruckanstieg und Ausbildung von Ödemen durch hochdosierte Schleifendiuretika (Furosemid) und angepasste Zufuhr noch hinausgezögert werden.

Kaliumhomöostase

Die eingeschränkte Fähigkeit der Niere zur Kaliumausscheidung führt zur **Hyperkaliämie**, verstärkt durch die **metabolische Azidose**, obwohl sich Dickdarm und Haut infolge der erhöhten Aldosteronspiegel an der Kaliumausscheidung beteiligen. Medikamente wie ACE-Hemmer oder kaliumsparende Diuretika verstärken den Anstieg des Kaliumserumspiegels. Dieser sollte also durch Anpassung von **Medikation** und **Ernährung** möglichst im physiologischen Rahmen gehalten werden. Eine ausgeprägte Hyperkaliämie würde eine zusätzliche Gefährdung des Patienten darstellen – z. B. im Hinblick auf Herzrhythmusstörungen.

Metabolische Azidose

Die Ausscheidung organischer Säuren aus Nahrung und körpereigenem Stoffwechsel gehört zu den Aufgaben der Niere. Im Durchschnitt fallen pro Tag etwa 60 mmol an, die ab den Stadien III–IV nicht mehr vollständig in den Urin sezerniert werden können. Es kommt zur meist milden metabolischen Azidose mit einem **Serum-pH bis etwa 7,35**, die zur Hyperkaliämie beitragen kann. Gleichzeitig wird dadurch vermehrt **Bikarbonatpuffer verbraucht**, der von der Niere nicht mehr vollständig regeneriert werden kann, sodass der Serumspiegel von den üblichen 25 mmol auf unter 20 mmol/l abfällt. In diesen Fällen wird meist Bikarbonat oral substituiert, wobei dies in Bezug auf den Natriumgehalt des Organismus zusätzliche Probleme bereitet. Erstaunlicherweise steht ganz unverändert ausschließlich Natriumbicarbonat zur Substitution zur Verfügung.

Hyperparathyreoidismus

Zwei Faktoren induzieren Wachstum und Mehrproduktion der Nebenschilddrüsen. Zum einen folgt aus dem zunehmenden Mangel an Calcitriolbildung in der insuffizienten Niere eine Mangelresorption von Nahrungscalcium aus dem Dünndarm mit **abfallenden Calcium-Serumspiegeln**. Zum anderen stimuliert die mangelhafte Ausscheidung von Phosphat mit **Hyperphosphatämie** die Bildung von Parathormon in den Epithelkörperchen. Beide Effekte wirken sich auf den Knochen aus, wobei manchmal mehr die **Osteomalazie** im Vordergrund steht und teilweise eher die **Osteodystrophia cystica fibrosa** (= Recklinghausen-Krankheit; ➤ Fach Endokrinologie) (➤ Abb. 4.14). Zu den Symptomen gehören **Knochenschmerzen** und eine **Frakturneigung**. Verstärkt werden die Auswirkungen auf den Knochen durch die metabolische Azidose.

Das D-Hormon kann medikamentös substituiert werden. Mit sog. Antiphosphat-Tabletten versucht man, die Phosphataufnahme aus dem Dünndarm zu vermindern. Eine mögliche Folge des ausge-

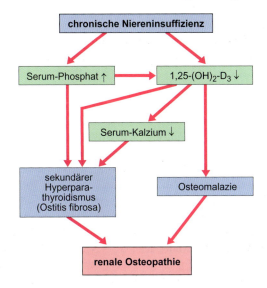

Abb. 4.14 Mangel an D-Hormon und Calcium sowie Hyperphosphatämie führen zu Knochendefekten (renale Osteopathie). [L106]

glichenen Calcium-Serumspiegels in Verbindung mit der Hyperphosphatämie besteht allerdings in einem verminderten Knochenumsatz und einer **gesteigerten arteriosklerotischen Gefäßverkalkung**, von der sogar die Herzklappen betroffen sein können. Die Gefäßschäden werden bei Dialysepatienten infolge der häufig erforderlichen Antikoagulanzien-Therapie (Marcumar®) weiter beschleunigt, weil der abgefallene Vitamin K-Serumspiegel die Reparaturmechanismen der Gefäßintima behindert. Es kommt deshalb im Stadium V nicht so selten zur sog. **Kalziphylaxie**, der **Verkalkung der Gewebe** mit lividen Verfärbungen und schließlich **ischämischen Nekrosen** bevorzugt an Bauch und Beinen.

Auswirkungen auf Herz und Gefäße

Hypervolämie und Anämie mit arterieller Hypertonie begünstigen die Ausbildung einer **Herzinsuffizienz**, Hyperlipidämie, Hyperphosphatämie und Hyperparathyreoidismus diejenige von **KHK** und **Herzinfarkt**. Ein beachtlicher Teil dialysepflichtiger Patienten verstirbt an **kardiovaskulären Komplikationen** einschließlich Herzinfarkt oder Schlaganfall. Im Stadium der Urämie kommt es durch toxische Metabolite häufig zur trockenen oder exsudativen **Perikarditis**.

Anämie

Die **normochrome Anämie** entsteht aus dem Mangel an Erythropoetin, einer verkürzten Lebenszeit der Erythrozyten, der Blutungsneigung mancher Patienten sowie teilweise zusätzlich aus einem Mangel an Eisen, Folsäure und Vitamin B_{12} infolge gestörter Resorption.

Symptomatik (➤ Abb. 4.15)

Allgemeinsymptome sind **Müdigkeit** und **Leistungsschwäche**, verbunden mit **Kopfschmerzen**, **Appetitlosigkeit**, **Übelkeit** und **Erbrechen**. Aufgrund der **Isosthenurie** kommt es in Zwischenstadien der Insuffizienz zu **Polyurie** und **Nykturie**. Die metabolische Azidose kann eine **vertiefte Atmung** erzwingen.

Die **Haut** ist fahl-gelb bzw. **schmutzig-gelb**; zusätzlich besteht ein **Pruritus**. Kochsalz wird entweder zurückgehalten (meistens), mit **Hypervolämie** (und **Hypertonie**), **Ödemen**, **Lungenödem** und eventuell Hirnödem, oder während der Isosthenurie und Polyurie früherer Phasen vermehrt ausgeschieden mit resultierender **Dehydratation**.

Der Mangel an Erythropoetin und D-Hormon führt zu **Anämie** und **Hyperparathyreoidismus** mit Osteomalazie oder zystischer Fibrosierung. Bei zahlreichen Patienten besteht infolge der Proteinurie mit Verlust von AT III eine Neigung zu **Thrombosen**, gleichzeitig jedoch – wahrscheinlich bedingt durch toxische Stoffwechselprodukte – eine Neigung zu **Einblutungen**. Die Beteiligung der Gonaden erkennt man am Libidoverlust, an **Impotenz** und **Zyklusstörungen** oder **Amenorrhö**, zusätzlich verstärkt durch die Abmagerung bis hin zur **Anorexie**.

Störungen der ZNS-Funktionen mit Konzentrations- und **Gedächtnisstörungen**, **Schlaflosigkeit** und **Krämpfen** bis hin zum (urämischen) **Koma** finden sich in zunächst milder Form ab dem Stadium III–IV der Insuffizienz. Ab dem Stadium IV kommt es

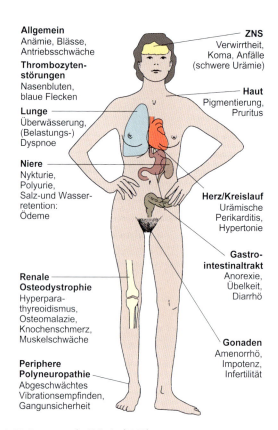

Abb. 4.15 Symptome der Urämie. [L157]

dann zur **peripheren Polyneuropathie** mit sensiblen, später auch motorischen und vegetativen Nervenstörungen. Das **Restless-legs-Syndrom** ist häufig. Im Endstadium der Urämie **riecht der Patient nach Urin**, weil ein Teil des Harnstoffs zu Ammonium abgebaut wird. Allerdings sind Ammoniumionen (NH_4^+) nicht flüchtig, sodass diese Modellvorstellung angezweifelt werden darf.

Diagnostik

Ein früher und sensibler Hinweis auf die beginnende Einschränkung der Nierenfunktion stellt eine **Mikroalbuminurie** dar, die man mit spezifischen Teststreifen erfassen kann. Diese Untersuchung sollte v.a. bei Hypertonie-Patienten und Diabetikern routinemäßig mindestens 1-mal/Jahr durchgeführt werden. Abgesehen davon bietet das **Serum-Kreatinin** einen verlässlichen Parameter – besonders dann, wenn man den erhaltenen Wert nicht allein nach dem Referenzbereich definiert, sondern in Bezug zur Muskelmasse des Patienten setzt.

Ab dem Stadium III findet sich im Blut die **Azotämie** mit analog zum jeweiligen Stadium erhöhten Werten für **Kreatinin**, **Harnstoff**, **Harnsäure** und zahllosen weiteren Parametern, eine **normochrome Anämie**, zumeist eine mäßig ausgeprägte **Azidose** bis zu einem pH-Wert von etwa 7,35 sowie **Elektrolytstörungen** – in der Regel einschließlich einer **Hyperphosphatämie** und **Hyperkaliämie**, die **Herzrhythmusstörungen** verursachen kann. Das extrazelluläre **Natrium** (und Chlorid) ist in frühen Phasen der Insuffizienz infolge der Isosthenurie evtl. **erniedrigt**, im Stadium der Urämie mit begleitender Anurie eher erhöht – in Abhängigkeit von der Nahrungszufuhr.

Im **Ultraschall** finden sich bei der Urämie durch die Abnahme funktionierenden Gewebes in den meisten Fällen **verkleinerte Nieren**. Weitere Veränderungen wie z. B. Zysten oder Tumoren werden erkennbar.

Therapie

Die **Nahrungszufuhr** sollte v.a. im Hinblick auf **Wasser** und **Elektrolyte** möglichst genau an die aktuelle Situation angepasst werden. Im Vordergrund stehen die Beachtung und Beschränkung der Zufuhr von Natrium, Kalium und Phosphat. Wichtig sind **alltägliches Wiegen** und **Messung des Blutdrucks**, um eine Überwässerung rechtzeitig zu erkennen. Auch die orale Zufuhr von **Natriumbicarbonat** zum Ausgleich der metabolischen Azidose und Ausgleich der abgefallenen Serumspiegel muss wegen des Natriumanteils an diese Situation angepasst werden, sodass man hier oft Kompromisse eingeht. Man fragt sich natürlich (s. oben), warum es nicht möglich ist, das Bikarbonat-Ion (HCO_3^-) in Bindung an andere Kationen zuzuführen – so wie es auch endlich möglich geworden ist, Phosphatbinder calciumfrei zu bekommen.

Zur Vermeidung der Aufnahme zu hoher Mengen an Nahrungsphosphat gibt es **Antiphosphat-Tabletten**, inzwischen bevorzugt in calciumfreier Form, um eine Hyperkalzämie zu vermeiden. Die Hormone der Niere, **Calcitriol** und **Erythropoetin**, müssen substituiert werden (Epo i.v.). Absenkung des Blutdrucks und Anregung der restlichen Nierenfunktion bzw. Ausschwemmung von Ödemen erfolgen z. B. mit **ACE-Hemmern** und **Diuretika**.

Im Endstadium des terminalen Nierenversagens ist eine **Nierenersatztherapie** mit Dialyse oder Nierentransplantation unumgänglich geworden.

Nierenersatztherapie

Dialyse

Beim Ausfall der Nieren (Stadium V) müssen ihre Funktionen apparativ ersetzt und übernommen werden. Man wartet hierbei nicht bis zum letztmöglichen Zeitpunkt, sondern beginnt bereits bei den ersten deutlichen Urämiesymptomen des Patienten wie z.B. Gewichtsabnahme oder unbeeinflussbarem Juckreiz. In Deutschland werden aktuell etwa 70.000 Patienten durch Dialyse therapiert. Dabei bestehen zwei Möglichkeiten: Entweder führt man eine (kontinuierliche) **Peritonealdialyse** durch oder man wählt (meistens) die effektivere Methode der **Hämodialyse** über jeweils nur wenige Stunden. Allerdings weiß man inzwischen, dass die Peritonealdialyse in den ersten Jahren Vorteile bietet. Außerdem werden damit die Gefäße geschont und stehen für die nachfolgende Hämodialyse länger zur Verfügung, sodass heute ein Beginn mittels Peritonealdialyse favorisiert wird. Außerdem bleiben die Patienten mit einer kontinuierlichen Peritonealdialyse mobiler, weil sie nicht an die 2-tägigen Zyklen ihrer Dialyseeinrichtung gebunden sind.

Bei der Peritonealdialyse benutzt man das Peritoneum als **semipermeable Membran**. Die in die Bauchhöhle instillierte Flüssigkeit mit einem Umfang von etwa 2 l wird alle 6–10 Stunden über einen

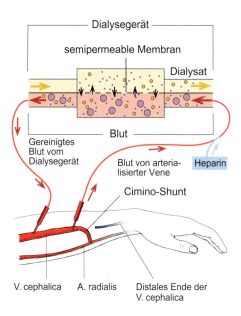

Abb. 4.16 Prinzip der Hämodialyse. [L190]

liegenden Katheter ausgetauscht und in ihrer Zusammensetzung jeweils an die aktuelle Situation des Patienten angepasst.

Prinzip der Hämodialyse

Das Grundprinzip der Hämodialyse besteht darin, dass Patientenblut und Dialyseflüssigkeit (Dialysat), getrennt durch eine semipermeable Membran, aneinander entlanglaufen und dabei die jeweils enthaltenen kleinmolekularen Stoffe austauschen. Entsprechend der Konzentrationsunterschiede der beiden Flüssigkeiten diffundieren also z.B. Harnstoff, Kreatinin und weitere Stoffwechselendprodukte aus dem Blut in das Dialysat, während dasselbe u. a. eine höhere Konzentration an Bikarbonat enthält, das deswegen den umgekehrten Weg nimmt (➤ Abb. 4.16). Der Gehalt an Kalium, Phosphat und weiteren Ionen bzw. kleinen Molekülen wie z. B. Glukose wird an die Serumwerte des Patienten angepasst.

Die Dialysatoren sind inzwischen in den westlichen Ländern überwiegend für den Einmalgebrauch bestimmt, wodurch immense Kosten entstehen, auch wenn dadurch personalintensive Reinigungs- und Desinfektionsmaßnahmen eingespart werden können. Die trennende Membran besteht aus Cellulose oder, inzwischen überwiegend, aus synthetischen Materialien.

Dialysezugang

Um das Blut des Patienten zum Dialysator und wieder zurück zu pumpen, wird nicht nur eine kräftige Pumpe benötigt, sondern auch ein großlumiger Dialysezugang beim Patienten, durch den mehrere hundert ml Blut/Min. hindurchpassen. In Deutschland ist es üblich, diesen Zugang am Unterarm über eine operative Anastomosierung der A. radialis mit der V. cephalica zu erhalten (**Cimino-Fistel**; ➤ Abb. 4.17), wodurch nun bei ausreichendem Blutdurchfluss auch voluminöse Zugangsnadeln Platz finden. Ist dieser Zugang primär oder sekundär wegen Infektion oder Thrombosierung nicht möglich, werden **Gefäßprothesen** oder Katheter in großen Körpervenen verwendet.

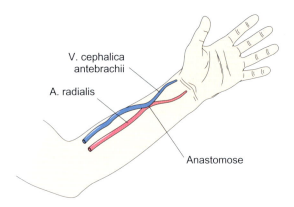

Abb. 4.17 Cimino-Fistel. [L106]

Prognose

Die Dialyse kann das Leben der Betroffenen entscheidend verlängern, sollte jedoch trotzdem nur als **Übergangslösung** verstanden werden, bis eine Nierentransplantation möglich geworden ist. Die Therapie ist mit 3 Terminen pro Woche, jeweils über 4–5 Stunden sehr zeit- und kostenintensiv. Was mehr wiegt, ist ihre Effektivität, da sie verständlicherweise die Nierenfunktion bei Weitem nicht vollständig übernehmen kann. Komplikationsrate und Letalität v.a. an Herz-Kreislauf-Erkrankungen während der Jahre der Dialyse sind weit höher als nach erfolgter Transplantation. Im Durchschnitt liegt die 4-Jahres-Überlebensrate der Betroffenen bei 65 %, bei Diabetikern allerdings nochmals niedriger bei lediglich gut 50 %.

Nierentransplantation

> **HINWEIS PRÜFUNG**
> Die Transplantation der Niere ist nicht prüfungsrelevant und wird deshalb nur kurz vorgestellt.

Das Prinzip ist einfach: Die funktionierende Niere eines lebenden oder toten Spenders wird so eingepflanzt, dass sie auch beim Empfänger funktioniert und die Dialyse überflüssig macht. Die Zellmembranstrukturen der transplantierten Niere sollten dabei bestmöglich denen des Empfängers entsprechen, um Abstoßungsreaktionen zu minimieren. Der hierfür ausschlaggebende Faktor ist, neben den AB0-Blutgruppen, das HLA-System (➤ Fach Immunologie). Nur wenn sich die Strukturen der HLA-1- und HLA-2-Komplexe zwischen Spender und Empfänger gleichen, können Abstoßungsreaktionen vermieden werden. Eine vollständige Identität ist allerdings, abgesehen von Lebendspenden zwischen eineiigen Zwillingen, nicht möglich. Im Ergebnis muss deshalb grundsätzlich selbst bei guter Übereinstimmung der HLA-Komplexe eine Immunsuppression des Empfängers auf Dauer durchgeführt werden, welche die Morphologie und Funktion der übertragenen Niere möglichst lange unangetastet lässt.

Technik der Transplantation

Die Ersatzniere wird seitlich ins große Becken eingepflanzt, ohne das Peritoneum zu eröffnen. Über Gefäßprothesen werden A. und V. renalis der Spenderniere mit A. und V. iliaca (externa, interna oder communis) verbunden. Der künstliche Ureter mit Antirefluxeinrichtung wird abschließend seitlich in die Harnblasenwandung implantiert (➤ Abb. 4.18).

Anschließende Therapie

Die notwendige **Immunsuppression** wird üblicherweise mit Ciclosporin oder Tacrolimus durchgeführt, in Kombination mit **Glukokortikoiden** und weiteren Medikamenten. Damit gelingt es in den allermeisten Fällen, eine Abstoßungsreaktion auf Jahre hinaus zu verhindern. Allerdings lässt sich das Immunsystem nicht isoliert bzw. spezifisch auf die Verhinderung von Abstoßungsreaktionen trimmen. Immer wird dadurch gleichzeitig das Angehen bakterieller oder weiterer Infekte erleichtert. Das Risiko für maligne Tumo-

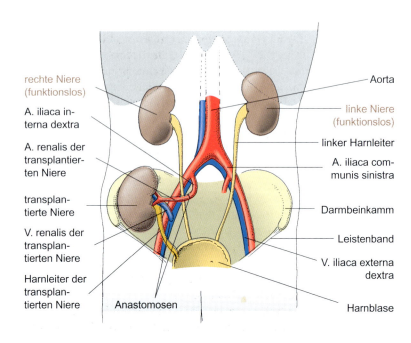

Abb. 4.18 Nierentransplantation. [L190]

ren nimmt zu. Auch die Nebenwirkungsrate der verwendeten Medikamente ist nicht gerade klein. Andererseits funktionieren 5 Jahre nach einer Nierentransplantation noch 70–80 % der übertragenen Organe, nach 10 Jahren noch 40–50 %. Dabei ist die Rate nach Lebendspenden von Verwandten deutlich besser als nach der Transplantation von Nieren toter Spender – selbst in den Fällen, bei denen dabei eine sehr gute Übereinstimmung der HLA-Komplexe erreicht wurde (➤ Abb. 4.19).

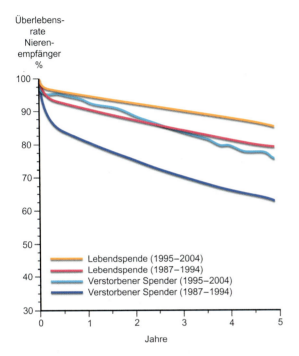

Abb. 4.19 Überlebensrate nach Nierentransplantation in Abhängigkeit vom Spender und vom medizinischen Fortschritt. [L238]

Zusammenfassung

Akutes Nierenversagen

Entstehung innerhalb von Stunden oder wenigen Tagen

Formen und Ursachen
- prärenal (55 %); akute Hypovolämie mit Blutdruckabfall, jede weitere Form eines Schocks, hepatorenales Syndrom als Sonderform
- renal (40 %); Nierenarterienstenose, Nierenvenenthrombose, Medikamente, Myoglobinurie, Hämoglobinurie, akute Glomerulonephritis
- postrenal (5 %); Stau in den ableitenden Harnwegen durch Stein, Tumor, Thromben oder Prostatahyperplasie

Symptome
- Oligurie, Anurie
- Schocksymptomatik (prärenal)
- je nach Ursache Fieber, Schmerzen im Nierenlager, Koliken (Ureterstein)

Diagnostik
- Urin: hyaline Zylinder, Proteinurie und Hämaturie, isolierte Hämaturie
- Serum: Azotämie, Azidose, Verschiebung der Elektrolyte

Regeneration der Niere in 4 Phasen
- Zeitraum der Schädigung: Stunden oder Tage
- Aufrechterhaltungsphase mit Anurie: 10 Tage
- Diurese: 1–2 Wochen
- Genesungsphase: Wochen bis Monate, abhängig von Ursache und Therapie

Therapie
- Behandlung des Schocks
- Diuretika (prärenal)
- chirurgisch (postrenal)
- bei Bedarf (nach ca. 1 Woche Anurie) Dialyse bis zur Erholung der Nierenfunktion

Chronische Niereninsuffizienz

Entstehung nach Jahren oder Jahrzehnten anhaltender Schädigung

Ursachen
- Diabetes mellitus (35 %)
- arterielle Hypertonie (20 %)
- Glomerulonephritis (18 %)
- chronische Pyelonephritis (10 %)
- Zystenniere (6 %)
- Autoimmunkrankheiten
- Arteriosklerose
- Niereninfarkt
- erbliche Faktoren
- Medikamente

Einteilung
- 5 Stadien nach Höhe der verbleibenden GFR (> 90, > 60, > 30, > 15 ml/Min.)
- Stadium V (Urämie bzw. terminale Niereninsuffizienz): GFR < 15 ml/Min.

Folgen
- Störungen des Wasser-, Elektrolyt- und Säure-Basen-Haushalts
- Anreicherung toxisch wirkender Stoffwechselmetabolite
- Ausfall der Nierenhormone (Erythropoetin, D-Hormon) und mangelnder Abbau weiterer Hormone
- Hyperparathyreoidismus und reduzierter Knochenstoffwechsel mit forcierter Arterioskleroseentstehung und Kalziphylaxie

Symptome
- Wasserretention → Hypervolämie mit Hypertonie, Ödemen, Lungenödem, Hirnödem (selten), Perikarditis und Pleuritis, Herzrhythmusstörungen
- Polyurie, Nykturie, später Oligurie, final Anurie
- schmutzig-gelbe Hautfarbe, Pruritus, Geruch nach Urin
- Müdigkeit, mentale und muskuläre Schwäche, Kopfschmerzen, Gedächtnis- und Schlafstörungen
- Wesensänderungen, Verwirrtheit, Krämpfe, Koma (Stadium V)
- periphere Polyneuropathie (sensibel, motorisch, vegetativ), Restless-legs-Syndrom
- Gastritis, peptische Ulzera, Übelkeit mit Erbrechen, Appetitlosigkeit mit Gewichtsabnahme, Durchfälle, Malabsorption

- Osteomalazie oder Osteodystrophia cystica fibrosa generalisata bei sekundärem Hyperparathyreoidismus (sog. renale Osteopathie), Kalziphylaxie, Arteriosklerose (→ Herzinfarkt, Schlaganfall)
- normochrome Anämie, Thrombozytopenie, Blutungsneigung oder Thrombophilie, Hyperkaliämie, Hyperphosphatämie, metabolische Azidose, Azotämie (Kreatinin, Harnstoff, Harnsäure u. a.)
- hormonelle Veränderungen u. a. mit Libidoverlust und Zyklusstörungen

Diagnostik
- Mikroalbuminurie als früher Hinweis
- Serum-Kreatinin, Clearance

Therapie
- angepasste Zufuhr von Wasser und Elektrolyten
- Antiphosphat, Erythropoetin, Calcitriol
- Nierenersatztherapie (Dialyse, Nierentransplantation) bei Eintritt der Urämie

4.6 Nephrolithiasis

Als **Nephrolithiasis** bezeichnet man die Bildung von Steinen in der Niere, als **Urolithiasis** in den ableitenden Harnwegen. Meist werden die beiden Begriffe aber synonym benutzt. Nierensteine sind häufige Ereignisse. Man geht davon aus, dass in Deutschland rund 5 % der Bevölkerung Nierensteine besitzen (Männer > Frauen). Das Hauptmanifestationsalter ist das **junge Erwachsenenalter**. Die Rezidivrate ist hoch (50 %), sofern die Ursache nicht abgestellt werden kann. Familiäre Häufungen werden v.a. bei Calcium- und Harnsäuresteinen beobachtet.

Wenn man von den teilweise sehr **heftigen Schmerzen** absieht, die entstehen können, besteht die wesentliche Gefährdung des Patienten in der Obstruktion der Harnwege mit nachfolgendem **Rückstau**, der bei Chronifizierung nicht nur **Infektionen** begünstigt, sondern auch in einen **Verlust der Nierenfunktion** münden kann. Dies gilt besonders für Nierenbeckensteine aus Harnsäure, Struvit oder Cystin, die so lange weiterwachsen können, bis sie das Hohlraumsystem von Becken und Kelchen ausfüllen und dann als **Ausgusssteine** bezeichnet werden.

Hinsichtlich ihrer **Zusammensetzung** stehen Calciumsteine mit einem Anteil von rund 75 % weit im Vordergrund. Auf den weiteren Plätzen folgen Steine aus Harnsäure (Urat) und Struvit:
- Calciumsteine v.a. als Calciumoxalat (75 %)
- Harnsäuresteine (10 %)
- Steine aus Magnesiumammoniumphosphat ($MgNH_4PO_4$ = Struvit; 10 %)
- Cystinsteine (2 %)
- Xanthinsteine u. a. (selten)

Krankheitsentstehung

Zahlreiche Calciumsalze weisen eine nur geringe Wasserlöslichkeit auf. Das ist bei der Nahrungsaufnahme zu beachten, bei der Calcium häufig an Begleitstoffe wie Oxalat oder Phosphat bindet und so der Resorption entgeht. Dies gilt auch für die Galleflüssigkeit, in der sowohl Cholesterin- als auch Pigmentsteine einen variablen Anteil an Calcium aufweisen, oder für Calciumsteine in Speicheldrüsen, Pankreasgängen oder nekrotischem Gewebe bis hin zur Arteriosklerose, bei der sich unlösliche Calciumsalze in die Gefäßwandungen einlagern. Schließlich erhält der Knochen seine große Festigkeit nur deswegen, weil seine Apatitkristalle aus Calcium und Phosphat in ihrer Anlagerung an Kollagen weitgehend wasserunlöslich sind.

In Nierenmark, Tubuli und Hohlraumsystem besteht die Situation, dass die enthaltenen Flüssigkeiten einerseits sehr stark angereichert bzw. **konzentriert** sind und andererseits nur **langsam fließen**, teilweise beinahe stillstehen. Dies sind sozusagen ideale Voraussetzungen für das **Ausfallen schwer löslicher Salze**, soweit sie in überdurchschnittlich hohen Konzentrationen enthalten sind und dadurch **übersättigte Lösungen** entstehen. In solchen Lösungen genügt dann häufig eine abgestoßene Epithelzelle oder eine Mikrokristallisation, um die Steinbildung anzustoßen. Diese Situation entsteht bei der Hyperurikämie, bei der Hyperkalzämie oder bei der Anreicherung des Harns mit Stoffen wie Oxalat oder Cystin. Begünstigend wirkt eine **unzureichende Trinkmenge**, weil der Urin dadurch nochmals konzentrierter wird. **Immobilisierte** Patienten sind ebenfalls gefährdet, weil sie durchschnittlich weniger trinken und über ihren osteoporotischen Knochenabbau mehr Calcium und Phosphat ausscheiden.

Erbliche Störungen

Hinsichtlich der Calciumionen besteht darüber hinaus die Situation, dass zahlreiche Menschen an erblichen Störungen leiden, die **trotz normaler Serumcalciumspiegel** zur **Hyperkalzurie** führen und so die Entstehung von **Calciumsteinen** begünstigen (➤ Abb. 4.20). Beschränkt man bei den Betroffenen die Calciumzufuhr mit der Nahrung, wird sich weder am Calciumserumspiegel noch an der Hyperkalzurie etwas ändern, denn es wird dann einfach über Parathormon Calcium aus dem Knochen mobilisiert. Dabei kann die Steinbildung sogar forciert werden, denn das Calcium der Nahrung bindet im Darm Oxalat, das dadurch der Resorption entgeht. Ein Mangel an Nahrungscalcium würde also größere Mengen an Oxalat in Serum und Urin zur Folge haben. Zusätzlich käme es als Folge einer derartigen Diät auch noch zur Osteomalazie. Die Entstehung der Osteoporose mit zunehmendem Lebensalter würde beschleunigt.

Oxalate stellen physiologische Stoffwechselendprodukte dar. Nur etwa 50 % der ausgeschiedenen Oxalate entstammen der Nahrung. Noch ausgeprägter gilt dies für die **Harnsäure**, bei der höchstens 20 % aus den Purinen der Nahrung und mindestens 80 % aus dem endogenen Stoffwechsel entstehen. Auch die Ursache von **Cystinsteinen** liegt nicht in einer gesteigerten Nahrungsaufnahme, sondern in einem angeborenen Defekt im proximalen Tubulus, der den Gruppentransporter für Cystin und weitere Aminosäuren betrifft. Cystin ist schlecht wasserlöslich und bildet bei fehlender Rückresorption in Tubuli und Sammelrohren Steine.

Einfluss des pH-Werts

Auch der pH-Wert des Harns spielt eine bedeutsame Rolle (➤ Abb. 4.20). Zum Beispiel stellt Harnsäure eine schwache Säure dar, die

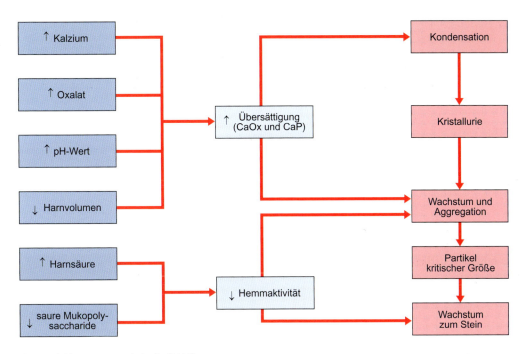

Abb. 4.20 Faktoren der Steinbildung im Urogenitaltrakt. [L106]

unterhalb eines pH-Werts von 5,5 als undissoziiertes Molekül vorliegt und oberhalb davon als Anion, das z. B. mit Natrium das Salz Natriumurat bildet. Dabei ist die Löslichkeit der Harnsäure schlechter als diejenige des Urats. Dies bedeutet, dass ein **Übermaß** an ausgeschiedener **Harnsäure** im **sauren Urin eher zu Steinbildungen** führt als bei einem neutralen oder nur wenig sauren Harn. Struvit-Steine können dagegen nur in neutralem oder alkalischem Milieu entstehen. Die Löslichkeit von Calciumoxalat wird durch den pH-Wert nicht wesentlich beeinflusst.

Nephrokalzinose

Calciumsteine entstehen und wachsen bevorzugt im Bereich der Nierenpapillen, z. B. in den dünnen Anteilen der Henle-Schleifen, den papillennahen Sammelrohren und dem tiefen Nierenmark. Wenn sie sich lösen, verursachen sie eine Ureterkolik. Sie können aber auch an den **Papillen** verbleiben und damit zur sog. **Nephrokalzinose** führen, die im Röntgenbild erkennbar wird.

Differenzialdiagnose der Harnwegsobstruktion

Es gibt eine ganze Reihe weiterer Ursachen, die akut oder chronisch progredient den Harnabfluss behindern können. Solche Hindernisse entstehen bevorzugt im **Hohlraumsystem** der Niere, an den physiologischen **Ureter-Engen**, am **Blasenhals** und in der **Urethra**. Das Spektrum reicht von angeborenen Anomalien über Thrombenbildungen, entzündliche Strikturen und Prostatahyperplasie bis hin zu Tumoren in Blase, Prostata und weiteren Beckenorganen. Neben gynäkologischen Ursachen (Schwangerschaft, Uterusmyome, Endometriose) kommen zusätzlich infektiöse (Tuberkulose) und neurogene Störungen in Frage.

Bei älteren Männern mit ausgeprägter **Prostatahyperplasie** kann ein gewisser Rückstau ins Nierenbecken (Hydronephrose) fast als „physiologisch" gelten. Dasselbe gilt für die **Schwangerschaft**, bei der die Gebärmutter die Ureteren komprimiert und der hohe Progesteronspiegel den Harnabfluss durch Hemmung der Ureter-Peristaltik zusätzlich behindert.

Symptomatik

Steine, die im Hohlraumsystem der Niere liegen, teilweise Becken und Kelchsystem regelrecht ausfüllen (**Nierenausgusssteine**), sind häufig **asymptomatisch** und werden nur zufällig entdeckt, wenn aus anderem Grund eine Untersuchung stattfindet oder wenn die Funktion dieser Niere bereits zugrunde gegangen ist.

Konkremente der **Harnblasenwandung** verursachen teilweise eine **Dysurie** und **Harndrang** mit Oligurie, bei **Uretersteinen** bis hin zur **Anurie**. Andererseits sind Steine nicht so selten bakteriell besiedelt oder sie begünstigen durch mechanische Reizungen rezidivierende **Harnwegsinfekte**, sodass dann deren Symptome ausschließlich oder zusätzlich entstehen.

Schmerzen treten immer dann auf, wenn es zur kurzfristigen Aufdehnung des Hohlraumsystems oder der Nierenkapsel kommt. Der **Schmerz** wird **kolikartig** und **sehr heftig**, wenn ein **akutes Hindernis** in den Harnwegen zur Peristaltikverstärkung von Nierenhohlraumsystem und Ureter führt. Dies gilt grundsätzlich auch für alle weiteren glattmuskulären Hohlraumsysteme wie v. a. Darm (mechanischer Ileus) und Gallenwege (Gallenkolik), letztendlich auch für die Gebärmutter bei der Austreibung des Kindes.

Bei einer Nieren- oder Harnleiterkolik trägt die Lokalisation des Hindernisses entscheidend zur Schmerzausstrahlung bei (➤ Abb. 4.21), obwohl grundsätzlich jede Kolik durch die Lage von Niere und proximalem Ureter auf dem M. psoas mit den dort verlaufenden Nerven bis zur Leiste ausstrahlen kann. In den meisten Fällen kann man jedoch davon ausgehen, dass Steine im **Nierenbecken** bevorzugt zu Schmerzen im **Nierenlager** führen, während akute

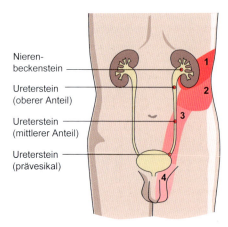
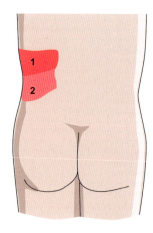

Abb. 4.21 Schmerzprojektion bei Nephrolithiasis. [L157]

Verlegungen **ab der mittleren Ureterenge bis in Leiste** und **Hoden** bzw. große **Schamlippen** ausstrahlen.

Allmählich entstehende Obstruktionen, bei denen der sich entwickelnde Rückstau in die Niere Dehnungen verursacht, denen sich die Strukturen allmählich anzupassen vermögen, verursachen **keine Schmerzen**. Es ist also durchaus möglich, dass z. B. anatomische Anomalien, Tumoren oder eine Tuberkulose unbemerkt zum Verlust der Nierenfunktion führen.

Entstehen milde Flankenschmerzen hauptsächlich im Zusammenhang mit der **Miktion**, ist ein **vesikoureteraler Reflux** die wahrscheinlichste Ursache.

Diagnostik

Anamnestisch fragt man nach Schmerzen, Dysurie und Veränderungen hinsichtlich der Zeitabstände oder des Volumens der Miktionen. Die Bauchdecken sind bei der **Palpation** in Oberbauch oder Ureterverlauf angespannt, bei der **Auskultation** können die Darmgeräusche vermindert sein (reflektorischer Subileus). Der Puls ist beschleunigt (Sympathikus). Bei Männern kann die rektale Untersuchung Hinweise auf entsprechende Prostatavergrößerungen geben. Bei Frauen sollte man über eine bimanuelle Untersuchung versuchen, mögliche Abflusshindernisse aufzuspüren. Durch Legen eines Blasenkatheters kann man die Lage des Hindernisses eingrenzen: Wenn es zur Diurese kommt, kann die Ursache nicht oberhalb der Blase liegen. Unverzichtbar ist in allen weiteren Fällen die **Sonographie**, auch wenn sich der Ureter eher selten darstellen lässt. In der Röntgenübersichtsaufnahme kommen Calcium-, Cystin und Struvitsteine zur Darstellung, sofern sie nicht im Ureter sitzen und sehr klein sind (➤ Abb. 4.22). Zystoskopie, Miktionszystourethrographie, i.v.-Pyelographie und v.a. das CT stellen weitere Untersuchungsmöglichkeiten dar.

Urinstatus

Im Urin findet man bei Steinen üblicherweise eine **isolierte Makrohämaturie**, doch könnte dies auch Hinweis auf Tumoren oder eine Tuberkulose sein. Je nach Ursache der Obstruktion zeigen sich weitere Veränderungen. Abgehende Steine müssen im Labor auf ihre Zusammensetzung hin untersucht werden. Im Urin erscheinende **Kristalle** zeigen häufig entsprechend ihrer Ursache spezifische For-

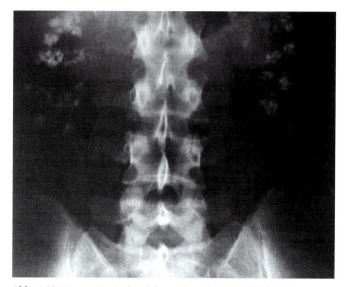

Abb. 4.22 Nierensteine in der Abdomenübersichtsaufnahme. [R132]

men. Bleibt die Ursache unklar, kann man aus einem über 24 Stunden gesammelten Urin eine Probe ans Labor schicken und die in Frage kommenden Inhaltsstoffe bestimmen lassen. Der 24-Stunden-Durchschnittswert lässt allerdings keine Aussage darüber zu, ob die Steinbildung nicht in zwischenzeitlich dehydrierten Zeiten geschieht, in denen dann die Urinkonzentration entsprechend höher ist als sie dem Durchschnittswert entspricht.

Serum

Im Serum wird man bei akutem Stau durch Steine oder Thrombenbildungen keine Veränderungen finden, weil die Nierenfunktion noch nicht beeinträchtigt ist. Man sollte aber nach erhöhten Konzentrationen v.a. hinsichtlich **Oxalsäure**, **Harnsäure**, **Calcium** und **Phosphat** suchen, um die wahrscheinlichste Steinursache ausfindig zu machen.

Bei erhöhten Calciumspiegeln ist an einen Hyperparathyreoidismus zu denken. Bei einer ausgeprägten Hyperurikämie darf die Suche nach malignen Erkrankungen nicht vergessen werden. Bei hohen Oxalsäurewerten in Serum oder Urin könnte der Vitamin-C-Serumspiegel bestimmt oder zumindest anamnestisch eruiert werden.

Therapie und Prophylaxe

Häufig gelingt der Steinabgang allein durch **reichliche Flüssigkeitszufuhr** und **körperliche Erschütterungen**, z. B. beim Treppenlaufen. **Spasmolytika** wie Buscopan® oder α-Rezeptorenblocker erleichtern die Schmerzsymptomatik und die Bewegung der Steine. Vor allem Steine bis zu einem Durchmesser von etwa 0,5 cm gelangen in der Regel spontan in die Harnblase.

Größere Steine in Urethra, Blase und distalem Ureter können endoskopisch entfernt werden. Bei Steinen im Nierenbecken oder proximalen Ureter kann man durch gebündelte Ultraschallwellen eine **Zertrümmerung** erreichen (extrakorporale **Lithotripsie**; > Abb. 4.23), wobei abgehende Bruchstücke allerdings (selten) Koliken erzeugen können. Inzwischen existiert auch die Möglichkeit, über einen kleinen Einschnitt in der Flanke ein sehr kleines Ultraschallgerät zum Nierenbecken vorzuschieben und die Lithotripsie direkt am Stein vorzunehmen. Ganz neu ist die Methode, ein derart miniaturisiertes Gerät **endoskopisch** zu nutzen und damit über Harnblase und Ureter (**Ureteroskopie**) zum Ureterstein bzw. sogar bis ins Nierenbecken vorzudringen und den Stein zu zertrümmern. Bei sehr großen Steinen im Hohlraumsystem der Niere wird **offen operiert**.

Schwache Säuren erscheinen im sauren Milieu als Säuren, während sie bei Alkalisierung lösliche Salze bilden, Harnsäure also Natriumurat. Über die Zufuhr reichlicher Flüssigkeitsmengen hinaus wird man in diesen Fällen durch Zufuhr **basischer Substanzen** eine Neutralisierung des Urins anstreben und so vorhandene Steine auflösen bzw. die Bildung neuer Steine verhindern, bis die Serumspiegel ausreichend abgesenkt sind. Bei Struvit-Steinen wäre die Alkalisierung kontraproduktiv, auf Oxalatsteine hat der pH-Wert kaum Einfluss. Allerdings ist die Oxalsäure selbst wasserlöslich, während Calciumoxalat Steine bildet. Wenn man also den Urin an seine physiologische Grenze von pH 4,5 führt, wird man die Auflösung beschleunigen können.

Grundsätzlich kann man bei **Calciumsteinen** über die verstärkte **Zufuhr von Citrat** (als Kaliumcitrat) und damit auch Anreicherung des Urins erreichen, dass der Anteil von freien Calciumionen im Urin abfällt und damit auch weniger Calciumoxalat entstehen kann. Calcium bildet mit Citrat einen Komplex, das gut **wasserlösliche Calciumcitrat**. Das Ion wird also der Flüssigkeit entzogen und lagert sich stattdessen an Citrat.

Bei **Harnsäuresteinen** kann durch Absenkung des Serumspiegels mit **Allopurinol** eine wirksame Prophylaxe betrieben werden.

Ernährung

Grundsätzlich entstehen Nierensteine durch Ausfällung schlecht löslicher Substanzen aus übersättigten Lösungen. Beeinflusst wird die Löslichkeit im wässrigen Milieu durch den ph-Wert. Es gibt also für Therapie und Prophylaxe 3 unterschiedliche Ansatzpunkte:
1. Steigerung der ausgeschiedenen Flüssigkeitsmenge und damit der Gesamtlöslichkeit harnpflichtiger Substanzen durch erhöhte Flüssigkeitszufuhr
2. Veränderung des Urin-pH-Wertes durch Veränderung des Serum-pH-Wertes
3. Begrenzung der Zufuhr schlecht löslicher harnpflichtiger Nahrungsfaktoren bzw. medikamentöse Verringerung entsprechender Stoffwechselendprodukte (z. B. Harnsäure)

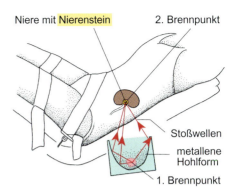

Abb. 4.23 Extrakorporale Lithotripsie. [L157]

Die aufgenommene **Flüssigkeitsmenge** sollte, soweit nicht Faktoren wie eine Herzinsuffizienz dem entgegenstehen, **2–3 Liter/Tag** betragen, in Fällen wie der angeborenen Hyperkalzurie sogar darüber hinaus gehen. Man konnte nachweisen, dass allein eine Urinmenge von 2,5 l/Tag bereits die Rezidivrate für Steine um 50 % senkt. Dabei stehen neutrale Flüssigkeiten wie Leitungs- oder Mineralwasser sowie Früchte- bzw. Kräutertees im Vordergrund der Empfehlungen.

Milch- und Milchprodukte wurden früher wegen ihres hohen Calciumanteils als kritisch eingestuft. Dies gilt heute nicht mehr. Zum einen ändern Harnsteine nichts an der für den Organismus wichtigen Calciumzufuhr von 1.000–1.500 mg Calcium/Tag. Zum anderen bleibt die Serumkonzentration des Calcium (ca. 2,4 mmol/l) und damit die Ausscheidungsrate über die Niere davon unberührt. Schließlich sorgt gerade der Calciumanteil der Nahrung dafür, dass die begleitenden Oxalate im Darm ausgefällt werden und dadurch der Resorption entgehen.

Oxalatreiche Nahrungsmittel wie Rhabarber, Spinat, Nüsse, rote Rüben, Schwarztee und Kakao (Schokolade) sollten **reduziert** werden. Vitamin C wird von einem kleinen Teil der Patienten aufgrund eines Enzymdefektes in Oxalsäure überführt. In derartigen Fällen sollten die ansonsten durchaus empfehlenswerten Extremdosen von 1 g/Tag oder darüber hinaus (> Fach Endokrinologie) vermieden werden. Hier gilt dann eher die offizielle Empfehlung der DGE von 100–150 mg/Tag.

Hinsichtlich des Eiweißanteils von 0,8–1,0 g/kg Körpergewicht und Tag oder den weiteren Nahrungsfaktoren gibt es **keine Abweichungen** zur üblichen Empfehlung der DGE. **Eiweißreiche Nahrung** erhöht allerdings den Anteil an ausgeschiedener Oxalsäure und kann bei angeborenem **Chromosomendefekt** die Bildung von **Cystinsteinen** beschleunigen.

Bei **Harnsäuresteinen** in der Anamnese ist die **Purin-Zufuhr** zu **beschränken**. Außerdem sollte hier mit **Allopurinol** (verschreibungspflichtig) der Harnsäure-Serumspiegel gesenkt werden.

Prognose

Ein kurzfristiger Stau verursacht keine bleibenden Nierenschäden. Ist der Stau komplett, ohne wenigstens teilweise verbleibende Abflussmöglichkeit, ist in einem Zeitintervall von ca. 8 Wochen die

Nierenfunktion unwiederbringlich verloren. In dem Zeitraum davor kann man von einer variablen Teilfunktion ausgehen, die postoperativ erhalten bleibt, sofern nicht Komplikationen durch begleitende Infektionen auftreten.

Zusammenfassung

Nephrolithiasis

Steinbildungen in der Niere, betroffen sind ca. 5 % der Bevölkerung

Zusammensetzung
- Calciumsalze, Harnsäure, Struvit, Cystin; am häufigsten Calciumoxalat

Ursachen
- erhöhte Serumspiegel an Calcium, Oxalat, Harnsäure oder Phosphat
- vermehrte Ausscheidung von Calcium und Phosphat (auch z. B. bei Immobilisation)
- Cystinurie bei Cystinsteinen
- Azidose des Serums
- unzureichende Flüssigkeitszufuhr
- oxalatreiche, calciumarme Nahrungsmittel
- angeborene Stoffwechselstörungen
- maligne Erkrankungen mit vermehrtem Purin- bzw. Harnsäureanfall
- Differenzialdiagnose bei Harnleiterkoliken: Blutgerinnsel im Ureter

Symptome
- in Nierenhohlraumsystem und Parenchym häufig asymptomatisch
- Flankenschmerzen
- Harnleiterkoliken mit Ausstrahlung in Leiste und Genitalbereich
- Hämaturie

Risiko bei chronischem Rückstau
- bakterielle Entzündungen
- Verlust der Nierenfunktion

Diagnostik
- Urinstatus (isolierte Hämaturie, typische Kristalle)
- Ultraschall, evtl. CT
- Untersuchung abgehender Steine
- Serumwerte für Calcium, Harnsäure, Oxalsäure und Phosphat, evtl. Parathormon

Therapie
- reichliche Flüssigkeitszufuhr
- Treppenlaufen (Erschütterungen)
- Spasmolytika
- Neutralisation des Urins
- Lithotripsie (extrakorporal oder endoskopisch), operative Steinentfernung

Prophylaxe
- bei fehlender Kontraindikation Flüssigkeitszufuhr > 2,5 l/Tag
- je nach Steinzusammensetzung purinarme bzw. oxalatarme, gleichzeitig calciumreiche Kost
- Regulierung des Harn-pH
- Zufuhr von Citrat (→ Komplexbildung mit Calcium, Alkalisierung des Urins)
- Allopurinol bei Hyperurikämie
- bei Cystinsteinen Alkalisierung des Urins und cystin- bzw. methioninarme Diät

4.7 Nierenzysten

Krankheitsentstehung

Zystische Erweiterungen von Nierenanteilen betreffen weit überwiegend die Tubuli und Sammelrohre, nur sporadisch die Glomeruli oder parenchymatöse Anteile. Einzelne Zysten entstehen nicht so selten aufgrund degenerativer Prozesse mit **zunehmendem Lebensalter**, sodass sie bei Patienten in der 2. Lebenshälfte keinen Rückschluss auf definierte Erkrankungen zulassen. Andererseits gibt es eine ganze Reihe von **chromosomalen Anomalien**, die autosomal-dominant oder rezessiv vererbt werden und bereits in Kindheit oder Jugend zu multiplen Zysten mit nachfolgender Niereninsuffizienz führen (➤ Abb. 4.24).

> **HINWEIS PRÜFUNG**
> Die einzelnen Erkrankungen sind nicht prüfungsrelevant, für den Nicht-Urologen auch nicht alltagsrelevant, sodass im Folgenden lediglich ein kleiner Überblick gegeben werden soll.

Die ursächliche Erforschung auch seltener angeborener Krankheiten hat in den vergangenen Jahren einen rasanten Aufschwung genommen. Man kennt heute bei den meisten zystischen Nierenerkrankungen den Vererbungsmodus, das betroffene Chromosom und die im Einzelnen betroffenen Proteinstrukturen. Dies können Carrierproteine sein, Kanäle, Rezeptoren oder Strukturproteine. Auch Fehlfunktionen des Tamm-Horsfall-Proteins sind möglich. Häufig sind bei den Betroffenen weitere Anomalien zu finden, die

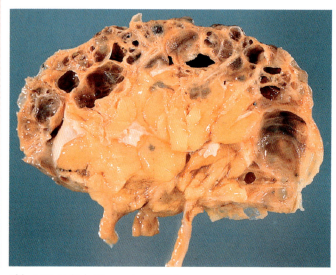

Abb. 4.24 Multiple Nierenzysten. [E720]

z. B. die Haut, die Augen oder das Zerebrum betreffen. In der Summe gehören angeborene Zystennieren zu den häufigsten kongenitalen Anomalien überhaupt.

Beispiele für **angeborene Formen** sind:
- **Polyzystische Nierenerkrankung** mit dominantem Erbgang: Von der Mutation betroffen sind Proteine, die benachbarte Zellen in sämtlichen Tubulus- und Sammelrohranteilen miteinander verbinden (Transmembranproteine). Die Zysten können in sämtlichen Tubulusanteilen entstehen, sind aber häufig so wenig ausgeprägt, dass die Betroffenen erst im mittleren Lebensabschnitt auffällig werden. Begleitend bestehen oft weitere Anomalien, z. B. als zerebrale Aneurysmen, Leberzysten, Kolondivertikel oder kardiale Vitien.
- **Polyzystische Nierenerkrankung** mit rezessivem Erbgang: Unterschiedliche Mutationen führen zu verschiedenartigen Ausprägungen und zur variablen Beteiligung weiterer Organe wie v. a. der Leber (Fibrose). Ein Teil der Kinder verstirbt direkt nach der Geburt. Betroffen ist ein Protein, das v. a. die Zellen der Sammelrohre miteinander verbindet. Die Zysten entstehen deshalb bevorzugt in diesem Bereich.
- **Nephronophthise:** häufigste kongenitale Nierenerkrankung, die bereits im Kindesalter zur terminalen Niereninsuffizienz führt, mit multiplen degenerativen Zysten unterschiedlicher Größe (Phthisis = Schwund).
- **Markschwammniere:** Erweiterung der papillennahen Sammelrohre mit Verminderung der Fließgeschwindigkeit. Bildung von Calciumsteinen, oft asymptomatisch oder mit isolierter Hämaturie.
- **Tuberöse Sklerose:** multiple Zysten und benigne Mischtumoren in zahlreichen Organen. Trias aus Epilepsie, geistiger Behinderung und Hautveränderungen. Nierenbeteiligung in der Form von Zysten oder Angiomyolipomen mit möglichen spontanen Einblutungen.
- **von-Hippel-Lindau-Syndrom:** multiple Zysten, die bei 50 % der Patienten im mittleren Lebensabschnitt maligne entarten. Betrifft häufig in Form von Angiomen oder Adenomen zusätzlich Augen, Cerebrum oder Nebenniere (Phäochromozytom).
- **Bartter-Syndrom:** Gestört ist der Ionentransport der Henle-Schleife, der zu Salzverlust und Hyperkalzurie führt. Ist häufig mit Innenohrtaubheit assoziiert.

Symptomatik

Symptome der Nieren entstehen je nach Erbgang und Unterform der kongenitalen Erkrankungen manchmal in früher Kindheit, aber häufiger im jungen oder fortgeschrittenen Erwachsenenalter, weil die Zystenbildungen oft erst im Erwachsenenalter manifest werden. Die Erstsymptome, die zur Untersuchung führen, sind **Polyurie** und **Polydipsie**, eine **Hämaturie** oder **Flankenschmerzen**. **Steinbildungen** können Koliken verursachen. Möglich sind **Polyglobulie** (Epo-Produktion), **Hypertonie** und sehr selten auch eine maligne Entartung. Begleitend kommt es zu den Symptomen der weiteren betroffenen Organe. Zahlreiche Formen bleiben allerdings **asymptomatisch** und werden per Zufall oder bei einem Screening in betroffenen Familien entdeckt. Häufig kommt es schließlich zur terminalen **Niereninsuffizienz**, teilweise bereits im Kindesalter.

Diagnostik

Zysten lassen sich im **Ultraschall** problemlos darstellen. Mit CT und MRT können die Strukturen noch feiner aufgelöst werden. Die Nieren sind bei den verschiedenen Formen meist infolge der flüssigkeitsgefüllten Hohlräume vergrößert.

Im **Urinstatus** lassen sich häufig, neben Salzverlust und Polyurie, eine Hämaturie und milde Proteinurie nachweisen. Die **Nierenfunktion** wird an den üblichen Serumparametern (Kreatinin, Harnstoff, Kalium, pH-Wert, Proteine usw.) abgelesen.

Therapie

Spezifische Therapien gibt es nicht, weil sich die Chromosomenanomalien nicht beheben lassen. Man versucht also, die Auswirkungen wie Blutdruckerhöhungen medikamentös zu beherrschen. Angestrebt wird eine Grenze des **Blutdrucks** von 130/85 mmHg. Im Stadium V der Niereninsuffizienz bleibt nur die **Nierenersatztherapie**. Seit 2010 sind Substanzen in klinischer Erprobung, die das Zystenwachstum einzelner Formen verlangsamen sollen.

4.8 Harninkontinenz

Harninkontinenz bedeutet einen **unwillkürlichen Harnabgang**. Das Zusammenspiel zwischen Speicher- und Ausscheidungsfunktion der Harnblase und den verschließenden Sphinkteren ist gestört. Die Harninkontinenz stellt ein Leiden dar, das mit steigendem Lebensalter immer weiter zunimmt und mit Depressionen und sozialem Rückzug verbunden sein kann. **Frauen** sind deutlich häufiger betroffen als Männer, von den über 70-Jährigen etwa jede dritte.

Je nach den Ursachen und vorherrschenden Symptomen werden verschiedene **Formen** unterschieden:
- Dranginkontinenz
- Stressinkontinenz
- Überlaufinkontinenz
- Reflexinkontinenz
- Sonderformen wie Fistelungen oder angeborene Anomalien

Dranginkontinenz

Die Dranginkontinenz ist gekennzeichnet durch einen sog. **imperativen Harndrang**, der schlecht zu unterdrücken ist und den Betroffenen häufig keine Gelegenheit mehr lässt, rechtzeitig die Toilette zu erreichen. Sie gilt als **häufigste Form** der Harninkontinenz bei **Männern** und im Alter auch bei Frauen. Mögliche Ursachen sind Harnwegsinfekte, Obstruktionen, Steine oder Tumoren in den Harnwegen, Störungen der nervalen Innervation mit einer Überaktivität der Detrusormuskulatur (z. B. beim Diabetiker) sowie, bei älteren Frauen, der Östrogenmangel mit Atrophie der Genitalorgane. Auch nervale Ausfälle nach einem Schlaganfall oder bei zerebralen Tumoren können zur Dranginkontinenz führen.

Der imperative Harndrang ist Bestandteil des **Syndroms der überaktiven Blase**, bei dem er durch **Pollakisurie**, **Nykturie** und die **Abwesenheit erkennbarer Ursachen** wie Infektionen oder anatomische Anomalien ergänzt wird. Eine Dranginkontinenz kann, muss aber nicht bestehen. Das Fehlen erkennbarer Ursachen hat zur Folge, dass der Symptomenkomplex zu den **somatoformen autonomen Funktionsstörungen** gerechnet wird, also als psychisch verursacht gilt.

Stressinkontinenz

Mit diesem Begriff wird der unwillkürliche Harnabgang bei **intraabdomineller Druckerhöhung** bezeichnet. Auslösende Faktoren sind z. B. **Husten**, **Lachen** oder **Niesen**; in ausgeprägteren Fällen führen bereits leichte körperliche Belastungen wie das **Aufstehen** aus einem Stuhl zur Inkontinenz. Im Extremfall genügt eine leichte muskuläre Anspannung **im Stehen** (Grad III).

Als mögliche Ursachen kommen eine muskuläre Insuffizienz der Sphinkter in Frage, ein Östrogenmangel oder eine Absenkung der Genitalorgane bei Insuffizienz der Beckenbodenmuskulatur. Die Stressinkontinenz gilt deshalb auch als **häufigste Form der weiblichen Harninkontinenz**.

Überlaufinkontinenz

Diese Form entsteht bei **großen Restharnmengen** infolge einer **Obstruktion der Urethra** oder bei einer **Detrusorschwäche** bzw. -lähmung. Die häufigsten Ursachen bei Männern bestehen in Prostatahyperplasie und Prostatakarzinom mit Einengung der proximalen Urethra. Ursachen bei beiden Geschlechtern sind entzündlich oder traumatisch verursachte Strikturen der Harnröhre, bei Frauen auch die Zystozele, eine Absenkung des Blasenbodens bei Senkung des Scheidengewölbes. Eine Detrusorschwäche entsteht im Rahmen einer **Polyneuropathie** (Diabetes mellitus, Alkoholkrankheit, funikuläre Myelose) oder eines **Parkinson-Syndroms** – vorübergehend als Blasenlähmung im Anschluss an ein Querschnittssyndrom.

Sobald der Druck der Restharnmenge der Harnblase den Gegendruck der Urethra übersteigt, kommt es zum **Harnträufeln**. Weitere Symptome bestehen in einem hohen Pressdruck bei der Miktion und einem **Nachträufeln**.

Reflexinkontinenz

Beim **Ausfall der Innervation des M. detrusor vesicae** kann die Blase nicht mehr aktiv entleert werden. Mögliche Ursachen sind ein **Querschnittssyndrom** (traumatisch, Rückenmarktumoren, Cauda-Syndrom), multiple Sklerose oder ein Schlaganfall. Im Anschluss an das auslösende Ereignis entsteht zunächst eine **schlaffe Blasenlähmung** mit Harnverhalt und **Überlaufinkontinenz** (sog. Schockblase).

Die Ganglienplexus der Blasenwand sind zwar mit dem spinalen Blasenzentrum verschaltet, besitzen aber ähnlich den Plexus der Darmwand eine gewisse Selbstständigkeit. In Abhängigkeit von der Höhe der Läsion und den verbleibenden vegetativen Reflexbögen entsteht deshalb innerhalb weniger Monate nach der Querschnittsläsion in der Mehrzahl der Fälle die sog. **Reflexblase**, bei der es bei einem bestimmten Füllungszustand zur unwillkürlichen Harnentleerung kommt. Der verbleibende Restharn begünstigt rezidivierende Harnwegsinfektionen.

Diagnostik

Die Diagnose stützt sich zunächst auf die Angaben des Patienten. Neben einer **Urinuntersuchung** zum Ausschluss infektiöser oder weiterer Ursachen wird ein etwaiges **Restharnvolumen** bestimmt. Dies kann über die Sonographie oder eine Katheterisierung im Anschluss an die Harnentleerung erfolgen. Ein Restharnvolumen von > 200 ml weist auf eine verminderte Aktivität des M. detrusor hin oder bei Männern auf eine Obstruktion durch eine Prostatahyperplasie.

Die Diagnose der Stressinkontinenz wird aus dem Urinabgang bei abdomineller Druckerhöhung (Husten) oder bei Lagewechsel gestellt. Die Absenkung der Genitalorgane lässt sich durch eine gynäkologische Untersuchung erkennen. Bei der Überlaufinkontinenz kann man die Harnblase suprapubisch palpieren.

Therapie

Die Therapie besteht in Abhängigkeit von der Ursache in **Medikamenten** (einschließlich lokaler Östrogenapplikation), **operativen Maßnahmen** (Prostata, Zystozele, Strikturen), einer **Beckenbodengymnastik** (Stressinkontinenz) oder bei der Dranginkontinenz in einem **Blasentraining**, bei dem der Patient durch regelmäßige Harnentleerung und Konzentration auf die Beherrschung des Harndrangs die Kontrolle erlangt.

Zusammenfassung

Harninkontinenz

- **Dranginkontinenz:** imperativer Harndrang bei relativer Insuffizienz des Verschlusses; häufigste Form bei Männern
- **Stressinkontinenz:** unwillkürlicher Harnabgang bei abdomineller Druckerhöhung; häufigste Form bei Frauen; meist mit einem Descensus uteri verbunden
- **Überlaufinkontinenz:** Harnträufeln bei großen Restharnmengen (Obstruktion der Urethra oder Detrusorschwäche)
- **Reflexinkontinenz:** unwillkürliche Harnentleerung beim Querschnittssyndrom als Reflex des M. detrusor und seines Ganglienplexus

4.9 Karzinome des Harnapparats

Benigne Tumoren der Niere sind eher selten, wenn man von zystischen Veränderungen absieht. Karzinome lasen sich in 2 Gruppen unterteilen. Die eine betrifft das **Übergangsepithel** zwischen Nierenbecken und proximaler Urethra, die andere das **Parenchym** der Niere. Weitere Karzinomtypen wie z. B. Plattenepithelkarzinome oder Adenokarzinome sind sehr selten.

Die malignen Tumoren des **Übergangsepithels** entstehen in 90 % der Fälle in der **Harnblase**, in 8 % im Nierenbecken und nur in

2 % in Harnleiter oder Harnröhre. In ihrer Summe gehören sie zu den häufigsten Malignomen überhaupt. So liegt das Karzinom der Harnblase beim **Mann** mit > 11.000 Neuerkrankungen/Jahr (Stand 2010) auf dem **4. Platz** maligner Erkrankungen – hinter den Malignomen von Prostata, Darm und Lunge. Bei der **Frau** entstehen knapp 4.500 Neuerkrankungen/Jahr. Das Blasenkarzinom ist also beim Mann beinahe dreimal so häufig wie bei der Frau.

Nierenkarzinome stellen ebenfalls häufige Ereignisse dar. Beim **Mann** liegen sie mit etwa 9.000 Neuerkrankungen/Jahr auf dem **8. Platz**, bei der Frau entstehen 5.500 Neuerkrankungen/Jahr.

4.9.1 Harnblasenkarzinom

Die Karzinome des Übergangsepithels wachsen in der Mehrzahl der Fälle exophytisch, also als **polypöse Wucherungen** ins Lumen von Harnblase bzw. ableitenden Harnwegen. Nur etwa 25 % infiltrieren frühzeitig auch die Muskularis oder sogar die weitere Blasenwand bzw. das umliegende Gewebe. Das Manifestationsalter liegt meist zwischen dem 60. und 70. Lebensjahr.

Krankheitsentstehung

Risikofaktoren sind **Rauchen**, **aromatische Amine** wie z. B. Anilinfarbstoffe oder Bestandteile von Kosmetika, manche **Medikamente** wie das früher benutzte Phenacetin oder Immunsuppressiva wie Cyclophosphamid, vorangegangene **Bestrahlungen** von Tumoren des Unterbauchs und in Entwicklungsländern die **Schistosomiasis**. **Genetische Faktoren** spielen ebenfalls eine Rolle, weil das Karzinom unter der weißen Bevölkerung Amerikas deutlich häufiger ist als unter der schwarzen.

Das etwas in Verruf geratene **Vitamin A** scheint einen **Schutzfaktor** darzustellen.

Symptomatik

Ein besonders häufiges und meist frühes Symptom stellt die **Makrohämaturie** dar, die zur Untersuchung führt und neben dem mehrheitlich exophytischen Wachstum die Hauptursache dafür darstellt, dass das Harnblasenkarzinom eine relativ **gute Prognose** besitzt.

Deutlich seltener entstehen **Dysurie** und **Pollakisurie** und bei infiltrativ wachsenden Karzinomen **Schmerzen**. Bei der Verlegung eines Ureters kommt es wegen des Rückstaus zu Schmerzen im Nierenlager. Die (seltene) bakterielle Infektion des malignen Gewebes führt zu eitrigem Urin **(Pyurie)**.

> **MERKE**
> **Leitsymptom** ist die isolierte und schmerzlose **Makrohämaturie**.

Diagnostik

Eine Hämaturie wird zunächst mit dem **Streifentest** abgeklärt, sollte aber zumindest bei Patienten in der 2. Lebenshälfte zu weiteren Untersuchungen führen, bevor man sich mit der Diagnose einer Zystitis zufrieden gibt. Neben der zytologischen Aufarbeitung des **Urinsediments** stehen die **Sonographie** und die **Zystoskopie** im Vordergrund. Über eine retrograde oder intravenöse **Pyelographie** lassen sich Ureter und Nierenbecken darstellen. Die bimanuelle Untersuchung vermag einen Hinweis auf größere Tumoren oder Metastasen des kleinen Beckens zu liefern. Beim Nachweis eines Karzinoms wird über **CT** oder **MRT** versucht, **Metastasen** aufzuspüren. Am häufigsten findet man sie, abgesehen von den regionären Lymphknoten des kleinen Beckens, in Lunge, Peritoneum, Leber und Knochen.

> **MERKE**
> Die wesentliche Untersuchungsmethode besteht in der **Zystoskopie**. Hier können Biopsien gewonnen bzw. bei polypösen Tumoren eine vollständige Exstirpation des Tumors vorgenommen werden.

Therapie

Exophytisch wachsende Karzinome lassen sich meist **endoskopisch** im Rahmen der **Zystoskopie** entfernen. Anschließend werden über längere Zeit in zunächst wöchentlichen Abständen **Zytostatika** instilliert. Alternativ können mit sehr guten Erfolgsraten auch **BCG-Bakterien**, die Lebendimpfung gegen Tuberkulose, in die Blase eingebracht werden, die lokal zu einer Stimulierung des Immunsystems führen. Ein sehr geringes Risiko dieser Therapie besteht in einer systemischen Aussaat der Erreger, also dem Entstehen einer systemischen Tuberkulose durch die BCG-Bakterien.

Ist die Blasenwand infiltriert, muss die **Harnblase entfernt** werden. Die beiden Ureteren werden dabei in einen kleinen abgetrennten Darmabschnitt eingenäht und zur Urethra oder zur Haut geführt. In beiden Fällen entsteht eine Inkontinenz, die beim Einnähen in die Haut mit einem Stomasystem versorgt wird (> Fach Verdauungssystem). Inzwischen haben die modernen Operationsmethoden dazu geführt, dass beim Anschluss an die Urethra häufig eine Kontinenz erreicht wird. Bei Infiltration der Nachbarschaft wird zusätzlich zur **Chemotherapie bestrahlt**.

Prognose

Karzinome des Übergangsepithels besitzen eine **hohe Rezidivrate** (> 50 %) bzw. neigen zur Neuentstehung an weiteren Lokalisationen. Es sind deshalb **regelmäßige Nachkontrollen** angezeigt – im 1. Jahr alle 3 Monate. Insgesamt liegt die Fünf-Jahres-Überlebenszeit trotz der meist frühen Symptomentstehung nur bei etwa 50% der Patienten.

4.9.2 Nierenkarzinom

Auch das Karzinom des Nierenparenchyms (veraltet: Hypernephrom; > Abb. 4.25) ist bei **Männern** deutlich häufiger als bei Frauen. Insgesamt kommt es in Deutschland zu etwa 14.500 Neuerkrankungen/Jahr (Stand 2010). Das bevorzugte Lebensalter liegt bei 50–70 Jahren, doch können auch junge Erwachsene daran erkranken. Im frühen

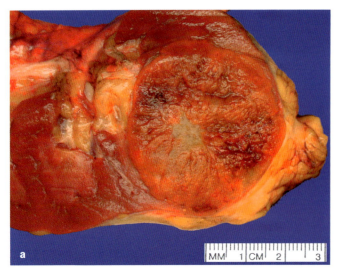

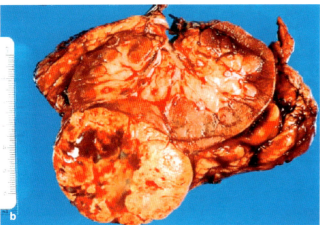

Abb. 4.25 Nierentumoren. [E720; E397]

Kindesalter entsteht häufig eine **Sonderform** eines Nierenkarzinoms, die als **Wilms-Tumor** bezeichnet wird.

Krankheitsentstehung

Entsprechend den Karzinomen des Übergangsepithels ist auch das Karzinom der Niere bei **Rauchern** deutlich häufiger als bei Nichtrauchern. Weitere Risikofaktoren stellen **zystische Nierenerkrankungen** (z. B. von-Hippel-Lindau-Syndrom), die **terminale Niereninsuffizienz** sowie nicht näher definierte **erbliche Faktoren** dar.

Die überwiegende Mehrzahl der Karzinome entsteht aus Zellen des **proximalen Tubulus**, meist an einem Pol der Niere. Nur in einem kleinen Teil der Fälle liegt der Ausgangspunkt in Zellen der Sammelrohre.

Symptomatik

Das Nierenzellkarzinom zeigt sehr häufig keinerlei Frühsymptome. Eine Hämaturie entsteht mehrheitlich zunächst lediglich als **Mikrohämaturie**, sodass sie erst über die sich ausbildende **Anämie** zur Diagnose führt. Häufige Frühsymptome, die eigentlich nicht mehr als solche bezeichnet werden sollten, sind **Schmerzen** im Nierenlager, **Gewichtsverlust**, **Fieber**, **Hyperkalzämie**, eine arterielle Hypertonie oder ein palpabler Tumor in der Flanke.

> **MERKE**
> Als **klassische Trias** gilt, obwohl sie in weniger als 20 % der Fälle auftritt, die (Makro-)**Hämaturie** in Verbindung mit **Flankenschmerzen** und einem **palpablen Tumor**.

In einem kleinen Teil der Fälle entsteht keine Anämie, sondern aufgrund einer Erythropoetinproduktion des Tumors eine **Polyglobulie** (Erythrozytose). Wenn ein linksseitiges Karzinom in die V. renalis einwächst, kann eine **Varikozele** entstehen.

Diagnostik

Der entscheidende Hinweis entsteht in der **Ultraschalluntersuchung**. **Urinstatus** (Hämaturie, Zytologie), abdominelles CT oder MRT ergänzen die Diagnostik. Im Blut findet man neben Anämie oder (selten) **Polyglobulie** eine **Beschleunigung der BSG**.

Metastasen werden bei Erstdiagnose bei 25–30 % der Patienten gefunden – am häufigsten in Lunge, Knochen und Gehirn. Diese relativ geringe Metastasierungsrate bei einem Tumor mit weitgehend fehlenden Frühsymptomen lässt sich damit erklären, dass ein beachtlicher Teil der Karzinome rein zufällig bei abdominellen Sonographien entdeckt wird, die aus anderem Anlass durchgeführt werden. Mit aus diesem Grund besitzt das Karzinom eine beachtliche 5-Jahres-Überlebensrate von etwa 75 %.

Therapie

Bei kleinen Tumoren erfolgt die **Nierenteilresektion**, wodurch die Funktion der betroffenen Niere prinzipiell erhalten bleibt. Bei umfangreicheren Karzinomen muss die **Niere entfernt** werden (Nephrektomie), häufig unter Mitnahme umliegender Strukturen einschließlich der Nebenniere.

Übliche **Zytostatika** zeigen bei metastasierten Karzinomen **keine Wirksamkeit**, doch kommt es mit Interferon-α oder Interleukin 2 bei einem Teil der Patienten zu Remissionen. Zusätzlich hat auch bei diesem Karzinom inzwischen eine „personalisierte Therapie" mit spezifischen Antikörpern und Hemmern der Tyrosinkinase Einzug gehalten.

4.9.3 Wilms-Tumor

Der Wilms-Tumor (**Nephroblastom**) ist ein maligner Tumor des **Kindesalters**, der gehäuft bei Kleinkindern auftritt und bei diesen mit einem Anteil von annähernd 10 % eines der häufigsten Malignome überhaupt darstellt. Ursache ist ein **angeborener Defekt eines Gens**, das für die embryonale Entwicklung der Nieren wesentlich ist. Der Tumor besteht aus Epithelgewebe und aus bindegewebigen Anteilen (**Mischtumor**).

Symptomatik und Diagnostik

Die Symptome entsprechen weitgehend dem Hypernephrom. Auch hier bestehen in den meisten Fällen über längere Zeit keinerlei Hinweise, bis es dann zur **Hämaturie**, zu **Gewichtsverlust**, **Schmerzen**, Übelkeit mit **Erbrechen**, **Obstipation** oder **Diarrhö** kommt oder der Tumor eher **zufällig** im Rahmen einer Vorsorgeuntersuchung oder bei der Abklärung eines Traumas entdeckt wird. Diagnostisches Mittel der Wahl ist, wie immer bei Untersuchungen der Niere, die **Sonographie**, ergänzt durch weitere apparative Diagnostik.

ACHTUNG
Die Palpation des Tumors sollte mit aller Zurückhaltung erfolgen, da es hierbei zu Metastasierungen kommen kann.

Therapie und Prognose

Vor der **Nephrektomie** wird in der Regel eine **zytostatische** Therapie durchgeführt, um die Metastasierungswahrscheinlichkeit zu verringern bzw. um bereits vorhandene Metastasen so weit wie möglich zu entfernen. Einzelne Metastasen, z. B. in der Lunge, werden operiert.

Die Prognose ist bei noch fehlenden Metastasen sehr gut (> 90 % Heilung), bei bereits nachweisbaren **Metastasen** v. a. in **Lunge**, **Gehirn** und regionären **Lymphknoten** eher schlecht. Durchschnittlich kommt es trotz der meist fehlenden Frühsymptome in > 80 % der Fälle zur Heilung.

Zusammenfassung

Karzinom des Übergangsepithels

- Betroffen sind Blase (90 %), Nierenbecken (8 %), Ureter und Urethra (2 %).
- eines der häufigsten Karzinome (Männer > Frauen), Manifestation fast immer im 60.–70. Lebensjahr, bevorzugt exophytisches (polypöses) Wachstum

Risikofaktoren
- Rauchen
- aromatische Amine (in Farben, Kosmetikprodukten, Zigarettenrauch)
- Medikamente
- Strahlentherapie
- parasitäre Infektionen (Schistosomiasis)

Symptome
- Makrohämaturie als häufiges Frühsymptom
- evtl. Dysurie, Pollakisurie, Pyurie
- bei Nierenstau Flankenschmerzen

Diagnostik
- Urinstatus
- Zystoskopie
- Sonographie
- Pyelographie
- CT, MRT

Therapie
- zystoskopische Entfernung
- bei muskulärer Infiltration Zystektomie
- wegen Rezidivneigung regelmäßige Kontrollen

Nierenzellkarzinom (inzwischen eher ungebräuchlich: Hypernephrom)

- geht meist von den Zellen des proximalen Tubulus aus
- häufiges Karzinom (Männer > Frauen), Manifestation meist im 50.–70. Lebensjahr

Risikofaktoren
- Rauchen
- Nierenzysten
- terminale Niereninsuffizienz

Symptome
- wenig Frühsymptome, evtl. Anämie oder Polyglobulie
- klassische Trias aus Hämaturie, Flankenschmerzen und palpablem Tumor

Diagnostik
- Urinstatus
- Sonographie
- CT, MRT

Therapie
- Nierenteilresektion (Tumor < 4 cm), Nephrektomie
- INF-α oder IL-2, spezifische Antikörper

Wilms-Tumor (Nephroblastom)

- eines der häufigsten Malignome im Kindesalter, embryonaler Mischtumor

Ursache
- Chromosomendefekt

Symptome
- wenig Frühsymptome, häufig Zufallsbefund
- evtl. Hämaturie, Gewichtsverlust, Übelkeit, Obstipation oder Diarrhö

Diagnostik
- zurückhaltende Palpation wegen Metastasierungstendenz
- Ultraschall, CT, MRT

Therapie
- Nephrektomie
- prä- und, bei Bedarf, postoperativ Chemotherapie

Prognose
- gut (im Durchschnitt > 80 % Heilung)

II Andrologie

5 Anatomie und Physiologie 105

6 Untersuchung 113

7 Krankheitsbilder 117

KAPITEL 5

Anatomie und Physiologie

- 5.1 Penis 105
- 5.1.1 Aufgaben 105
- 5.1.2 Aufbau 105
- 5.1.3 Erektion 107

- 5.2 Urethra 107
- 5.2.1 Pars prostatica 108
- 5.2.2 Pars membranacea 108
- 5.2.3 Pars spongiosa 108

- 5.3 Bläschendrüsen 108

- 5.4 Prostata 109
- 5.4.1 Lage 109
- 5.4.2 Aufbau 109

- 5.5 Nervale Versorgung 110

Einführung

Die beiden Geschlechter besitzen **primäre** und **sekundäre Geschlechtsmerkmale**:
- Zu den **primären** Merkmalen zählen beim Mann Penis, Hoden, Nebenhoden, Prostata und Samenbläschen (➤ Abb. 5.1).
- Unter die **sekundären** Merkmale subsumiert man all das, was bei der Geburt noch nicht vorhanden ist und theoretisch auch bei der Frau durch hormonelle Fehlentwicklungen bzw. Erkrankungen gesehen werden könnte. Dies sind der männliche Körperbau mit in Relation schmalerem Becken und breiteren Schultern, tiefere Stimme und Bartwuchs, die bis zum Nabel laufende Schambehaarung sowie die größere Muskelmasse.
- Die Abweichungen in Größe, Knochenstärke, Fett- und Muskelaufbau werden manchmal auch als **tertiäre** Geschlechtsmerkmale bezeichnet.

Anatomie und Physiologie von Hoden und Nebenhoden werden wegen ihrer hormonellen Funktion im ➤ Fach Endokrinologie besprochen. Auch die Spermienbildung und -reifung werden dort im Zusammenhang abgehandelt.

5.1 Penis

5.1.1 Aufgaben

Das männliche Glied dient der **Reproduktion** sowie der **Harnentleerung** und hat damit zwei unterschiedliche Aufgaben zu erfüllen. Die enthaltene Urethra kann deshalb beim Mann als **Harn-Samen-Röhre** bezeichnet werden. Sie leitet den Harn aus der Harnblase nach außen und stellt gleichzeitig im Anschluss an Nebenhoden (Epididymis), Samenleiter (Ductus deferens) und dem durch die Prostata laufenden Ductus ejaculatorius den abschließenden Teil der Samenwege dar.

5.1.2 Aufbau

Der Penis dient der Begattung. Zu diesem Zweck besteht er in seinem oberen (dorsalen) Anteil aus **2 Schwellkörpern (Corpora cavernosa)**, die mit 2 Schenkeln am Beckenboden (untere Schambeinäste und Diaphragma urogenitale) entspringen (➤ Abb. 5.2, ➤ Abb. 5.3). Zusätzlich ist der Penis dort durch Bänder fixiert. Die Schwellkörper sind zylinderförmig aufgebaut und erstrecken sich aus ihrer Befestigung (Peniswurzel = Radix penis) über den Peniskörper (Corpus penis) bis zur verdickten Eichel (Glans penis).

Noch weiter nach distal, die Glans aufbauend, zieht ein weiterer unpaarer, im unteren ventralen Teil des Penis verlaufender **Schwellkörper (Corpus spongiosum)**, der die **Urethra** enthält (➤ Abb. 5.2, ➤ Abb. 5.3). Eingescheidet werden die Schwellkörper von

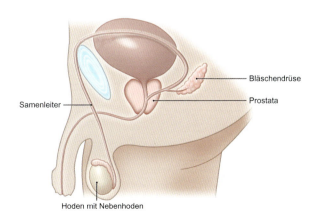

Abb. 5.1 Primäre männliche Geschlechtsorgane. [L238]

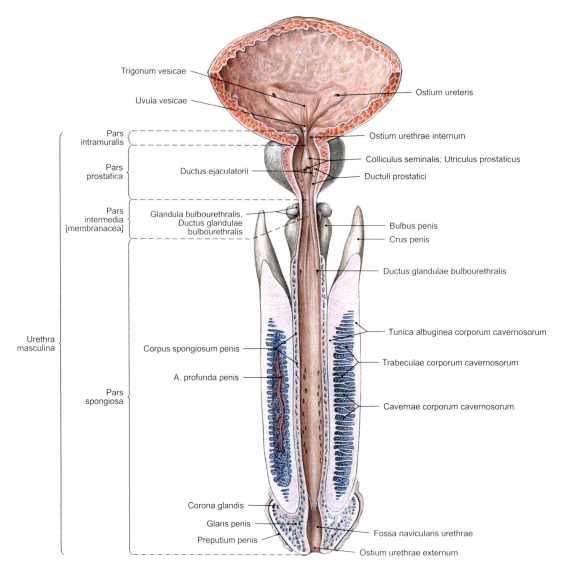

Abb. 5.2 Harnblase, Prostata und Penis mit Harnröhre (Ansicht von ventral). [S007-22]

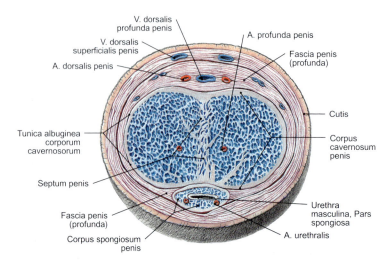

Abb. 5.3 Querschnitt durch den Penis. [S007-22]

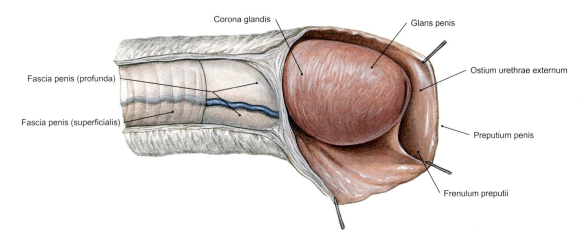

Abb. 5.4 Penis mit Eichel (Glans) und Vorhaut (Preputium). [S007-22]

einer straffen Kapsel aus kollagenem Bindegewebe (Tunica albuginea). Im Inneren gleichen sie einem Schwamm mit zahlreichen, miteinander kommunizierenden Hohlräumen (Kavernen), die außerhalb ihres Endothels von sog. Trabekeln aus reichlich glatter Muskulatur umgeben werden. Die Kontraktion dieser Muskulatur ist, neben der Blutfüllung der Kavernen, an der Erektion beteiligt.

Umgeben werden die 3 Schwellkörper des Penis oberflächlich von einer sehr **dünnen Haut**, die reichlich sensibel versorgt ist, aber weder Talg- noch Schweißdrüsen enthält. Im unteren Teil dieser Haut, in direkter Nachbarschaft zur Tunica albuginea, befinden sich anstelle der üblichen Subkutis aus Fettgewebe lockeres Bindegewebe mit einer großen Zahl glatter Muskelzellen. Die Haut ist in ihrem gesamten Verlauf gut **verschieblich** und **dehnbar**. An ihrem vorderen Ende besteht gewissermaßen als „Reserve" für die Erektion ein Hautüberschuss, der als Duplikatur (**Vorhaut** = Preputium) locker der Glans penis aufliegt und über ein Bändchen (Frenulum penis) verankert ist (➤ Abb. 5.4).

Im Bereich der inneren Umschlagsfalte der Vorhaut befinden sich spezialisierte Talgdrüsen, die das **Smegma** bilden, eine Schutz- und Gleitschicht zwischen Vorhaut und Glans. Enthalten sind, vergleichbar dem Zerumen des Gehörgangs, abgeschilferte Zellen des Eichelepithels.

PATHOLOGIE
Beim Säugling und Kleinkind liegt die Vorhaut der Glans noch sehr eng an und ist teilweise mit ihr verwachsen bzw. verklebt. Wird sie von besorgten Eltern gewaltsam nach hinten geschoben, kommt es zu Einrissen und entzündlichen Vernarbungen, die das meist problemlose Zurückgleiten spätestens bis zur Pubertät verhindern können. Es entsteht das Krankheitsbild der **Phimose**, das beim Geschlechtsverkehr zu Schmerzen führen kann. Außerdem ist dadurch die Reinigung mit Entfernung des Smegmas erschwert bzw. unmöglich, wodurch die Entstehung des Peniskarzinoms begünstigt wird.
Gleitet eine verengte Vorhaut, z. B. beim Verkehr, noch zurück, lässt sich aber anschließend nicht mehr nach vorne schieben, entsteht das Bild der **Paraphimose** (sog. spanischer Kragen). Dabei kann es durch Abschnürungen mit Durchblutungsstörungen der Eichel bis zur Gangrän kommen. Gelingt die manuelle Reposition der Vorhaut durch Auspressen der Glans penis nicht, ist die Situation als **Notfall** aufzufassen.

Die **Therapie** der Phimose, im Schulkind- bzw. meist noch Kleinkindesalter, erfolgt durch **Zirkumzision** („Beschneidung"). Darunter versteht man die zirkuläre Abtrennung der Vorhaut in Kurznarkose.

5.1.3 Erektion

Gesteuert wird die Erektion durch das **parasympathische Erektionszentrum** des Sakralmarks (Nn. splanchnici aus S2–S4). Dies gilt auch für die Klitoris der Frau. Die Nerven verlaufen im Bereich der Prostatakapsel zum Penis, sodass es bei **Operationen der Prostata** leicht zu Verletzungen und damit zur **erektilen Dysfunktion** kommen kann.

Der Parasympathikus erweitert die Arterien des Schwellkörpersystems (Äste der A. pudenda aus der A. iliaca interna), wodurch zusätzliches Blut hineinströmt. Die abführenden Venen verlaufen durch die straffe, weitgehend unnachgiebige Tunica albuginea, sodass sie durch den zusätzlichen Druck komprimiert werden und zum Rückstau des Blutes führen. Verstärkt wird der Druckaufbau durch eine Kontraktion der glatten Muskulatur in den Trabekeln der Schwellkörper. Das Lumen der Urethra bleibt trotz der Blutfülle auch in Corpus spongiosum und Glans penis weitgehend unverändert offen.

Nach der Ejakulation verengen sich die zuführenden Gefäße, wodurch der Druck nachlässt und das venöse Blut abfließen kann. Beteiligt ist daran neben dem Versiegen der parasympathischen Impulse auch eine Aktivierung des Sympathikus. Der Penis erschlafft. Begünstigt wird dieser Vorgang dadurch, dass sich ein Teil der Äste aus der paarigen, mittig im Corpus cavernosum verlaufenden Penisarterie (A. profunda penis) mit Hilfe von Intimapolstern und Klappen vollständig verschließen kann. Klappen sind üblicherweise Venen vorbehalten (➤ Fach Herz-Kreislauf-System). Ihr Vorhandensein in arteriellen Gefäßen stellt eine einmalige Besonderheit dar.

5.2 Urethra

Die männliche Urethra ist etwa 15–25 cm lang. Sie entsteht am Blasenhals und zieht zunächst durch die Prostata, anschließend durch den bindegewebig-muskulären Beckenboden (Diaphragma uroge-

nitale) und schließlich in das Corpus spongiosum des Penis (> Abb. 5.5). Entsprechend lassen sich **3 Abschnitte** gegeneinander abgrenzen:
- **Pars prostatica:** etwa 4 cm lang
- **Pars membranacea:** 1–2 cm lang
- **Pars spongiosa:** 10–20 cm lang

5.2.1 Pars prostatica

Die Pars prostatica enthält **Übergangsepithel** (Urothel; > Fach Urologie, > Fach Histologie), um die hohen Anfangsdrücke bei der Miktion auszugleichen. In diesen Teil der Urethra **münden** bis zu 30 einzelne Ausführungsgänge der Prostata sowie die Endstücke des paarigen **Samenleiters**, der ab seinem Eintritt in die Prostata als Ductus ejaculatorius bezeichnet wird.

5.2.2 Pars membranacea

Im Verlauf durch den Beckenboden wird die Urethra von einem willkürlich innervierten Sphinkter (M. sphincter urethrae externus) umgeben. Dieser **äußere Urethrasphinkter** stellt den wesentlichen Teil der willkürlichen Kontrolle der Miktion dar. Außerdem liegen diesem kurzen Abschnitt die paarigen **Cowper-Drüsen** an, die ihr Sekret über lange Ausführungsgänge in den Anfangsteil der nachfolgenden Pars spongiosa geben. Aktiv sind sie bei sexueller Erregung. Das schwach alkalische Sekret dient der Neutralisation von Harnresten und Vorbereitung der Urethra auf die Ejakulation.

5.2.3 Pars spongiosa

Der abschließende und längste Anteil der Urethra läuft im Schwelkörper des Corpus spongiosum und mündet mit dem Ostium urethrae externum auf der Glans penis.

Unterhalb des mehrschichtigen Epithels der Urethra befinden sich Drüsen, u. a. die **Littré-Drüsen**, deren Sekret als Schutz vor den evtl. aggressiven Bestandteilen des Harns das Urethraepithel überzieht.

5.3 Bläschendrüsen

Die **paarig** angelegte Bläschendrüse (**Glandula vesiculosa** bzw. **Vesicula seminalis** = **Samenbläschen**) befindet sich am hinteren unteren Teil der Harnblase, im Kontakt zu ihr und zur Prostata des Blasenbodens (> Abb. 5.6). Sie misst in ihrem Längsdurchmesser etwa 5 cm und enthält einen gewundenen, 15 cm langen Gang, über den bei der Ejakulation das Sekret der Drüse in den **Samenleiter (Ductus deferens)** ausgeschieden wird. Die Schleimhaut des Drüsenepithels ist zur Vergrößerung ihrer Oberfläche sehr ausgeprägt gefaltet. Das sezernierte Sekret ist schwach **alkalisch** (pH 7,3) und enthält neben weiteren Inhaltsstoffen reichliche Mengen an **Eiweiß** und **Fruktose** zur Ernährung der Spermien auf ihrem beschwerlichen Weg durch Uterus und Tuben.

MERKE
Das Sekret der Bläschendrüsen umfasst mit einer Menge von 2–4 ml nicht weniger als ⅔ des gesamten Ejakulats.

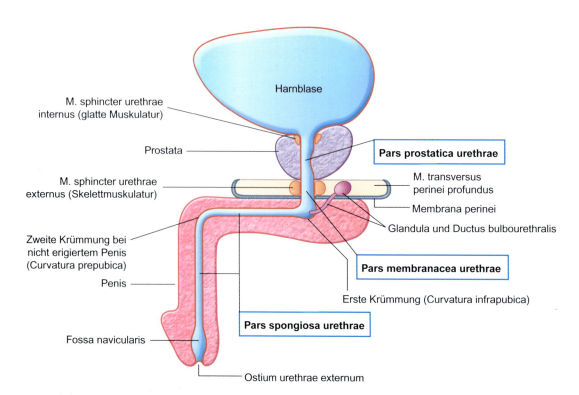

Abb. 5.5 Verlauf und Abschnitte der männlichen Urethra. [E402]

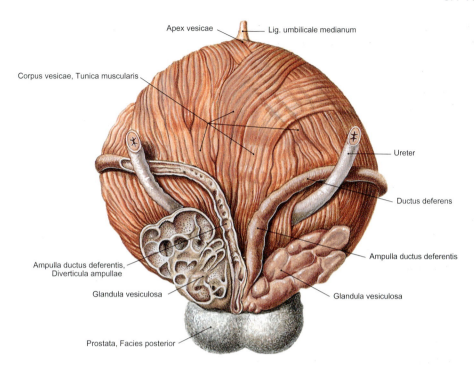

Abb. 5.6 Bläschendrüsen, Ductus deferens und Prostata in ihrer Beziehung zur Harnblase (Ansicht von dorsal). [S007-22]

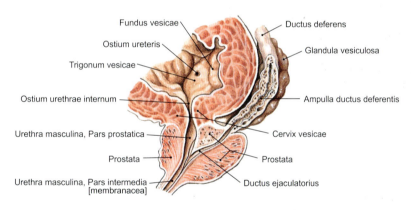

Abb. 5.7 Lage der Prostata am Blasenboden. [S007-22]

5.4 Prostata

5.4.1 Lage

Die Prostata (Vorsteherdrüse) liegt am Boden der Harnblase und ist an der Kontaktfläche mit ihr verwachsen. Ventral des Organs befindet sich die Symphyse, dorsal das Rektum. Hinten oben, mit Kontakt zur Prostata, finden sich die beiden Bläschendrüsen (➤ Abb. 5.1). In Größe und Aussehen ähnelt die Prostata einer **Kastanie** mit einem Gewicht von rund **20 g**.

5.4.2 Aufbau

Mitten durch die Drüse läuft der Anfangsteil der Urethra (Pars prostatica urethrae). Hinten oben, an der Berührungsstelle zu den Bläschendrüsen, münden die beiden **Samenleiter (Ductus deferentes)** in die Prostata und ändern hier ihren Namen in **Ductus ejaculatorii** (➤ Abb. 5.7). Die beiden Ductus öffnen sich nach einem Verlauf von etwa 1 cm durch die Drüse in die Urethra.

Die Prostata ist aus bis zu 50 einzelnen Drüsen zusammengesetzt, deren Sekret über etwa 20 **Ausführungsgänge** in die **Urethra** abgegeben werden (➤ Abb. 5.2). Zwischen die Drüsen eingelagert findet sich **Bindegewebe** mit reichlich eingestreuten glatten Muskelzellen, deren Kontraktion im Rahmen der Ejakulation zur Austreibung des Drüsensekrets dienen. Aufgrund des umfangreichen muskulären Anteils tastet sich das Organ (von rektal) mit elastischem Widerstand.

PATHOLOGIE

Sowohl die Drüsenzellen als auch die Zellen des dazwischen liegenden Stromas sind hinsichtlich ihrer Aktivität von **Testosteron** abhängig, wobei allerdings nur die Fibrozyten und Muskelzellen des Stromas über ein Enzym (5α-Reduktase) verfügen, das aus Testosteron das wirksamere **Dihydrotestosteron** bilden kann. Diese gesteigerte Sensibilität führt zur **Hyperplasie** des Gewebes in der 2. Lebenshälfte. Dadurch, dass die Prostata von einer bindegewebigen Kapsel eingescheidet wird, überträgt sich der Druck des wachsenden Gewebes hauptsächlich auf die Urethra.

Man kann die Prostata in verschiedene Abschnitte unterteilen. Von Bedeutung ist, dass das Wachstum des Organs bei der **Prostatahyperplasie** des alternden Mannes in der Regel vom **inneren, periurethralen Bereich** ausgeht, während **Prostatakarzinome** ihren Ausgang meist von der breiten, außen gelegenen **Mantelzone** nehmen.

Das **Prostatasekret** stellt mit ca. 1 ml Flüssigkeit **20–25 % des Ejakulats**. Enthalten sind neben Zink zur Ernährung der Spermien Prostaglandine, Proteasen und Zitronensäure, die dem Drüsensekret einen schwach **sauren** pH-Wert verleiht. Zu den Proteasen, die der Verflüssigung des Drüsensekrets dienen, gehört u. a. das sog. **p**rostata**s**pezifische **A**ntigen **(PSA)**, das eine bedeutsame Rolle bei der Diagnostik des Prostatakarzinoms spielt.

5.5 Nervale Versorgung

Harnblase und primäre männliche Geschlechtsorgane werden vegetativ durch Sympathikus und Parasympathikus innerviert. Während der Sympathikus den Organismus ganz pauschal auf körperliche Aktivitäten, Kampf und Flucht vorbereitet – von der Aktivierung des Herz-Kreislauf-Systems über die Bereitstellung zusätzlicher Brennstoffe (Glukose, Fettsäuren) bis hin zur Ruhigstellung von Organen bzw. Strukturen, die dabei eher hinderlich wären (Harnblase, Darm, Sexualfunktionen), dirigiert der Parasympathikus ebenfalls pauschal die Zeiten der Ruhe, der Verdauung und Ausscheidung sowie die Fortpflanzungsfunktionen.

Die **parasympathischen** Fasern, die den größten Teil des Organismus innervieren, entspringen dem **N. vagus**. Erst im Bereich des Beckens wird der X. Hirnnerv ersetzt durch Fasern aus dem **Sakralmark** (überwiegend S2–S4) (➤ Abb. 5.8).

Sympathische Fasern entspringen, abgesehen von einzelnen prävertebralen Ganglien, grundsätzlich dem **Grenzstrang** des Sympathikus, der neben der Wirbelsäule (HWS bis LWS) verläuft. Diejenigen Fasern, die für die Beckenorgane Harnblase, Rektum und Fortpflanzungsorgane bedeutsam sind, stammen überwiegend aus dem Grenzstrang zwischen Th11 und L2 und werden zum **Truncus sympathicus** zusammengefasst (➤ Abb. 5.8).

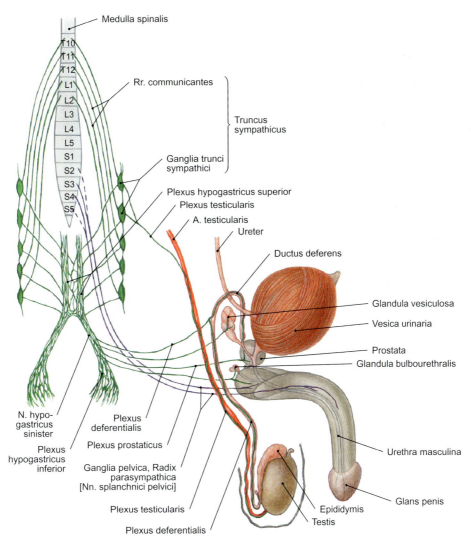

Abb. 5.8 Vegetative Innervation der Fortpflanzungsorgane. [S007-22]

KAPITEL 6 Untersuchung

- 6.1 Anamnese 113
- 6.2 Inspektion und Palpation 113
- 6.2.1 Penis 113
- 6.2.2 Hoden 113
- 6.2.3 Prostata und Samenbläschen 114
- 6.2.4 Lymphknoten 114
- 6.3 Apparative Diagnostik 114

HINWEIS PRÜFUNG
Die andrologische Anamnese und Untersuchung wird im Folgenden ohne sexuelle Fehlfunktionen dargestellt, weil hierfür spezifisches Fachwissen zugrunde liegen sollte. Dies allerdings ist vom angehenden Heilpraktiker weder zu erwarten noch ist es erforderlich oder prüfungsrelevant.

6.1 Anamnese

Wie allgemein üblich, stehen die **subjektiv empfundenen Beschwerden** im Vordergrund. **Schmerzen** sollten unter Einschluss sämtlicher möglicher Ausstrahlungen erfragt werden, nach ihrem Charakter, ihrer Ausprägung und möglichen Abhängigkeit z. B. von der Miktion. Ein Kolikschmerz hat andere Bezüge als ein dumpfer Dauerschmerz, ein sich langsam entwickelnder Schmerz ist anders einzuordnen als ein hochakutes dramatisches Ereignis. Beispielsweise wird der Kapseldehnungsschmerz einer Nephritis als dumpfer, tiefsitzender Schmerz im Nierenlager empfunden, während eine Ureterkolik die typische an- und abschwellende Symptomatik im Ureterverlauf zeigt, je nach Lage des Steins oder Blutkoagels evtl. mit Ausstrahlung in Leiste oder Skrotum. Der sich subakut entwickelnde Schmerz der Orchitis oder Epididymitis kann anamnestisch von der meist hochakuten Hodentorsion abgegrenzt werden, während z. B. ein Hodentumor über lange Zeit überhaupt keine Schmerzen verursacht.

Als weiteres urologisches Leitsymptom sind die **Miktion** und ihre Störungen anzusehen, einschließlich einer möglichen Nykturie. Die akute Prostatitis zeigt mit Dysurie, Harndrang und Pollakisurie eine der Zystitis vergleichbare Symptomatik, einschließlich der häufig vorhandenen Unterbauchschmerzen. Eine erste Abgrenzung gelingt durch die zusätzliche Schmerzausstrahlung in Hoden und v.a. Dammregion. Eine erschwerte Miktion, v.a. beim älteren Patienten, die mit abgeschwächtem Harnstrahl, Nachträufeln und Nykturie einhergeht, lässt an eine benigne Prostatahyperplasie, im ungünstigsten Fall an ein Prostatakarzinom denken.

Die **Makrohämaturie** stellt ein weiteres anamnestisches Leitsymptom dar. Bei begleitenden kolikartigen Schmerzen im Ureterverlauf ist sie leicht einzuordnen. Dasselbe gilt bei vorhandener Dysurie und Pollakisurie bzw. Schmerzen im Nierenlager, Fieber und Krankheitsgefühl. Dagegen ist die schmerzlose Hämaturie zunächst und so lange karzinomverdächtig, bis eine andere Ursache nachgewiesen ist.

6.2 Inspektion und Palpation

6.2.1 Penis

Die Inspektion erfasst neben Fehlbildungen v.a. entzündliche und tumorverdächtige Bezirke. Zur Inspektion von Glans penis und Harnröhrenmündung sollte die Vorhaut zurückgeschoben werden.

MERKE
Bei entzündlichen Veränderungen oder z. B. einem eitrigen Fluor aus der Harnröhre hat nach § 24 IfSG eine weitere diagnostische Abklärung zu unterbleiben, weil von einer sexuell übertragenen Krankheit ausgegangen werden muss. Der Patient ist in diesen Fällen zum Arzt zu überweisen.

6.2.2 Hoden

Wegen der Empfindlichkeit des Hodens hat die Palpation mit besonderer **Behutsamkeit** zu erfolgen. Man achtet neben der **Größe** des Organs (ca. 20 ml) auf die **Konsistenz**, auf umschriebene Veränderungen und besondere **Druckschmerzhaftigkeit**. Hodentumoren tasten sich üblicherweise derb und knotig, ohne besonderen Druckschmerz.

Der **Nebenhoden** ist von der Konsistenz her deutlich weicher und weniger druckempfindlich – abgesehen von der Epididymitis. Der Schmerz der Entzündung lässt beim Anheben von Hoden und Nebenhoden nach, während er z. B. bei der Hodentorsion eher nochmals verstärkt wird (Prehn-Zeichen).

Bei der **Skrotalhernie** tastet sich der zusätzliche Skrotalinhalt *neben* Hoden und Nebenhoden. Auskultatorisch sind evtl. Darmgeräusche zu hören. Die Untersuchung beim Verdacht auf **Leistenhernien** wird im ➤ Fach Verdauungssystem beschrieben.

Eine **Varikozele** des Plexus pampiniformis kann im Verlauf des Samenstrangs zwischen Hoden und äußerem Leistenring erkannt werden. Wegen des Abflusses der linken V. testicularis in die V. renalis befindet sie sich meist auf der linken Seite.

Die **Hydrocele testis** tastet sich als prall-elastische Geschwulst. Sie wird am sichersten in der Diaphanoskopie erkannt. Darunter versteht man das Durchleuchten des Skrotums mit einer Taschenlampe bzw. dem Otoskop, wobei der Lichtstrahl durchscheinend ist und evtl. rot aufleuchtet. Auch die seltenen Zysten des Nebenhodens zeigen eine positive Diaphanoskopie.

6.2.3 Prostata und Samenbläschen

Die Palpation erfolgt **von rektal** entweder in Steinschnittlage, in Seitenlage mit angewinkelten Beinen oder am stehenden, nach vorne gebeugten Patienten (➤ Abb. 6.1). Über den behandschuhten, untersuchenden Zeigefinger wird zusätzlich ein Fingerling gestülpt und ein Gleitmittel (z.B. Vaseline) aufgetragen. Das Eindringen lässt sich durch Pressen des Patienten erleichtern.

Nach Austasten der Ampulle zum Ausschluss eines distalen rektalen Tumors wird die Prostata palpiert und auf **Größe**, **Konsistenz** und **Druckschmerzhaftigkeit** beurteilt. Umschriebene Verhärtungen oder Konsistenzverschiebungen zwischen den beiden Lappen sind tumorverdächtig. Schmerzhaftigkeit weist auf eine Prostatitis hin. Hier tastet sich die Prostata auch meist weich und nachgiebig, während das unveränderte Organ eine prall-elastische Konsistenz aufweist.

Die **Bläschendrüsen** am dorsalen Oberrand der Prostata können wegen ihrer weichen Konsistenz üblicherweise **nicht getastet** werden. Werden sie tastbar, sind sie vergrößert und sollten durch Zusatzuntersuchungen abgeklärt werden.

6.2.4 Lymphknoten

Die inguinalen Lymphknoten lassen sich in der Leiste als derbe, wenige Millimeter große, gut verschiebliche Knötchen palpieren.

Sind sie vergrößert, eventuell druckschmerzhaft oder vielleicht miteinander verbacken, ist am Bein und im äußeren Genitalbereich nach der Ursache zu fahnden.

Im Bereich der unteren Extremität stehen entzündliche Veränderungen wie ein Erysipel sowie Tumoren wie z.B. ein malignes Melanom im Vordergrund. Von den Genitalorganen werden v.a. Penis und die Skrotalhaut in die Leiste drainert. Bei der Bubonenpest sowie einzelnen sexuell übertragenen Erkrankungen wie z.B. Lymphogranuloma inguinale oder Ulcus molle können die Leistenlymphknoten eitrig einschmelzen – mit der Gefahr eines nachfolgenden Lymphödems der unteren Extremität.

6.3 Apparative Diagnostik

Die wichtigste Untersuchungsmethode besteht in der **Sonographie**, mit der sämtliche Unterbauchorgane beider Geschlechter ohne Schmerzen und ohne Risiken beurteilt werden können. Lediglich bei der Fragestellung vergrößerter Lymphknoten im Beckenbereich hat die Methode ihre Grenzen. Dabei wird die Ultraschalluntersuchung der Prostata bevorzugt von rektal, die Untersuchung der weiblichen Adnexe transvaginal vorgenommen.

CT und **MRT**, zur Abklärung der Wirbelsäule evtl. auch die einfache Röntgenaufnahme, dienen auch im Beckenbereich weitergehenden Fragestellungen. Beim Verdacht auf ein Karzinom der Prostata erfolgt die Gewinnung von Gewebeproben gezielt und ultraschallgeführt von rektal.

Die **Harnuntersuchung** beim Verdacht auf Prostatitis mit der Dreigläserprobe wurde bereits besprochen (➤ 3.3.4). Die Gewinnung des Urins bei Zystitis bzw. Pyelonephritis kann über einen **Einmalkatheter** erfolgen (➤ Abb. 6.2). Da hierbei die Gefahr der

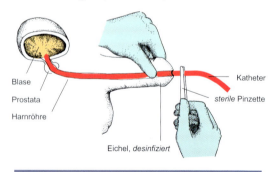

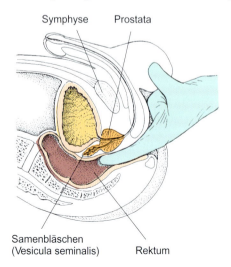

Abb. 6.1 Rektale Palpation der Prostata. [L190]

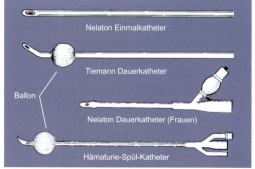

Abb. 6.2 Prinzip der Katheterisierung (oben) und Beispiele für Katheter (unten). [L157]

Keimeinschleppung droht, bleibt die Methode üblicherweise der Entlastung eines akuten Harnstaus vorbehalten. Für diesen Einsatzzweck genügt ein relativ dünner Katheter der Größe 12, während als Verweilkatheter dickere Chargen gewählt werden, die zusätzlich mittels Ballon in ihrer Position fixiert werden müssen. Meist wird heute zur Gewinnung von Blasenurin die sterile **suprapubische Punktion** gewählt.

KAPITEL 7 Krankheitsbilder

7.1	Prostatahyperplasie	117
7.2	Prostatitis	119
7.3	Prostatakarzinom	120
7.4	Hodentorsion	121
7.5	Hydrocele testis	122
7.6	Varikozele	124
7.7	Orchitis	125
7.8	Epididymitis	126
7.9	Hodentumoren	126
7.10	Balanitis	127
7.11	Peniskarzinom	128

7.1 Prostatahyperplasie

Die **b**enigne **P**rostata**h**yperplasie (**BPH**) ist eine „physiologische Erkrankung" des **alternden Mannes**. Während sie bei Männern unter 30 praktisch nie zu sehen ist, sind von den 50-Jährigen bereits ein Drittel und bei über 80-jährigen Männern so gut wie alle betroffen (> 90 %). Entsprechend nehmen auch das weitere Wachstum des Organs und die daraus hervorgehende Symptomatik mit steigendem Lebensalter immer weiter zu. Allerdings müssen die Größe der Prostata und die entstehende Symptomatik nicht unbedingt zueinander passen. Man orientiert sich deshalb inzwischen weniger an der (histologischen) Diagnose „Zellvermehrung mit Volumenzunahme der Prostata", sondern mehr an den **Symptomen** der Betroffenen und spricht synonym zur BPH vom **benignen Prostatasyndrom (BPS)**.

Krankheitsentstehung

Das Prostatagewebe vermehrt sich unter dem Einfluss von **Testosteron**. Kastraten entwickeln grundsätzlich keine BPH (BPS). Das Hormon wird in der Prostata in seine wesentliche Wirkform Dihydrotestosteron (DHT) umgewandelt. Besonders betroffen vom hormonellen **Wachstumsstimulus** ist das **Stroma** der Drüse in der direkten **Nachbarschaft zur Urethra**, während die peripheren Anteile der Drüse unbeeinflusst bleiben. Eine weitere Rolle spielen nicht näher definierte **familiäre Faktoren**, indem männliche Angehörige von Betroffenen häufiger bzw. früher als im Durchschnitt der Bevölkerung ebenfalls eine BPH entwickeln.

In Bezug auf die entstehende Symptomatik (BPS) ist neben der erreichten Größe des Organs (BPH) auch das Zusammenspiel zwischen Harnblase und Prostata einschließlich irritativer Komponenten von Bedeutung. So spielen neben der Größenzunahme der Prostata mit Kompression der Urethra auch die im Alter abnehmende Funktion von Nerven und M. detrusor eine Rolle.

Symptomatik

Die entstehenden Symptome lassen sich in obstruktive und irritative unterscheiden, wobei die irritativen meist am Anfang stehen:
- **irritative Symptome:**
  - Harndrang
  - Pollakisurie
  - Nykturie
- **obstruktive Symptome:**
  - erschwertes Wasserlassen mit verzögertem Beginn, abgeschwächtem Harnstrahl und verlängerter Dauer der Miktion
  - Gefühl inkompletter Entleerung (Restharngefühl) und Nachträufeln

Komplikationen

Teilweise kommt es ohne deutliche vorangehende Beschwerden zur **Überlaufblase**. Die beständige Restharnbildung ermöglicht das Wachstum von Bakterien, woraus **rezidivierende Harnwegsinfekte** resultieren. Der Stau bezieht im weiteren Verlauf auch die Ureteren mit ein, sodass eine **Hydronephrose** bis hin zur **Niereninsuffizienz** entstehen kann. Aus demselben Grund kommt es zur **Steinbildung** mit Schmerzen und einer Hämaturie. Die Hypertrophie der Detrusormuskulatur führt zur sog. **Balkenblase**. Daneben entstehen allerdings auch **Divertikel** der Blasenwand mit einer Schwächung ihrer Funktion.

Als schwerwiegendste Komplikation gilt der **akute Harnverhalt**, der als akuter **Notfall** anzusehen ist und umgehend durch Urethrakatheter bzw., falls nicht mehr möglich, durch einen suprapubischen Katheter entlastet werden muss. Erkennbar wird er, abgesehen von Anamnese und entstehenden Schmerzen, an der Auftreibung des Unterbauchs.

Diagnostik

Die Anamnese sollte neben den Beschwerden des Patienten auch Begleiterkrankungen, vorausgehende Operationen und aktuelle Medikamente umfassen. Von Bedeutung ist das Ausmaß der bestehenden **Nykturie**. Wesentlich ist auch die **subjektive Einschätzung** des Patienten in Bezug auf eine Einschränkung seiner Lebensqualität. Vor allem für die Anamnese des Urologen steht inzwischen ein standardisierter **Fragebogen** zur Verfügung.

Die **digitale rektale Palpation** der Prostata lässt die Größe des Organs annähernd erkennen. Sicherer kann dies im **Ultraschall** beurteilt werden. Dies gilt auch in Bezug auf die Konsistenz, wo v.a. palpatorisch verhärtete Bereiche karzinomverdächtig sind.

Obligatorisch ist eine **Urinuntersuchung** v.a. mit der Fragestellung einer Hämaturie oder eines Harnwegsinfektes.

Aus dem Serum wird das **prostataspezifische Antigen (PSA)** bestimmt, wobei eine mäßige Erhöhung durch die BPH, entzündliche Veränderungen oder einen Harnverhalt bedingt sein können, ein Karzinom jedoch nicht ausschließen. Mäßig erhöhte PSA-Serumspiegel sind also vieldeutig und bedürfen der weiteren Abklärung. Die Nierenfunktion kann an der Höhe des Kreatinin-Serumspiegels abgelesen werden.

Weitergehende Untersuchungen des Urologen bestehen neben der **transrektalen Sonographie** u.a. in der **Uroflowmetrie** mit Messung des Harnstrahls, bei der zwischen der BPH und einer erschwerten Miktion als Folge einer Harnröhrenstriktur unterschieden werden kann. Der **Restharn** lässt sich sonographisch oder über eine Katheterisierung definieren.

Therapie

Die Therapie ist abhängig von den Symptomen und zu erwartenden Komplikationen, besonders aber auch vom Leidensdruck des Patienten. In aller Regel lässt sich die Symptomatik medikamentös deutlich bessern und die letztendlich drohende Operation damit um Jahre hinausschieben oder verhindern. Zur Verfügung stehen pflanzliche, rezeptfreie neben stärker wirksamen, chemisch definierten und verschreibungspflichtigen Medikamenten. Begleitend sollte der Patient die abendliche Trinkmenge reduzieren.

Phytopharmaka

Pflanzliche Medikamente mit nachgewiesener Wirksamkeit:
- Extrakte aus Brennnesselwurzeln (z.B. Natuprosta® Uno)
- Extrakte aus der Sägepalmenfrucht (z.B. Talso®, Prostagutt® Uno)
- Extrakte aus Kürbiskernen bzw. Kürbiskernöl
- Kombinationen aus z.B. Brennnesselwurzel und Sägepalmen (Prostagutt® forte) bzw. Sägepalmen und Kürbissamen (z.B. Granufink Prosta®)

Die wirksamen Inhaltsstoffe stellen die **Phytosterole** dar, also pflanzliche (Phyto-)Steroide. Trotz subjektiver Abnahme der Beschwerden ist zumeist keine Abnahme der Prostatagröße messbar.

α-Blocker

Zu dieser Medikamentenklasse gehört u.a. **Tamsulosin**, das von rund 20 Firmen als Generikum angeboten wird. Die Substanzen führen zu einer Blockade der Rezeptoren an Blasenhals und Muskelzellen des Prostatastromas. Die **Erschlaffung der Muskulatur** vermindert den Widerstand bei der Miktion. Im Gegensatz zu Finasterid entsteht keine deutliche Reduktion des Prostatavolumens.

Die Blockade von α-Rezeptoren an arteriellen Blutgefäßen führt zu ihrer Erweiterung und damit zum Blutdruckabfall mit Schwindel und Kopfschmerzen. Bei Patienten mit Hypotonie ist also Vorsicht geboten, während diese Nebenwirkung bei älteren, hypertonen Patienten hilfreich sein kann. Die Erschlaffung der Blasenhalsmuskulatur kann zur retrograden Ejakulation führen.

Finasterid

Finasterid (Proscar® und Generika) gehört zu den **Inhibitoren der 5α-Reduktase**, hemmt also die Umwandlung des Testosteron in die eigentliche Wirkform Dihydrotestosteron (DHT). Im Ergebnis führt der **Androgenentzug** zur Abnahme der Prostatagröße und zur verminderten Sekretion der Drüse. Die spür- und messbare Wirkung setzt erst im Verlauf etlicher Wochen bis Monate ein.

Als mögliche Nebenwirkung kommt es neben einer verminderten Menge an Ejakulat bei einzelnen Patienten zur verminderten Libido bis hin zur Impotenz. Extrem selten entsteht eine Gynäkomastie. Finasterid kann das PSA senken und damit eine falsche Sicherheit vortäuschen.

> **MERKE**
> Laut einzelner Studien sind Kombinationstherapien, z.B. aus Finasterid und α-Blockern, den Einzeltherapien überlegen.

Operative Verfahren

Standard ist seit Jahrzehnten die **transurethrale Resektion (TUR)** der Prostata. Das Verfahren wurde zunehmend so verfeinert, dass die Risiken z.B. hinsichtlich nachfolgender Harninkontinenz, Stenosen der Urethra oder Impotenz auf wenige Prozent begrenzt werden konnten. Die Operation erfolgt durch die Harnröhre mittels einer Drahtschlinge, durch die ein elektrischer Strom fließt. Die verwendete Spülflüssigkeit ist hypoton und kann bei einer verstärkten Einschwemmung über die Wundfläche zur **hypotonen Hyperhydratation** führen.

Inzwischen sind auch Resektionen mit dem **Laser** im Gebrauch, worunter deutlich weniger Blutverluste entstehen. Auch die Notwendigkeit für eine hypotone Spülflüssigkeit mit ihren Risiken entfällt.

Zusammenfassung

Benigne Prostatahyperplasie (BPH, BPS)

Androgenvermittelte Zellvermehrung der Prostata (Hyperplasie) der 2. Lebenshälfte

Ursachen
- Stimulation durch Androgene
- familiäre Häufungen
- im Alter nachlassende Funktionen des M. detrusor und der nervalen Versorgung

Symptome
- irritativ: Harndrang, Pollakisurie, Nykturie
- obstruktiv: verzögerter Miktionsbeginn, abgeschwächter Harnstrahl mit verlängerter Miktionsdauer, Restharngefühl und Nachträufeln

Diagnostik
- rektale Palpation
- Ultraschall
- Urinstatus
- Bestimmung des PSA

Therapie
- Reduzierung der abendlichen Trinkmenge
- Phytotherapie: Brennnesselwurzel, Sägepalmenfrucht, Kürbiskerne
- chemisch definiert (verschreibungspflichtig): α-Blocker, Finasterid
- operativ: TUR mit Drahtschlinge oder Laser

7.2 Prostatitis

Krankheitsentstehung

Die Entzündung der Prostata kann **akut** oder **chronisch** auftreten. Beide Formen sind deutlich seltener als die Infektion der weiblichen Adnexe; allerdings gibt es keine statistischen Angaben zur Häufigkeit in der Literatur. In der Mehrzahl der Fälle findet man als Ursache eine **bakterielle Infektion**, doch gibt es angeblich auch abakterielle Formen – zumindest schmerzhaft-entzündliche Formen, bei denen keine Bakterien oder andere Erreger nachweisbar werden. Zusätzlich kennt man entzündliche Formen mit oder ohne bakteriellen Nachweis, die für den Betroffenen vollkommen ohne Symptome verlaufen und deshalb eher zufällig, z. B. bei der Abklärung eines erhöhten PSA-Serumspiegels, diagnostiziert werden. Entsprechend Zystitis und Pyelonephritis gelangen die Erreger üblicherweise durch Aszension aus der Urethra in das Gewebe, doch ist theoretisch auch eine hämatogene Besiedelung möglich.

Aktuelle **Einteilung** entzündlicher Prostataerkrankungen:
- akute bakterielle Prostatitis: Nachweis der Bakterien
- chronische bakterielle Prostatitis: Nachweis der Bakterien
- Schmerzsyndrom des Beckens mit oder ohne Prostatitis: kein Erregernachweis, aber evtl. Leukozyten in der Dreigläserprobe
- asymptomatische Prostatitis: Leukozyten, entzündliche Veränderungen in der Biopsie

Symptomatik

Die Symptome gleichen zunächst mit **Dysurie**, **Pollakisurie**, **Nykturie** und **Unterbauchschmerzen** denjenigen der Zystitis. Nicht dazu passt, dass eine Zystitis bei jüngeren, zumindest noch nicht älteren Männern eine Rarität darstellt, die auf die Ursache der Beschwerden aufmerksam machen sollte. Zusätzlich entsteht bei der akuten Prostatitis **Fieber**, zum Teil > 39 °C, das für eine reine Zystitis zumindest ungewöhnlich ist.

Daneben strahlen die **Schmerzen** häufig in die **Dammregion**. Bedingt durch die unmittelbare Nachbarschaft entstehen nicht so selten auch Schmerzen bei der **Defäkation**. Selten kommt es bei massiver entzündlicher Schwellung des Organs zum **Harnverhalt**.

Diagnostik

Bei der **rektalen Palpation** findet sich die Prostata ödematös vergrößert, weich und druckschmerzhaft. Aus der **Dreigläserprobe** oder dem Ejakulat versucht man den Erreger zu isolieren. Man kann die Drei- auch zur sog. Viergläserprobe erweitern, indem der Tropfen Prostataexprimat, der nach der Prostatamassage an der Mündung der Urethra erscheint, isoliert untersucht wird. In unklaren Fällen, wenn z. B. kein Erreger gefunden werden kann, werden ergänzende Untersuchungen bis hin zur Biopsie vorgenommen.

> **HINWEIS DES AUTORS**
> Entsprechend der Situation bei der Frau (chronische Adnexitis, Dysmenorrhö, Reizblase, Sterilität; ➤ Fach Gynäkologie) wird auch beim Mann meist eine gezielte Suche nach **Chlamydien** und **Mykoplasmen**, z. B. mittels PCR-Diagnostik, unterlassen. Stattdessen spricht man der Einfachheit halber vom „sterilen Urin bzw. Prostataexprimat" und vergisst dabei, dass diese Bakterien weder im Mikroskop zu sehen sind, noch auf der Agarplatte wachsen noch Nitrat verstoffwechseln (Uricult®). Bei gewissenhafter Suche könnten Chlamydien zumindest in der Biopsie als Einschlusskörperchen in befallenen Zellen erkannt werden.

Therapie

Beim Nachweis von Bakterien wird **antibiotisch** behandelt, bei der akuten Form meist erfolgreich, bei der chronischen Prostatitis in aller Regel ohne anhaltenden Erfolg. Dies gilt erst recht bei fehlendem Erregernachweis, wo antibiotische Therapien von NSAR oder z. B. Tranquilizern begleitet oder abgelöst werden, weil die Symptome des Patienten dem Therapeuten psychosomatisch verursacht scheinen.

> **HINWEIS DES AUTORS**
> Entsprechend der Infektionen der Frau kann eine chronische, z. B. durch Chlamydien verursachte Prostatitis mit einiger Sicherheit nur durch eine gezielte, testgestützte **Nosodentherapie** ausgeheilt werden (➤ Fach Pharmakologie). Antibiotische Therapien bleiben wirkungslos. Begleitend zur Restitutio des Gewebes von Bedeutung sind orale **Enzyme**, **Homöopathie** und eine Substitution z. B. mit **Zink** und **Ascorbinsäure**. Die Partnerin darf nicht vergessen werden.

Zusammenfassung

Prostatitis

Akute oder chronische bakterielle Entzündung der Prostata

Ursachen
- Erreger nicht immer auffindbar („Schmerzsyndrom des Beckens")

Symptome
- Symptome der Zystitis
- Fieber
- eventuell Schmerzen in Unterbauch oder Dammregion und bei der Defäkation

Diagnostik
- Palpation
- Drei- bzw. Viergläserprobe
- Untersuchung des Ejakulats
- Sonographie
- bei Bedarf Biopsie

Therapie
- Antibiotika – möglichst nach Resistenzbestimmung
- begleitend NSAR

7.3 Prostatakarzinom

Das Prostatakarzinom stellt die mit weitem Abstand **häufigste maligne Erkrankung** des Mannes dar – vor den Karzinomen des Dickdarms, der Lunge und der Harnblase. Die absolute Zahl an Neuerkrankungen entspricht dabei in Deutschland mit etwa 66.000 Fällen/Jahr (Stand 2010) annähernd der Anzahl weiblicher Mammakarzinome (70.000/Jahr). Damit entwickelt zumindest jeder 10. Mann ein Prostatakarzinom und jede 10. Frau ein Karzinom der Mamma. Anders ausgedrückt: Annähernd jeder 3. Krebs der Frau (30 %) ist ein Mammakarzinom, jeder 4. Krebs des Mannes (25 %) ein Prostatakarzinom. In Asien (Japan, China) ist das Prostatakarzinom deutlich seltener als in Europa, bei weißen und v.a. schwarzen US-Amerikanern nochmals häufiger.

Bei Autopsien alter (> 70 Jahre), bis zu ihrem Tod urologisch nicht diagnostizierter Männer findet man etwa in jedem zweiten Fall ein zumindest mikroskopisch nachweisbares Karzinom der Prostata, wodurch diese maligne Erkrankung einen beinahe „physiologischen Aspekt" erhält.

Krankheitsentstehung

Eindeutige Ursachen sind nicht erkennbar, doch werden inzwischen begünstigende Faktoren definiert. Dazu gehören familiäre bzw. genetische Faktoren, also **familiäre Häufungen** bzw. **chromosomale Veränderungen** u. a. auf Chromosom 1 oder auf dem X-Chromosom.

Prostatakarzinome sind nahezu ausschließlich (98 %) **Adenokarzinome**, die ihren Ausgang vom Drüsenepithel des Organs nehmen. Dementsprechend und analog zur BPH ist auch die Entstehung des Karzinoms **androgenabhängig**. Zum Beispiel kann im Tierversuch durch Hormongaben ein Prostatakarzinom induziert werden. Andererseits entwickeln Eunuchen weder eine BPH noch ein Prostatakarzinom.

In die USA ausgewanderte Japaner nähern sich mit ihrer Inzidenz derjenigen ihres Gastlandes an. Dies bedeutet, dass nicht näher definierte **Umweltfaktoren** oder **Essgewohnheiten** beteiligt sein sollten.

Symptomatik

Prostatakarzinome wachsen sehr langsam über Jahrzehnte. Ein Großteil wird eher **zufällig** anlässlich einer TUR oder bei der Autopsie entdeckt, teilweise auch im Rahmen der üblichen Vorsorgeuntersuchungen. Solange sie ohne Metastasierung auf das Organ beschränkt bleiben, verursachen sie üblicherweise keinerlei Symptome, wie bei Karzinomen üblich auch keine Schmerzen.

Zur **Metastasierung** kommt es erst bei größeren Tumoren. Dabei erfolgt die zunächst stattfindende lymphogene Metastasierung in **Lymphknoten des Beckens**, die nachfolgende hämatogene weit überwiegend in das **Skelett**. Hier wird die **Wirbelsäule** mit Beginn in der **LWS** bevorzugt; zumeist erst nachfolgend erscheinen Metastasen in Becken, proximalem Femur, Rippen und Sternum und eher selten in inneren Organen wie Lunge oder Leber.

> **MERKE**
> Ein wichtiger Hinweis auf ein Prostatakarzinom beim älteren Patienten ergibt sich aus unbestimmten, tief sitzenden **Kreuzschmerzen**.

Das Karzinom wächst weit überwiegend (90 %) in der **peripheren Zone der Prostata**, sodass erst in **fortgeschrittenen Stadien** Symptome der **BPS** entstehen. Dies bedeutet gleichzeitig, dass sowohl bei Rückenschmerzen als auch bei der BPS eines älteren Patienten zunächst eine ausreichend genaue urologische Diagnostik erfolgen sollte, bevor man Medikamente wie Brennnesselwurzel o.Ä. verordnet. Eher selten macht sich das Karzinom durch eine **Hämaturie** oder Blasenentleerungsstörungen bemerkbar.

Diagnostik

Rektale Palpation
Die rektale Palpation im Rahmen der ab 45 Jahren empfohlenen Vorsorgeuntersuchung vermag einen Teil der Karzinome zu erkennen oder zumindest Hinweise zu liefern. Das Karzinom tastet sich deutlich **derber** als die Umgebung – zunächst als umschriebene Verhärtung; später kann die ganze Prostata eine derbe oder harte, höckerige Oberfläche aufweisen. Teilweise ist auch nur die Tastqualität der beiden Prostatalappen etwas unterschiedlich.

> **MERKE**
> Die **rektale Palpation** im Rahmen der alljährlichen Vorsorgeuntersuchung, empfohlen für Männer ab 45 Jahren, dient sowohl der Früherkennung des Rektum- als auch derjenigen des Prostatakarzinoms. Sie sollte möglichst durch Bestimmung des **PSA** ergänzt werden. Die **Stuhluntersuchung** auf **okkultes Blut** ist obligatorisch.

Prostataspezifisches Antigen
Das PSA, eine Proteinase der Drüsenzellen, gilt als guter **Tumormarker**, weil es ausschließlich in der Prostata entsteht. Ganz besonders gilt dies für die **Nachsorge nach Operation** des Karzinoms,

wobei ein erneuter Anstieg mit großer Zuverlässigkeit ein lokales Rezidiv oder das Wachstum von Metastasen anzeigt.

Weniger gut geeignet ist es für die Prophylaxe, weil mäßige Erhöhungen falsch positive wie auch falsch negative Hinweise liefern können. Zum Beispiel verursacht auch eine Prostatitis oder die BPH mäßige Erhöhungen, während andererseits selbst bei noch normalen Serumspiegeln bereits ein Karzinom wachsen kann. Ein PSA-Wert im Normbereich kann also eine recht trügerische Sicherheit vermitteln. Als obere Normgrenze, abhängig vom Alter und bestehender BPH, gilt ein Wert von 4 µg/l Serum (4 ng/ml). Erst Werte deutlich oberhalb 10 µg/l weisen weitgehend sicher auf ein Karzinom.

Sonographie

Die modernen hochauflösenden Ultraschallgeräte liefern durch die dünne Wand des Rektums hindurch ein exaktes Abbild der Prostata. Allerdings können die umschriebenen, echoarmen Bereiche auch u. a. durch Entzündungen oder Zysten verursacht werden. Man ergänzt deshalb die Sonographie grundsätzlich durch **Feinnadel-Biopsien** verdächtiger Bereiche.

Knochenszintigraphie

Die wichtigste Untersuchung zum Nachweis oder Ausschluss von **Metastasen** bei nachgewiesenem Prostatakarzinom besteht nicht in einer radiologischen Diagnostik, sondern in der Knochenszintigraphie. Man benutzt dafür geringe Mengen radioaktiv markierter Substanzen wie z. B. Technetiumphosphat, die sich in ihrer Affinität zum Knochengewebe dort anreichern, wo aktive Prozesse wie Entzündungen, Heilungsvorgänge nach Frakturen oder eben maligne Umbauvorgänge stattfinden. Diese Herde lassen sich mit der Gammakamera darstellen.

MRT

Vergrößerte **Lymphknoten**, z. B. im Beckenbereich, findet man am ehesten mit der Kernspintomographie.

Therapie

Bei sehr kleinen Karzinomen, die z. B. anlässlich einer TUR entdeckt wurden, wird bei älteren Männern lediglich **beobachtet**, weil aufgrund des langsamen Tumorwachstums die Wahrscheinlichkeit, dass die Patienten daran versterben werden, minimal ist. Bei größeren Tumoren oder bei jüngeren Männern steht die Operation im Vordergrund, zumeist als **radikale Prostatektomie** unter Mitentfernung der Samenblasen und der regionären Lymphknoten. Anschließend entsteht aufgrund nervaler Schädigungen nahezu ausnahmslos eine erektile Dysfunktion, nicht so selten auch eine Inkontinenz oder eine narbige Verengung der Urethra.

Die **Bestrahlung** wird entweder alternativ oder, abhängig vom Stadium, zusätzlich angewendet. Bei fortgeschrittenen Karzinomen, in jedem Fall auch bei inoperablen Metastasen, behandelt man mit **Antiandrogenen**, weil der größere Teil der Karzinome und ihrer Metastasen androgenabhängig wächst. Die wichtigste **Nebenwirkung** besteht in der möglichen Entwicklung einer **Gynäkomastie**.

Prognose

Beim Fehlen von Metastasen zum Zeitpunkt der Diagnosestellung beträgt die Heilungsrate nahezu 100 %. Beim Vorliegen von Metastasen dient die Therapie zur palliativen Verlängerung des Lebens, zumeist um wenige Jahre. Insgesamt versterben in Deutschland rund 12.600 Männer/Jahr am Prostatakarzinom. Dies sind knapp 20 % der diagnostizierten Neuerkrankungen/Jahr. Die 5-Jahres-Überlebensrate liegt bei > 90 %. Noch günstiger wird die Prognose, wenn man berücksichtigt, dass in der Autopsie bei mehr als jedem Zweiten > 80 Jahre ein Karzinom der Prostata nachweisbar ist.

Zusammenfassung

Prostatakarzinom

Häufigstes Malignom des Mannes mit 66.000 Neuerkrankungen/Jahr

Ursachen
- genetische Faktoren (familiäre Häufungen)
- Androgenstimulation
- unklare Umwelteinflüsse

Symptome
- keine Frühsymptome
- evtl. Kreuzschmerzen als Erstsymptom
- evtl. Symptome der BPS mit Blasenentleerungsstörungen

Diagnostik
- rektale Palpation (Verhärtungen)
- Ultraschall mit Feinnadelbiopsie
- PSA – v.a. auch in der Nachsorge
- Knochenszintigraphie zur Erkennung von Fernmetastasen
- CT, MRT

Therapie
- bei Mikrokarzinomen alter Männer Beobachtung
- ansonsten Prostatektomie unter Mitnahme regionärer Lymphknoten; Komplikationen der radikalen Prostatektomie: Harninkontinenz, Impotenz (erektile Dysfunktion)
- isoliert oder ergänzend Bestrahlung
- palliativ Chemotherapie
- Antiandrogene

7.4 Hodentorsion

Die Hodentorsion betrifft in der Regel **Pubertierende** zwischen dem 12. und 16. Lebensjahr *oder* **Säuglinge** bzw. **Neugeborene**. Es handelt sich um eine meist mehrfache Drehung von Hoden und Samenstrang um ihre Längsachse. In der Folge kommt es bei zu spät einsetzender Therapie durch Abklemmen der Gefäße zum ischämischen Infarkt und damit zum Verlust des Hodens. Der kontralaterale Hoden kann, nachfolgend oder auch gleichzeitig, ebenfalls betroffen sein.

Krankheitsentstehung

Wesentliche Ursache ist eine **abnorme Beweglichkeit** der Strukturen – entweder durch mangelhafte Bandbefestigung (Gubernaculum) oder durch zu große Lockerheit der peritonealen Umschlagsfalte (Tunica vaginalis). Häufig beginnt die Torsion deshalb nach heftigen Bewegungen.

Symptomatik

Die Hodentorsion stellt in aller Regel ein **hochakutes, äußerst schmerzhaftes** Ereignis dar. Begleitet wird sie meist von Zeichen des **Peritonismus** mit **Übelkeit** und **Erbrechen**. Sehr selten entwickelt sie sich allmählich im Verlauf von Stunden. Die Aufwicklung des Hodens mit Verkürzung der zuführenden Strukturen führt zum **Hodenhochstand** und in der Folge zum **Skrotalödem**.

Diagnostik

Beim **Anheben** des ohnehin schon äußerst druckempfindlichen **Hodens** wird der **Schmerz** im Gegensatz zur Epididymitis eher nochmals **verstärkt** (negatives Zeichen nach Prehn). Im Doppler-Ultraschall erkennt man die Durchblutungsstörung. Der Cremasterreflex ist auf der betroffenen Seite nicht mehr auslösbar.

Therapie

Die Detorsion („Entdrehung") muss innerhalb von 5 Stunden erfolgen, wenn man den Hoden mit einiger Sicherheit erhalten möchte. Dies kann versuchsweise manuell erfolgen, doch ist der Hoden in jedem Fall nachfolgend operativ zu fixieren (**Orchidopexie**), um ein Rezidiv zu verhindern. Da die Fehlanlage beide Hoden betrifft, wird der **kontralaterale Hoden** in der gleichen Sitzung befestigt.

Zusammenfassung

Hodentorsion

Aufwicklung von Hoden und Samenstrang um die Längsachse; betroffen sind mehrheitlich Pubertierende und Neugeborene

Ursache
- übermäßige Lockerheit der Strukturen

Symptome
- hochakute heftige Schmerzen
- Übelkeit mit Erbrechen

Diagnostik
- massiver Druckschmerz
- Hodenhochstand
- negatives Prehn-Zeichen (Schmerzverstärkung beim Anheben)
- Skrotalödem
- Ischämie im Doppler-Ultraschall
- fehlender Cremasterreflex

Therapie
- Versuch der manuellen Detorsion
- nachfolgend operative Orchidopexie unter Einschluss der Gegenseite

7.5 Hydrocele testis

Unter einer Hydrocele testis (Hydor = Wasser, Cele = Bruch) versteht man eine Ansammlung von seröser, eventuell entzündlicher Flüssigkeit im Processus vaginalis bzw. in der Tunica vaginalis. Besteht die Flüssigkeit aus Blut, spricht man von der **Hämatozele**; ist sie eitrig, entsteht sprachlich die **Pyelozele**.

Krankheitsentstehung

Der Hoden führt bei seiner embryonalen Wanderschaft aus der Bauchhöhle durch den Leistenkanal ins Skrotum die Hüllen der Bauchhöhle (Peritoneum = Bauchfell; ➤ Fach Verdauungssystem) mit sich. Während **Hoden** und **Nebenhoden** den Überzug aus viszeralem Peritoneum als **Epiorchium** beibehalten, kleidet das ehemalige Peritoneum parietale (**Periorchium**) das **Skrotum innen** aus. Zwischen den beiden Blättern verbleibt ein spaltförmiger Raum (**Tunica vaginalis**) (➤ Abb. 7.1). Wie bei den Peritonealblättern der Bauchhöhle sind auch die Skrotalblätter angefeuchtet, sodass die Strukturen ohne Reibung aneinander entlanggleiten können.

Der ursprüngliche **Verbindungsgang** zwischen Bauchhöhle und Tunica vaginalis (**Processus vaginalis**) im Bereich des Samenstrangs des Leistenkanals ist meist bereits bei der Geburt verschlossen, spätestens aber bis zum Ende des 1. Lebensjahres. Bleibt der Processus vaginalis **offen**, kann sich durch die Lücke im Leistenkanal eine (angeborene) **indirekte Leistenhernie** entwickeln (➤ Fach Verdauungssystem). Ist der Processus nur **teilweise obliteriert**, sammelt sich eventuell in den offen bleibenden Anteilen Flüssigkeit. Es kommt zur **Hydrocele funiculi spermatici** (= **Funikulozele**; ➤ Abb. 7.2a).

Die Ursache einer **angeborenen Hydrozele** ist meist unklar (idiopathisch) (➤ Abb. 7.2b). Eventuell sind diejenigen Jungen betroffen, deren Processus vaginalis zum Zeitpunkt der Geburt noch nicht oder nicht ausreichend verschlossen ist. **Sekundäre Hydrozelen** entstehen dagegen z. B. aus einer entzündlichen Ursache heraus (Orchitis, Epididymitis). Oder die Flüssigkeitsansammlung entwickelt sich im Rahmen einer Hodentorsion oder aus einem Hodentumor. Schließlich kann auch aus einer inkarzerierten Leisten- bzw. Skrotalhernie Flüssigkeit austreten.

Symptomatik

Die übliche, sich allmählich entwickelnde Hydrozele verursacht **keine Schmerzen** und wird lediglich an der **Skrotalschwellung** erkennbar. In den seltenen, sich hochakut entwickelnden Fällen können sich durch die Überdehnung des Skrotums Schmerzen entwickeln. Bleibt der Processus vaginalis zumindest teilweise offen, ist es möglich, dass sich die Hydrozele der Tunica vaginalis beim ste-

7.5 Hydrocele testis

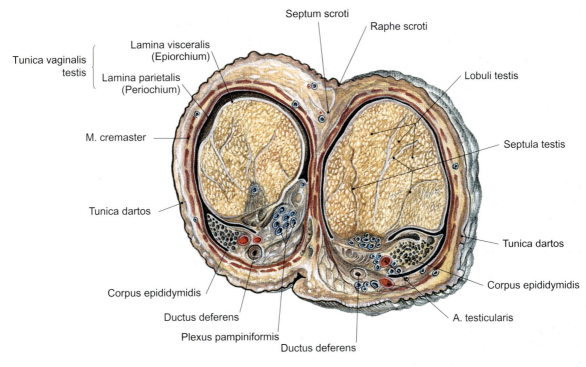

Abb. 7.1 Tunica vaginalis zwischen Hoden und Skrotum. [S007-22]

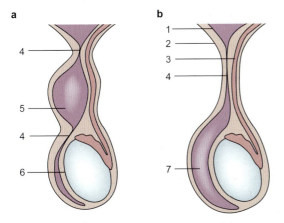

Abb. 7.2 a Funikulozele. b Hydrozele. 1 = Peritoneum viscerale (→ Epiorchium), 2 = Skrotalhaut, 3 = Samenstrang, 4 = geschlossener Processus vaginalis, 5 = Flüssigkeit im Bereich des Samenstrangs (Funikulozele), 6 = Epiorchium, 7 = Hydrozele. [L157]

henden Patienten vergrößert, während sie im Liegen kleiner wird oder verschwindet, weil die Flüssigkeit in die Bauchhöhle abfließen kann.

Handelt es sich um eine traumatisch entstandene Hämatozele oder eine infektiös entstandene Pyelozele, entstehen Beschwerden entsprechend der Ursache.

Diagnostik

Ausreichend große **Hydrozelen** tasten sich **prall-elastisch** und **schmerzlos**. In diesen Fällen können häufig Hoden und Nebenhoden palpatorisch nicht mehr klar abgegrenzt werden, sodass erst im nachfolgenden **Ultraschall** die Ursache der Schwellung erkennbar wird. Die **Funikulozele** tastet sich als **zystischer Tumor** im Bereich des Samenstrangs.

In der **Diaphanoskopie** mit Otoskop oder Taschenlampe, am besten im abgedunkelten Raum, leuchtet der flüssige Skrotalinhalt homogen gelb-rötlich, während das Licht bei soliden Strukturen wie einem Tumor kaum durchscheint.

Differenzialdiagnostisch kann die Auskultation hilfreich sein, weil bei einer Skrotalhernie Darmgeräusche vernehmbar werden, während dies bei der Hydrozele naturgemäß nicht möglich ist.

Therapie

Die primäre (angeborene) Hydrozele wird **operiert**. Bei der sekundären Hydrozele wird die **Ursache therapiert**. Ist dieselbe abgeheilt, resorbiert sich die Flüssigkeit von selbst.

Zusammenfassung

Hydrozele
Flüssigkeitsansammlung in der Tunica vaginalis oder im Processus vaginalis (Funikulozele)

Ursachen
- Offenbleiben des Processus vaginalis (angeboren)
- sekundär bei Orchitis, Epididymitis, Hodentumoren oder Hodentorsion

Symptome
- schmerzlose Schwellung des Skrotalraumes

Diagnostik
- positive Diaphanoskopie
- Sonographie zur Beurteilung von Hoden und Nebenhoden
- Auskultation (Darmgeräusche?) zur Abgrenzung einer Skrotalhernie

Therapie
- operativer Verschluss des Processus vaginalis bzw. Behandlung einer sekundären Verursachung

7.6 Varikozele

Krankheitsentstehung

Varikozelen (Zele = Bruch) sind **Varizen des Venengeflechts** (= **Plexus pampiniformis**; ➤ Abb. 7.3), welches das Blut aus Hoden und Nebenhoden ableitet und den Samenstrang begleitet. Entsprechend den Varizen anderer Lokalisation besteht die wesentliche Ursache in venösen **Abflussstörungen** und/oder **defekten Venenklappen**. Betroffen sind mehrheitlich **junge Männer** ab der Pubertät, doch kommen Varikozelen auch im Kindesalter oder in fortgeschrittenen Lebensabschnitten vor.

Das venöse Blut des rechten Hodens sammelt sich in die V. testicularis und mündet schließlich spitzwinklig in die untere Hohlvene. Dabei kommt es kaum jemals zu Abflussbehinderungen. Dagegen mündet die **linke V. testicularis rechtwinklig** in die linke **V. renalis**, woraus erschwerte Abflussbedingungen resultieren. Außerdem bestehen hier relativ häufig Klappeninsuffizienzen der V. testicularis (idiopathisch ohne erkennbare Ursachen) oder ein Stau in der Nierenvene, die zwischen Aorta und A. mesenterica superior (➤ Fach Herz-Kreislauf-System) eingeklemmt bzw. gequetscht werden kann. Man spricht vom Nussknackerphänomen. Raumforderungen im Abflussgebiet der Vv. testiculares oder Thrombosierungen des Plexus pampiniformis können auch auf der rechten Seite zur Varikozele führen.

> **MERKE**
> **Varikozelen** entstehen mehrheitlich (75 % der Fälle) auf der **linken** Seite. In etwa jedem 5. Fall findet man sie beidseits und nur in etwa 5 % isoliert auf der rechten Seite.

Symptomatik

Der Patient empfindet ein **Schweregefühl** des Skrotums, eventuell begleitet von einer erkennbaren **Schwellung** hauptsächlich im Stehen (➤ Abb. 7.4). Schmerzen bestehen nicht.

Diagnostik

Da der venöse Stau hauptsächlich im Stehen auftritt, muss die Untersuchung am **stehenden Patienten** erfolgen, am besten unter Druckerhöhung im Bauchraum (**Valsalva-Manöver**). Bei massivem Befund ergibt sich dabei palpatorisch der Eindruck eines „Sackes voller Würmer". Bei der anschließenden Untersuchung am liegenden Patienten ist die primäre (idiopathische) Varikozele meist nicht mehr nachweisbar, weil die Varizen leergelaufen sind. Beim Verdacht auf Anomalien der abführenden Venen werden die Venen in der **Phlebographie** dargestellt.

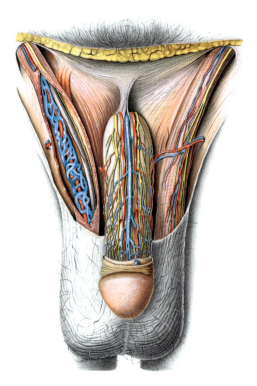

Abb. 7.3 Rechter Plexus pampiniformis neben dem Samenstrang. [S007-22]

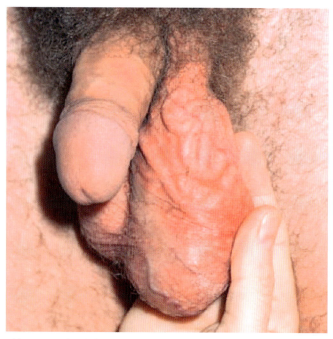

Abb. 7.4 Varikozele links. [E397]

Therapie

Die Therapie hat bei jungen Männern v.a. unter dem Aspekt zu erfolgen, dass infolge der staubedingten **Überwärmung** und **Minderdurchblutung** des Hodens die **Fertilität eingeschränkt** sein kann. Angeblich findet man als Ursache männlicher Infertilität in bis zu einem Drittel der Fälle eine Varikozele. Außerdem können Nebennierenhormone retrograd den Hoden erreichen, weil die Vv. suprarenales zumindest teilweise in die Nierenvene münden.

Entsprechend der Varizenbehandlung z.B. der Beine erfolgt die Therapie durch **Sklerosierung** (Verödung) oder **operative Ligatur** der insuffizienten Venen.

HINWEIS DES AUTORS
Die Häufigkeit der Varikozelen als Ursache angeschuldigter männlicher Infertilität darf angezweifelt werden. Oft genug kann man bei infertilen Paaren, bei denen die Ursache laut diagnostischer Abklärung beim Mann liegen soll, bei der Partnerin eine chlamydienbedingte Adnexitis mit verschlossenen Tuben diagnostizieren (➤ Fach Gynäkologie).

Zusammenfassung

Varikozele

Varizen des Plexus pampiniformis
Ursachen
- Abflussstörung in die linke Nierenvene
- Klappeninsuffizienz
- Raumforderung
- Thrombenbildung des Plexus pampiniformis

Symptome und Komplikationen
- Schweregefühl
- erkennbare Schwellung
- Infertilität als mögliche Komplikation

Diagnostik
- Untersuchung am stehenden Patienten – falls nicht problemlos erkennbar unter Valsalva-Manöver (→ „Sack voller Würmer")
- Primäre Varikozelen entleeren sich im Liegen.

Therapie
- Sklerosierung
- operative Ligatur (Abbinden)

7.7 Orchitis

Krankheitsentstehung

Die Entzündung des Hodens kann sich **primär** oder **fortgeleitet** aus einer Epididymitis bilden. Virale Entzündungen entstehen üblicherweise aus einer Virämie, bakterielle meist fortgeleitet aus dem Nebenhoden. Die häufigste Form ist, ab der Pubertät, die **Mumps-Orchitis**. Zusammengefasst findet man als übliche Ursachen:

- **virale Infektion:** Mumpsviren (häufigste Form), Coxsackieviren, Epstein-Barr-Virus als Komplikation einer infektiösen Mononukleose, begleitend bei Varizellen und Influenza
- **bakteriell** im Rahmen einer Bakteriämie bzw. Sepsis oder (meist) fortgeleitet aus einer Epididymitis

Symptomatik

In der Regel begleitend zu einer bereits bestehenden viralen (Mumps, Mononukleose) oder bakteriellen Erkrankung kommt es abrupt zu einer **entzündlichen Schwellung** und **heftigen Schmerzen**, die entlang dem Samenstrang in die Leiste oder in den Rücken ausstrahlen können. In einem Teil der Fälle (10–20 %) sind beide Hoden betroffen. Das oft sehr **hohe Fieber** entwickelt sich oder ist entsprechend der Grunderkrankung bereits vorhanden. In der Regel besteht ein **schweres Krankheitsgefühl**.

Bei beidseitigem Befall besteht als wesentliche Komplikation die Gefahr einer nachfolgenden **Sterilität**.

Diagnostik

Der betroffene Hoden ist **angeschwollen** und außerordentlich **druckschmerzhaft**. Die Skrotalhaut ist entzündlich **gerötet**. Teilweise kommt es zur Hydrozele. Als Abgrenzung gegenüber der ebenfalls hochakut beginnenden Hodentorsion kann das **Prehn-Zeichen** dienen: Das **Anheben des Hodens** führt bei einer Orchitis oder Epididymitis zum **Nachlassen des Schmerzes**, während er bei der Hodentorsion eher noch weiter zunimmt. Außerdem fehlt bei der Hodentorsion, zumindest in frühen Stadien, die Temperaturerhöhung. Dafür kommt es hier durch peritoneale Reizung zu Übelkeit mit Erbrechen.

Virale Ursachen (v.a. Mumps- oder Coxsackieviren) lassen sich über ihre **Antikörper** definieren. In der Harndiagnostik besteht bei einer bakteriellen Ursache eine ausgeprägte **Leukozyturie**. Teilweise kann der Erreger (z.B. Gonokokken, Escherichia coli oder Proteus) isoliert werden, sofern es sich nicht um Chlamydien oder Mykoplasmen handelt.

Im **Ultraschall** lässt sich nicht nur die entzündliche Veränderung einschließlich einer Hydrozele nachweisen, sondern auch die mögliche Einschmelzung des Gewebes unter Abszessbildung.

Therapie

Bakterielle Formen werden, möglichst nach Resistenzbestimmung, unter **Bettruhe antibiotisch** behandelt. Begleitend gibt man **Antiphlogistika** wie Ibuprofen oder, in besonders massiven Fällen, Glukokortikoide. Der **Hoden** wird **hochgelagert** und mit **kalten Umschlägen** versorgt. Abszessbildungen müssen drainiert werden. Teilweise bleibt dann nur noch die Semikastration.

Virale Formen werden symptomatisch therapiert. In ausgeprägten Fällen kann über Passivimpfungen oder α-Interferon eine Besserung versucht werden.

> **Zusammenfassung**
>
> **Orchitis**
>
> Entzündung des Hodens
>
> **Ursachen**
> - viral über eine Virämie (häufigste Form ab der Pubertät; Mumps-Orchitis)
> - bakteriell über eine Bakteriämie oder (häufiger) fortgeleitet aus einer Epididymitis
>
> **Symptome**
> - Symptome der Grunderkrankung
> - hochakute Schwellung unter heftigen Schmerzen
> - hohes Fieber
> - Krankheitsgefühl
>
> **Diagnostik**
> - positives Prehn-Zeichen zur Abgrenzung gegenüber der Hodentorsion
> - Urin- und Serumdiagnostik
> - Ultraschall
>
> **Therapie**
> - unspezifisch bei viralen Entzündungen
> - antibiotisch bei bakteriellen Formen
> - Bettruhe
> - Hochlagerung und Kühlung des Hodens

7.8 Epididymitis

Die Entzündung des Nebenhodens entsteht ab der Pubertät, im Kindesalter höchstens einmal bei Fehlanlagen, z. B. mit resultierenden Harnabflussbehinderungen.

Krankheitsentstehung

In aller Regel wird die Entzündung **bakteriell** verursacht – meist **aufsteigend** aus einer Urethritis oder Prostatitis, z. B. im Rahmen einer Gonorrhö oder einer Katheterisierung. Eher selten entsteht sie hämatogen aus einer Bakteriämie. Als häufigste Ursache gelten bei jungen Männern Chlamydien; in der 2. Lebenshälfte findet man v.a. gramnegative Keime wie Escherichia coli, Proteus oder Pseudomonas.

Symptomatik

Im Vordergrund steht die akut beginnende, lokale, sehr **schmerzhafte Schwellung** unter **Rötung** und **Überwärmung** der Skrotalhaut. Die Schmerzen können in Leiste und Unterbauch ausstrahlen. Das begleitende **Fieber** ist meist weniger ausgeprägt als bei der Orchitis, kann aber auch auf 40 °C steigen. Entsprechendes gilt für das begleitende Krankheitsgefühl. Bei einem allmählichen Beginn ist v.a. an eine Tuberkulose von Hoden bzw. Nebenhoden zu denken. Aufgrund der Aszension der Keime besteht meist gleichzeitig eine **Dysurie** und **Pollakisurie**.

Diagnostik

Bei der Palpation tastet sich der Nebenhoden **verdickt** und **druckschmerzhaft**. Beim **Anheben** des Skrotums werden die **Schmerzen leichter** (positives Prehn-Zeichen). Die genauere Abgrenzung kann im **Ultraschall** erfolgen. Hier erkennt man auch eine begleitende Hydrozele oder ein Übergreifen auf den Hoden.

Entsprechend der Orchitis kann der **Urinstatus** Aufschluss über den verursachenden Erreger liefern. Begleitend besteht eine **Leukozyturie**.

Therapie

Bei den üblichen bakteriellen Formen gibt man **Antibiotika**. Ist in der Urinkultur kein Erreger nachweisbar, sollte das wirksame Spektrum unbedingt Chlamydien und Mykoplasmen mit einschließen. Entsprechend der Orchitis erfolgt neben der einzuhaltenden **Bettruhe** die Ruhigstellung des Nebenhodens unter **Hochlagerung** und **Kühlung**. Begleitend wirken **Antiphlogistika** sowohl der Entzündung als auch den Schmerzen entgegen. Wichtig ist, die Therapie so rechtzeitig und effektiv zu beginnen, dass die Entzündung nicht auf den Hoden übergreift.

> **Zusammenfassung**
>
> **Epididymitis**
>
> Entzündung des Nebenhodens
>
> **Ursachen**
> - aus Urethra oder Prostata aufsteigende bakterielle Infektion
>
> **Symptome**
> - akute, in Leiste und Unterbauch ausstrahlende Schmerzen
> - Schwellung und Rötung des Skrotums
> - Fieber, Krankheitsgefühl
>
> **Diagnostik**
> - tastbare, schmerzhafte Schwellung des Nebenhodens
> - positives Prehn-Zeichen
> - Urinstatus (Bakterien, Leukozyturie)
>
> **Therapie**
> - Bettruhe
> - Kühlung und Hochlagerung des Skrotums
> - Antibiotika, Antiphlogistika

7.9 Hodentumoren

Maligne Tumoren des Hodens betreffen in Deutschland knapp 4.000 Männer/Jahr (Stand 2010). Sie liegen damit in der Krebsstatistik an 15. Stelle. Man findet vereinzelt Tumoren wie das **Rhabdomyosarkom**, das aus dem M. cremaster entsteht, oder **Leydigzelltumoren**, die teilweise Östrogene produzieren und dann zur Gynäkomastie führen. Mit weitem Abstand am häufigsten aber entstehen maligne Hodentumoren aus den **Keimzellen**; sie werden deshalb als **Seminome** bezeichnet.

Krankheitsentstehung

Beim Seminom geht man davon aus, dass es nicht aus maligne entarteten, zunächst normalen Spermatogonien entsteht, sondern dass sich die betroffenen Zellen aus Vorstadien entwickeln, die bereits beim Neugeborenen angelegt sind und ab der Pubertät ihr invasives Wachstum beginnen. Von daher wird verständlich, dass es sich um einen **Krebs junger Männer** handeln muss.

> **MERKE**
> Hodenkrebs betrifft weit überwiegend junge Männer zwischen 20 und 40 Jahren. Er stellt hier die häufigste Krebserkrankung überhaupt dar.

Als Risikofaktor für die Entstehung von Seminomen gilt der **Maldescensus testis**. Das Risiko bleibt auch nach operativer Verlagerung ins Skrotum erhalten und betrifft zusätzlich den kontralateralen, normal deszendierten Hoden. Man kann deshalb davon ausgehen, dass der Hoden nicht entartet, weil er nicht deszendiert ist, sondern dass der Maldescensus v.a. Hoden mit entsprechender Anlage betrifft. Nicht näher definierte **familiäre Faktoren** scheinen ebenfalls eine Rolle zu spielen.

Symptomatik

Im Vordergrund steht die **Vergrößerung** des betroffenen Hodens mit subjektiv empfundenem **Schweregefühl**. Schmerzen bestehen so gut wie nie. Beim seltenen Leydigzelltumor könnte eine **Gynäkomastie** das Erstsymptom darstellen.

Diagnostik

Der Hoden tastet sich vergrößert und sehr derb, ohne wesentlichen Druckschmerz. Im Gegensatz zur Hydrozele ist die Diaphanoskopie mit der Taschenlampe negativ. Über Ultraschall, Röntgen und CT werden Hoden, Bauchraum und, bei Verdacht auf Metastasierung, u.a. auch die Lunge untersucht.

Therapie

Mittel der Wahl ist die Entfernung des Hodens (**Semikastration**). Befallene retroperitoneale Lymphknoten werden entfernt, in Zweifelsfällen auch **bestrahlt**, weil Seminome einschließlich ihrer Metastasen sehr strahlensensibel sind. Bei inoperablen hämatogenen Fernmetastasen wird eine Chemotherapie versucht.

Insgesamt ist die Prognose mit einer 5-Jahres-Überlebensrate von 95% außergewöhnlich gut, weil die Tumoren aufgrund ihrer frühen Erkennbarkeit in aller Regel noch vor einer beginnenden Metastasierung entfernt werden.

Zusammenfassung

Hodentumoren

Häufiges Malignom junger Männer

Ursachen
- androgen stimulierte, bereits bei der Geburt angelegte maligne Vorstadien
- Maldescensus testis
- familiäre Faktoren

Symptome
- keine Schmerzen
- Schweregefühl durch Vergrößerung des Hodens
- Gynäkomastie (selten)

Diagnostik
- Hoden palpatorisch derb vergrößert
- negative Diaphanoskopie
- Sonographie, CT

Therapie
- Semikastration
- Bestrahlung, bei Bedarf palliative Chemotherapie
- insgesamt hervorragende Prognose

7.10 Balanitis

Unter Balanitis versteht man die Entzündung der Glans penis (Balanos = Eichel). In der Regel sind sowohl das innere Blatt der Vorhaut als auch die distale Urethra mitbetroffen, sodass es neben den lokalen Beschwerden auch zur Dysurie kommt.

Krankheitsentstehung

Von **mechanischen Irritationen** abgesehen kommen als **Erreger** v.a. Bakterien (z.B. Chlamydien, Mykoplasmen, Gonokokken, Ureaplasmen u.a.) in Frage. Die Ansteckung erfolgt in aller Regel beim Geschlechtsverkehr. Überwiegend bei lokalen oder systemischen Immunschwächen einschließlich Diabetes mellitus findet man nicht so selten **Pilze** (v.a. Candida albicans). Auch Trichomonas vaginalis als Vertreter der Protozoen ist ursächlich möglich.

Symptomatik

Glans penis und evtl. das innere Preputialblatt sind flächig oder fleckig **gerötet**, teilweise auch von **Erosionen** durchsetzt. Neben den lokalen Schmerzen besteht manchmal **Juckreiz** sowie bei Beteiligung der Urethra eine **Dysurie**. Bei einem Candidabefall sieht man evtl. weiße Beläge (➤ Abb. 7.5).

Sonderformen

Als **Autoimmunreaktion** v.a. bei jungen Männern mit dem HLA-Gen **B 27** findet man nicht so selten im Anschluss an Infektionen des Darms oder Urogenitaltrakts, oft aber auch ohne erkennbaren Zusammenhang, die Symptomen-Trias aus **Konjunktivitis**, Oli-

7 Krankheitsbilder

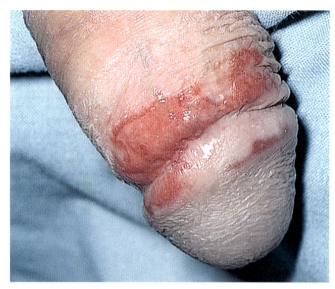

Abb. 7.5 Candida-Balanitis bei einem Diabetiker. [E508]

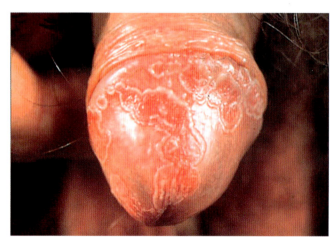

Abb. 7.6 Balanitis bei Morbus Reiter. [E428]

goarthritis und **Urethritis**, evtl. mit begleitender **Balanitis** (> Abb. 7.6), die in dieser Konstellation als **Morbus Reiter** bezeichnet wird. Die infektiöse Ursache ist unklar. Man hat u. a. Chlamydien und Yersinien im Verdacht, doch entsteht der Morbus Reiter besonders häufig auch begleitend zu einem Morbus Bechterew, sodass die infektiöse Ursache beider Autoimmunkrankheiten möglicherweise dieselbe ist.

Weitere Sonderformen einer Balanitis bestehen in einer möglichen Beteiligung der Glans penis bei der **Psoriasis**, in Formen mit rezidivierender Ausbildung von **Aphthen**, evtl. unter Beteiligung der Mundschleimhaut, oder in **allergischen Manifestationen** z. B. gegenüber lokalen Anwendungen der Partnerin.

Diagnostik

Über lokale **Abstriche** und eine **Urindiagnostik** (erste Harnportion) versucht man den Erreger zu finden.

Therapie

Behandelt wird in Abhängigkeit von der **Ursache** mit antibiotischen oder antimykotischen Salben, bei Beteiligung der Urethra eventuell auch in oraler Form. Besonders wichtig ist eine möglichst perfekte **Hygiene**. Die Partnerin sollte parallel untersucht und therapiert werden.

> **MERKE**
> Es ist zu beachten, dass die Keime der Balanitis regelhaft sexuell übertragen werden, wenn man von Sonderformen wie einer Psoriasis absieht. Für den Heilpraktiker gilt deshalb ein **Behandlungsverbot** nach § 24 IfSG.

Zusammenfassung

Balanitis

Entzündung der Glans penis, meist unter Beteiligung des inneren Preputialblattes als Balanoposthitis, teilweise auch unter Einschluss der Urethra

Ursachen
- mechanische Irritationen
- Infektionen durch Bakterien, Pilze und Trichomonaden
- allergische Manifestationen
- Beteiligung bei einem Morbus Reiter, einer Psoriasis
- ätiologisch unklare aphthöse Formen

Symptome
- umschriebe oder flächige Rötungen
- teilweise Erosionen oder sogar Ulzera (Syphilis)
- bei Candidabeteiligung evtl. weißliche Beläge

Diagnostik
- lokale Abstriche
- Urinstatus

Therapie
- lokale antibiotische oder antimykotische Externa
- perfekte Hygiene

7.11 Peniskarzinom

Karzinome des Penis sind **selten**. Am ehesten entstehen sie im fortgeschrittenen Lebensalter (> 60 Jahre).

Krankheitsentstehung

Als wesentlicher Risikofaktor gilt die **Phimose** wegen der daraus folgenden hygienischen Mängel mit unzureichender Entfernung des Smegmas und rezidivierenden Irritationen bzw. Entzündungen der Eichel (Balanitis). Auch die Infektion mit **HPV-Viren** (v.a. Typ 6 und 11) begünstigen mit ihren spitzen Kondylomen die Entstehung – entsprechend dem Zervixkarzinom der Frau.

Peniskarzinome nehmen ihren Ausgang vom mehrschichtigen, wenig verhornten Plattenepithel der Glans penis und sind dementsprechend nahezu immer **Plattenepithelkarzinome** (> Abb. 7.7). Nur sehr selten entstehen weitere Malignome wie z. B. Basaliome, maligne Melanome oder Adenokarzinome. Teilweise sieht man Vorstadien wie z. B. den **Morbus Bowen**, bei dem sich das Wachstum noch auf die Epidermis beschränkt (> Abb. 7.8).

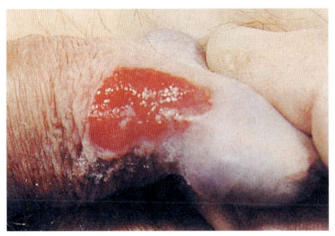

Abb. 7.7 Peniskarzinom. [E748]

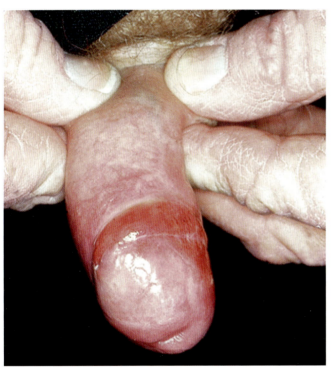

Abb. 7.8 Morbus Bowen. [E664]

Symptomatik

Wie bei Karzinomen üblich entstehen lokal zumindest in frühen Stadien keine Schmerzen. Leichte Irritationen oder auch ein Juckreiz sind möglich.

Oberflächlich wachsende Plattenepithelkarzinome **metastasieren selten** bzw. spät, am ehesten in die inguinalen Lymphknoten. Erst beim weiteren, invasiven Wachstum steigt das Risiko für Lymphknotenmetastasen im Beckenbereich bzw. für hämatogene Fernmetastasen.

Therapie

Die Therapie erfolgt durch **Operation** (Penis-Teilamputation) und evtl. **Bestrahlung**. Die Leistenlymphknoten müssen intraoperativ auf einen Befall kontrolliert werden. Chemotherapien sind beim (metastasierten) Peniskarzinom weitgehend wirkungslos.

Zusammenfassung

Peniskarzinom

Seltenes Karzinom des fortgeschrittenen Lebensalters, meist als Plattenepithelkarzinom

Begünstigende Faktoren
- rezidivierende Balanitiden
- Phimose
- mangelhafte Hygiene
- Infektionen mit humanen Papilloma-Viren (HPV)

Symptome
- schmerzloses lokales Wachstum
- geringe Metastasierungstendenz

Therapie
- Penis-Teilamputation unter Kontrolle der inguinalen Lymphknoten
- evtl. Bestrahlung

Abbildungsnachweis

Der Verweis auf die jeweilige Abbildungsquelle befindet sich bei allen Abbildungen im Werk am Ende des Legendentextes in eckigen Klammern.

- **[E397]** Ferri F. F.: Ferri's Color Atlas and Text of Clinical Medicine. Elsevier/Saunders 2008
- **[E402]** Drake R. et al.: Gray's Anatomy for Students. Elsevier/Churchill Livingstone 2005
- **[E428]** Albert D. M. et al.: Albert & Jakobiec's Principles and Practice of Ophthalmology. Elsevier/Saunders, 3. Aufl. 2008
- **[E464]** Mace J. D., Kowalczyk N.: Radiographic Pathology for Technologists. Elsevier/Mosby, 4. Aufl. 2004
- **[E508]** Swartz M. H.: Textbook of Physical Diagnosis: History and Examination. Elsevier/Saunders, 5. Aufl. 2005
- **[E509]** Bontrager K. L., Lampignano J.: Textbook of Radiographic Positioning and Related Anatomy. Elsevier/Mosby, 6. Aufl. 2005
- **[E570]** Colledge N. R. et al.: Davidson's Principles and Practice of Medicine. Elsevier/Churchill Livingstone, 21. Aufl. 2010
- **[E611]** LaFleur Brooks M., LaFleur Brooks D.: Basic Medical Language. Elsevier/Mosby, 3. Aufl. 2009
- **[E664]** Fitzpatrick J. E., Morelli J. G.: Dermatology Secrets in Color. Elsevier/Mosby, 3. Aufl. 2006
- **[E720]** Bostwick D. G., Cheng L.: Urologic Surgical Pathology. Elsevier/Mosby, 2. Aufl. 2008
- **[E724]** Abbas A. K. et al.: Cellular and Molecular Immunology. Elsevier/Saunders, 6. Aufl. 2009
- **[E748]** Seidel H. M. et al.: Mosby's Guide to Physical Examination. Elsevier/Mosby, 7. Aufl. 2010
- **[G128]** Epstein O. et al.: Clinical Examination. Elsevier/Mosby, 3. Aufl. 2003
- **[G129]** Baynes J., Dominiczak M. H.: Medical Biochemistry. Elsevier/Mosby, 3. Aufl. 2009
- **[G130]** Pagana K. D., Pagana T. J.: Mosby's Manual of Diagnostic and Laboratory Tests. Elsevier/Mosby, 3. Aufl. 2005
- **[L106]** Henriette Rintelen, Velbert
- **[L112]** Mary-Anna Barrat-Dimes
- **[L141]** Stefan Elsberger, Planegg
- **[L157]** Susanne Adler, Lübeck
- **[L190]** Gerda Raichle, Ulm
- **[L238]** Sonja Klebe, Aying
- **[L252]** Formelsatz
- **[M375]** Prof. Dr. med. Dr. rer. nat. Ulrich Welsch, München
- **[M438]** Prof. Dr. med. Marion Kiechle, München
- **[M552]** Prof. Dr. med. Ertan Mayatepek, Düsseldorf
- **[R132]** Prof. Dr. med. Dr. h. c. Meinhard Classen, München
- **[R172]** Mims C. et al.: Medical Microbiology. Elsevier/Mosby, 3. Aufl. 2004
- **[R246]** Gruber G., Hansch A.: Kompaktatlas Blickdiagnosen in der Inneren Medizin. Elsevier/Urban & Fischer, 2. Aufl. 2009
- **[S007-22]** Putz R., Pabst R.: Sobotta Anatomie des Menschen. Elsevier/Urban & Fischer, 22. Aufl. 2007
- **[S007-2-23]** Paulsen F., Waschke J.: Sobotta Atlas der Anatomie des Menschen, Band 2. Elsevier/Urban & Fischer, 23. Aufl. 2010

Register

Symbole
24-Stunden-Urin   43
α-Blocker   118

A
ableitende Harnwege   12
– Histologie   12
Abszess
– renaler   69
ACE-Hemmer   83, 89
Acetylsalicylsäure   28
Addison-Krise   84
ADH   32, 43
– Mangel   63
ADH-Analoga   73
Adiuretin   32
Aldosteron   26, 33, 37, 43, 44
Algurie   58, 70
Alkalose   52, 54
– metabolische   28
Alkoholabusus   48, 52, 62
Alkoholkrankheit   98
Allopurinol   95
Alport-Syndrom   75
Amenorrhö   88
Amilorid   26
Aminosäurenresorption   27
Ammoniak   25, 29, 50, 51
Amyloidose   61, 78
Anämie   88, 100
– hämolytische   63
– hypochrome   83
– mikrozytäre   82
– mikrozytäre   83
– normochrome   88
Anamnese   57, 113
Angiographie   66
ANH   33
Anorexie   88
ANP   33
Antiandrogene   121
Antidepressiva, trizyklische   73
Antidiurese   3, 33
antidiuretisches Hormon   32, 43
Antiphosphat-Tabletten   89
Antiporter   24
Antistreptolysin   77
Anurie   80, 84, 85, 93
Apex vesicae   14
Aphthen   128
Appetitlosigkeit   77, 80, 88
Area cribrosa   6, 11
aromatische Amine   99
Arteria
– arcuata   7
– interlobaris   7
– interlobularis   7
– renalis   4, 7
Arteriosklerose   88
Ascorbinsäure   28
ASS   48, 86
Asthma bronchiale   49

Aszites   61, 82, 84
atriales natriuretisches Hormon   33
atriales natriuretisches Peptid   33
Aufrechterhaltungsphase   84
Augen, halonierte   46
Ausgussstein   92, 93
Autoregulation   19
Azidose   53, 86
– hyperkaliämische   54
– metabolische   48, 87, 88
– respiratorische   49
Azotämie   86, 88

B
Balanitis   127
– Diagnostik   128
– Krankheitsentstehung   127
– Symptomatik   127
– Therapie   128
Balkenblase   117
Barosensoren   43
Bartter-Syndrom   97
BCG-Bakterien   99
Beckenboden   15
Beckenbodengymnastik   98
Bence-Jones-Protein   61
Bettnässen   73
Bikarbonat   24
Bilirubin   63
Bläschendrüsen   108
Blasenentleerung   15
Blasenfüllung   15
Blasengrund   14
Blasenhals   14
Blasenkörper   14
Blasenpunktion   59
Blasenscheitel   14
Blasentraining   98
Blasentumor   65
Blasenzentrum
– spinales   15
– supraspinales   15
Blutdruck   41
– Kochsalz   44
BNP   33
Bowman-Kapsel   8
BPH   117
BPS   120
Bürstensaum   11

C
Calcitonin   27
Calcitriol   27, 89
Calciumoxalat   30
Calciumsteine   92, 93
Calciumtransport   27
Calices renales   5
Capsula adiposa   4
Carboanhydrase   24, 48
Cervix vesicae   14
Chlamydien   70, 71, 73, 119
Chlorid   40

Cimino-Fistel   89
Citrat   95
Clearance   21
Columnae renales   5, 6
Corpora cavernosa   105
Corpus spongiosum   105
Corpus vesicae   14
Cortex renalis   5
Cowper-Drüsen   108
CT   64
Cystinsteine   92

D
Dehydratation   45, 88
– hypertone   45
– hypotone   45
– isotone   45
– Symptomatik   45
Detrusorschwäche   98
Diabetes insipidus   45
Diabetes mellitus   26, 45, 48, 52, 60, 62, 75, 78, 98
Dialyse   81, 86, 89
Diaphanoskopie   123
Diaphragma urogenitale   15
Diffusion   23
Digitoxin   41
Digoxin   41
Dihydrotestosteron   110, 117
Diurese   3
– osmotische   26, 45, 80
Diuretika   45, 81, 83, 86, 89
Divertikel, Blase   117
Dranginkontinenz   70, 97
Dreigläserprobe   59, 119
Druckmessung   43
Druckrezeptoren   43
Ductus deferens   108, 109
Ductus ejaculatorius   16, 109
Ductus papillares   6
Durchfall   45, 49, 101
Durst   46
Durstfieber   46
Durstzentrum   43
Dysproteinämie   83
Dysurie   57, 58, 70, 93, 99, 119, 126, 127

E
Einblutungen   88
Einmalkatheter   114
Einnässen   73
Eiweiß   61
Ejakulat   108, 110
Energiegewinn   51
Energiegewinnung   47
Enuresis diurna   73
Enuresis nocturna   73
– Krankheitsentstehung   73
– Therapie   73
Epididymitis   126
– Diagnostik   126
– Krankheitsentstehung   126

– Symptomatik 126
– Therapie 126
Epiorchium 122
Erbrechen 45, 58, 72, 77, 88, 122
Erektion 107
Erythropoetin 89
Erythrozytenzylinder 77
Erythrozytose 100
Escherichia coli 70, 72
Exsikkose 45, 58
– Symptomatik 45
Extrasystolen 54

F
Fanconi-Syndrom 27
Fascia renalis 4
Fasten 52
Fettzylinder 82, 83
Fieber 58, 72, 100, 119, 125, 126
Filtermembran 22
Filtrationsdruck 20, 23
Filtrationsschranke 8
Finasterid 118
Flankenschmerzen 58, 97, 100
Frakturneigung 87
Frenulum penis 107
Fundus vesicae 14
funikuläre Myelose 98
Funikulozele 122
Furosemid 26

G
Gedächtnisstörungen 88
Gefäßpol 8
Gegenstromprinzip 32, 34
Genesungsphase 85
Geschlechtsmerkmale 105
Gewichtsverlust 100, 101
GFR, Berechnung 21
Glandula vesiculosa 108
Glans penis 105
glomeruläre Filtration 19
glomeruläre Filtrationsrate 20, 63
Glomerulonephritis 61, 74, 82, 84, 86
– Diagnostik 80
– diffus-proliferative 77
– entzündliche Schädigungen 76
– Krankheitsentstehung 75
– mechanische Schädigungen 79
– metabolische Schädigungen 78
– rapid-progressive 77
– Symptomatik 80
– Therapie 81
– Ursachen 76
Glomerulopathie 66, 74, 82, 86
Glomerulosklerose 61, 78
Glomerulus 8
Glukoneogenese 51, 52
Glukoseresorption 26
Glukosurie 26
Glutaminase 51
Glutamin 51
Glutaminsäure 51
Glykoside 41

Goodpasture-Syndrom 77
Gubernaculum 122
Gynäkomastie 121, 127

H
Halbmondbildung 75, 77
Hämatozele 122
Hämaturie 60, 70, 73, 86, 97, 101, 120
Hämodialyse 89
Hämoglobinurie 84, 85
Hämolyse 84
Harnapparat, Aufgaben 3
Harnblase 14
– Aufbau 14
– Lage 14
Harnblasenkarzinom 99
– Diagnostik 99
– Krankheitsentstehung 99
– Prognose 99
– Symptomatik 99
– Therapie 99
Harndrang 58, 70, 93, 117
Harninkontinenz 97
– Diagnostik 98
– Therapie 98
Harnkonzentrierung 30
Harnleiter 13
Harnleiterkolik 13
harnpflichtige Substanzen 43
Harnpol 8, 9
Harnröhre 15
– männliche 15
– weibliche 15
Harnsäure 48, 88
Harnsäuretransport 28
Harnstarre 63, 87
Harnstoff 21, 25, 29, 50, 88
Harnstoff-Carrier 30
Harnstofftransport 29
Harnträufeln 98
Harnverhalt 118, 119
Harnwegsinfekt 69, 93, 117
– Diagnostik 70, 73
– Krankheitsentstehung 69, 71
– obere Harnwege 71
– oberkomplizierter 71
– Prophylaxe 71
– Symptomatik 70, 72
– Therapie 71, 73
– unkomplizierter 69
– untere Harnwege 69
Harnwegsobstruktion 93
Hauptzellen 11
Henle-Schleife 10, 32
Hepatitis 63
hepatorenales Syndrom 84
Herpes Zoster 73
Herzinfarkt 84, 88
Herzinsuffizienz 88
Herzrhythmusstörungen 88
H^+-K^+-ATPase 28, 54
H^+-K^+-Pumpe 25
Hoden, Untersuchung 113
Hodenhochstand 122, 127

Hodentorsion 122
– Diagnostik 122
– Krankheitsentstehung 122
– Symptomatik 122
– Therapie 122
Hodentumor 126
– Diagnostik 127
– Krankheitsentstehung 127
– Symptomatik 127
– Therapie 127
Honeymoon-Zystitis 69
HPV-Viren 128
Hunger 48, 62
hyaline Zylinder 85
Hydrocele funiculi spermatici 122
Hydrocele testis 114, 122
– Diagnostik 123
– Krankheitsentstehung 122
– Symptomatik 122
– Therapie 123
Hydrochlorothiazid 26
Hydronephrose 117
Hydrozele 122
Hypalbuminämie 61
Hyperaldosteronismus 55
Hypercholesterinämie 82, 83
Hyperkaliämie 54, 63, 87, 88
Hyperkalzämie 84, 100
Hyperkalzurie 92
Hyperlipidämie 82, 83
Hypernatriämie 46
Hypernephrom 99
Hyperosmolarität 46
Hyperparathyreoidismus 84, 87, 88
Hyperphosphatämie 87, 88
Hypersthenurie 63
Hypertonie 37, 44, 55, 58, 75, 77, 78, 86, 88
– arterielle 79
– glomeruläre 80
Hyperurikämie 28
Hypokaliämie 54, 55
Hypoosmolarität 44, 46
Hypophysenhinterlappen 32
Hypoproteinämie 83
Hyposthenurie 63
Hypotonie 84
Hypoventilation 49
Hypovolämie 44, 46, 48

I
Ibuprofen 86
Immunkomplexnephritis 75, 77
Impotenz 88
Inspektion 113
Inulin 21
Ionen 39
– Körpergehalt 46
– Tagesbedarf 46
– Verteilung 40
Ionenpumpe 41
Ischämie, Niere 84
Isosthenurie 63, 87, 88

J
Juckreiz 127
juxtaglomerulärer Apparat 11, 36

Register

K
K$^+$/H$^+$-Antiporters 54
Kalium 40
– Arterien und Arteriolen 55
– Aufnahme 53
– Ausscheidung 53
– Darmtätigkeit 55
– Herzmuskulatur 54
– pH-Wert 54
– Stoffwechsel 53
Kaliumhomöostase 87
Kaliumtransport 28
Kalziphylaxie 88
Kammerflimmern 54
Katheterisierung 59
Ketoazidose 28, 48, 49, 52, 62
Ketonkörper 62
Ketosäure 48
KHK 88
Kimmelstiel-Wilson-Syndrom 78
Klingelhose 73
Klopfschmerz Nierenlager 57, 73
Knochenschmerzen 87
Knochenszintigraphie 121
Kochsalz 42
– Blutdruck 44
Kohlendioxid 48
Kohlensäure 48
Kolikschmerzen 57, 58
Konjunktivitis 128
Kopfschmerzen 77, 88
Körperwasser 38
Krämpfe 88
Kreatinin 21, 88
Kreatinin-Clearance 63
Kreuzschmerzen 120
Kristalle 94
Kussmaulatmung 52

L
Laktatazidose 28, 48, 52, 86
Lasix® 26
Laxanzienabusus 45, 55
Leistenhernie 113, 122
Leukozytenzylinder 73
Leukozyturie 60, 73, 77, 86, 125, 126
Leydigzelltumor 126
Lithotripsie 95
Littré-Drüsen 108
Lungenfibrose 49
Lungenödem 85, 88
Lymphknoten 114
Lymphom 61

M
Macula densa 11
– Funktion 37
Magnesiumtransport 27
Makrohämaturie 58, 77, 94, 99, 113
Maldescensus testis 127
Malpighi-Körperchen 8
Mantelzone 110
Markschwammniere 97
Markstrahlen 11
Marschalbuminurie 61
Medulla renalis 5
Mesangium 9
Methionin 71
Mikroalbuminurie 61, 80, 88
Mikrohämaturie 100
Mikrovilli 11
Miktion 15, 113
Miktionszystourethrographie 65
Milchsäure 48
Minimal-changes-Glomerulopathie 78
Mitochondrien 47
Mitteldruck 21
Mittelstrahlurin 58
Morbus Addison 45
Morbus Bowen 129
Morbus Parkinson 98
Morbus Reiter 128
MRT 64, 121
Müdigkeit 82, 88
Mumps-Orchitis 125
Musculus
– detrusor vesicae 14, 98
– sphincter urethrae externus 15
– sphincter vesicae internus 15
Muskelschwäche 80, 82
Mykoplasmen 70, 71, 119
Myoglobinurie 84, 85

N
Nachträufeln 117
NaCl-Resorption 26
Na$^+$/HCO$_3^-$-Symporter 48
Na$^+$/H$^+$-Antiporter 54
Na$^+$-H$^+$-Pumpe 24, 44
Nahrung, Sauren 49
Na$^+$-K$^+$-ATPase 28, 41, 54
Na$^+$-K$^+$-Pumpe 44
Natrium 40
– Bilanz 42
– Haushalt 44
Natriumbicarbonat 89
Natriumbicarbonat-Puffer 50
Natrium-Kalium-Pumpe 23, 41
Nebenniere 4
Nebennierenrinde 33
Nephrektomie 101
Nephritis 71
Nephroblastom 100
Nephrokalzinose 93
Nephrolithiasis 92
Nephron 8
Nephronophthise 97
Nephropathie, diabetische 75, 78, 86
Nephros 3
nephrotisches Syndrom 61, 66, 80, 82
– Diagnostik 83
– Folgen 82
– Krankheitsentstehung 82
– Prognose 83
– Symptomatik 82
– Therapie 83
NH$_3$/NH$_4^+$-System 50
Nichtbikarbonat-Puffer 50
Niere 3
– Aufbau 5
– Aufgaben 19
– Aussehen 4
– Blutversorgung 6
– Funktion 51
– Ischämie 84
– Kooperation Lunge 52
– Lage 3
– Lymphgefäße 8
– Nachbarorgane 5
Nierenabszess 72
Nierenarterienstenose 66, 84
Nierenbecken 5, 6
Nierenbiopsie 66, 80, 83
Nierenbucht 6
Nierenersatztherapie 89, 97
Nierenfunktion 21
Nierengefäße 6
Niereninsuffizienz 49, 72, 75, 78, 80, 83, 97, 100, 117
– akute 84
– chronische 86
Niereninsuffizienz, akute
– Diagnostik 86
– Einteilung 85
– Folgen 84
– Krankheitsentstehung 84
– Prognose 86
– Symptomatik 85
– Therapie 86
Niereninsuffizienz, chronische
– Diagnostik 88
– Einteilung 86
– Krankheitsentstehung 86
– Symptomatik 88
– Therapie 89
– Ursachen 86
Nierenkarzinom 99
– Diagnostik 100
– Krankheitsentstehung 100
– Symptomatik 100
– Therapie 100
Nierenkelche 5, 6
Nierenkörperchen 8
Nierenlappen 6
Nierenmark 5
Nierenpapillen 6
Nierenpol 4
Nierenresektion 100
Nierenrinde 5
Nierensäulen 6
Nierenschwelle 26
Nierensteine 28, 63, 65, 84, 92, 97, 117
– Diagnostik 94
– Ernährung 95
– Krankheitsentstehung 92
– ph-Wert Urin 93
– Prognose 96
– Prophylaxe 95
– Symptomatik 93
– Therapie 95
Nierentransplantation 75
Nierenvenenthrombose 82, 84
Nierenversagen
– postrenales 84
– prärenales 84
– renales 84

Nierenzysten 86, 96, 100
– Diangostik 97
– Krankheitsentstehung 96
– Symptomatik 97
– Therapie 97
Nitrit 62, 70, 73
Nussknackerphänomen 124
Nykturie 58, 70, 88, 98, 117, 118, 119

O
Obstipation 55, 101
Ödem 58, 61, 77, 78, 80, 82, 88
– Entstehung 44
Oligoarthritis 128
Oligurie 46, 80, 84, 85
Orchidopexie 122
Orchitis
– Diagnostik 125
– Krankheitsentstehung 125
– Symptomatik 125
– Therapie 125
Osmolarität 42, 43
Osmosensoren 43
Osteodystrophia cystica fibrosa 87
Osteomalazie 87
Osteopathie, renale 87
Ostium ureteris 14
Ostium urethrae externum 15
Ostium urethrae internum 15
Oxalate 30
Oxalsäuretransport 30
Oxalsteine 92

P
Palpation 57, 113
– rektale 120
Papillae renales 6
Papillengänge 6
Paraaminohippursäure 21
Paraphimose 107
Parasympathikus, männliche Geschlechtsorgane 110
Parathormon 27
Pelvis renalis 5
Penis 105
– Aufbau 105
– Aufgaben 105
– Untersuchung 113
Peniskarzinom 128
– Krankheitsentstehung 128
– Symptomatik 129
– Therapie 118
Perikarditis 88
Periorchium 122
Peritonealdialyse 89
Peritonismus 122
Phenacetin 86
Phimose 107, 128
Phlebographie 125
Phosphat 41, 50
Phosphatpuffer 50
pH-Wert
– Serum 52

pH-Wert
– Urin, Einstellung 25
Phytopharmaka, Prostatahyperplasie 118
Phytosterole 118
Plasmozytom 61, 82
Pleuraerguss 82, 85
Plexus coeliacus 4
Plexus pampiniformis 124
Podozyten 8
Pollakisurie 57, 58, 70, 98, 99, 117, 119, 126
Polydipsie 97
Polyglobulie 100
Polyneuropathie 88, 98
Polyurie 58, 88, 97
polyzystische Nierenerkrankung 97
Poststreptokokken-Glomerulonephritis 77
Prehn-Zeichen 113, 122, 125, 126
Preputium 107
Pressorezeptoren 43
Pressosensoren 43
Primärharn 22
Processus vaginalis 122
Prostata 109
– Aufbau 109
– Lage 109
– Untersuchung 114
Prostatahyperplasie 84, 93, 110, 117
– Diagnostik 118
– Komplikationen 117
– Krankheitsentstehung 117
– Symptomatik 117
– Therapie 118
Prostatakarzinom 110, 120
– Diagnostik 120
– Krankheitsentstehung 120
– Prognose 121
– Symptomatik 120
– Therapie 121
Prostatasekret 110
prostataspezifisches Antigen 110, 118, 120
Prostatasyndrom 117
Prostatektomie 121
Prostatitis 59, 119
– Diagnostik 119
– Krankheitsentstehung 119
– Symptomatik 119
– Therapie 119
Proteine 29
Proteinurie 61, 70, 73, 77, 78, 80, 82, 86
– orthostatische 61
– Schüttelschaum 62
Pruritus 88
PSA 118
Psoriasis 128
Puffer 24
Puffersysteme 50
Purine 28
Pyelitis 71
Pyelographie 64, 94, 99
Pyelonephritis 69, 71, 82, 86
– chronische 72
Pyelozele 122
Pyramiden 6
Pyramides renales 6
Pyurie 99

Q
Querschnittssyndrom 15, 98

R
Radix penis 105
Rauchen 99, 100
Rechtsherzinsuffizienz 61
Recklinghausen-Krankheit 87
Reflexblase 15, 98
Reflexinkontinenz 98
Reizblase 70
Ren 3
Renin 37
Restharn 98
Restharngefühl 117
Restless-legs-Syndrom 88
Rete mirabile 7
Rhabdomyolyse 84
Rhabdomyosarkom 126
Röntgen 64
Ruhepotenzial 54

S
Sack voller Würmer 124
Samenbläschen 108
– Untersuchung 114
Samenleiter 108, 109
Sammelrohr 11, 32
Säureausscheidung 48
Säure-Basen-Haushalt 47
Säurebildung 48
Säuren 48
– Nahrung 49
Schaltzellen 11
Schistosomiasis 99
Schlaflosigkeit 88
Schleifendiuretika 26
Schlitzporen 8
Schock 48, 52, 84, 85
Schockblase 98
Schrumpfniere 72
Schüttelfrost 72
Schüttelschaum 62
Schwangerschaft 72, 93
Schweiß 42
Schwellkörper 105
Sediment 63
Semikastration 127
Seminom 127
Serum
– pH-Wert 52
Sinus renalis 6
Skrotalhernie 113
Skrotalödem 122
Skrotalschwellung 122
Smegma 107
Sonographie 64, 94, 99, 114, 121
spanischer Kragen 107
Spasmolytika 95
spezifisches Gewicht 63
Spurenelemente
– Körpergehalt 46
– Tagesbedarf 46
Staphylococcus aureus 72
Sterilität 125
Stressinkontinenz 98

Stuhluntersuchung 120
Sympathikus, männliche Geschlechtsorgane 110
Symport 24

T
Tachykardie 44
Tamm-Horsfall-Protein 63
Tamsulosin 118
Testosteron 110, 117
Teststreifen 59
Thiazid-Diuretika 26
Thrombose 80, 82, 88
thyreotoxische Krise 84
transurethrale Resektion 118
transzelluläre Flüssigkeit 39
Trichomonaden 71, 73
Trigonum vesicae 14
tuberöse Sklerose 97
tubuläre Transportmechanismen 23
Tubulus
– distaler 10
– proximaler 10, 23, 30
Tubulusepithelzellzylinder 85
Tubulussystem 8, 9
– Feinbau 11
Tumormarker 120
Tunica albuginea 107
Tunica vaginalis 122
TUR 118
Turgor 41, 46

U
Übelkeit 58, 72, 77, 88, 122
überaktive Blase 70, 97
Übergangsepithel 12
Überlaufblase 117
Überlaufinkontinenz 98
Überlaufproteinurie 61
Übersäuerung 53
Ultrafiltrat 19
Uniporter 24
Unterbauchschmerzen 119
unwillkürlicher Harnabgang 97
Urämie 84, 86
Urate 28
Urea 29
Ureaplasma urealyticum 70
Ureter 13
Ureter-Engen 13, 93
Ureteroskopie 95
Ureterostium 14
Urethra 15, 108
– Pars membranacea 108
– Pars prostatica 108
– Pars spongiosa 108
Urethrasphinkter 108
Urethritis 59, 69, 128
Urin
– Aussehen 58
– Geruch 58
– Glukose 60
– pH-Wert 63
– Sediment 63
– Teststreifen 59
– Untersuchung 58
Urinuntersuchung 114
Urobilinogen 63
Uroflowmetrie 118
Urolithiasis 92
Urothel 12, 108

V
Valsalva-Manöver 124
Varikozele 85, 100, 114, 124
– Diagnostik 124
– Krankheitsentstehung 124
– Symptomatik 124
– Therapie 125
Vas
– afferens 7
– efferens 7
Vasa, recta 7
Vasopressin 32
Vena
– arcuata 7
– interlobaris 7
– renalis 7
Verbrennung 45
Verdursten 45
Vesica urinaria 14
Vesicula seminalis 108
vesikoureteraler Reflux 65, 72, 94
Viergläserprobe 119
Vollhard-Trias 77
von-Hippel-Lindau-Syndrom 97
Vorhaut 107

W
Wanderniere 4
Wärme 47
Wasser
– Ionen 39
– Regulierung der Ausscheidung 43
– Verteilung 38
Wasserbilanz 39
Wasserdiurese 33
Wasserhaushalt 87

Wasserkanäle 43
Wilms-Tumor 100
– Diagnostik 101
– Prognose 101
– Symptomatik 101
– Therapie 101
Wundernetz 7

Z
Zirkumzision 107
Zirrhose 63
Zusammenfassung 55
– akutes Nierenversagen 91
– Balanitis 128
– Blasenkarzinom 69
– chronische Niereninsuffizienz 91
– Enuresis nocturna 74
– Epididymitis 126
– Glomerulonephritis 81
– Glomerulopathie 81
– Harnblase 16
– Harninkontinenz 98
– Harnwegsinfekt, komplizierter 74
– Harnwegsinfekt, unkomplizierter 74
– Hodentorsion 122
– Hodentumor 127
– Hydrocele testis 123
– Nephrolithiasis 96
– nephrotisches Syndrom 83
– Niere 11
– Nierenkarzinom 69
– Orchitis 126
– Peniskarzinom 118
– Physiologie der Niere 43
– Prostatahyperplasie 118
– Prostatakarzinom 121
– Prostatitis 119
– Säure-Basen-Haushalt 55
– Untersuchung von Nieren und Harnwegen 66
– Ureter 16
– Urethra 16
– Varikozele 125
– Wasserhaushalt 46
– Wilms-Tumor 101
Zweigläserprobe 59
Zyklusstörungen 88
Zylinder 63, 73
Zystitis 61, 69, 82
Zystomanometrie 66
Zystoskopie 65, 99